Qualidade em Laboratório Clínico:
156 Perguntas e Respostas

QUALIDADE EM LABORATÓRIO CLÍNICO:
156 Perguntas e Respostas
Claudia Meira
Derliane de Oliveira
Sarvier, 1ª edição, 2012

Projeto Gráfico/Produção
CLR Balieiro Editores Ltda.

Revisão
Maria Ofélia da Costa
Tatiana Gurgel

Capa
Memo Editorial

Impressão/Acabamento
Bartira Gráfica e Editora

Direitos Reservados
Nenhuma parte pode ser duplicada ou
reproduzida sem expressa autorização do Editor

sarvier

Sarvier Editora de Livros Médicos Ltda.
Rua dos Chanés 320 – Indianópolis
CEP 04087-031   Telefax (11) 5093-6966
E-mail: sarvier@sarvier.com.br
São Paulo – Brasil

www.sarvier.com.br

Dados Internacionais de Catalogação na Publicação (CIP)
(Câmara Brasileira do Livro, SP, Brasil)

Meira, Claudia
    Qualidade em laboratório clínico / Claudia
Meira. – 1. ed. – São Paulo : SARVIER, 2012. –
(Coleção 156 perguntas e respostas)

    Bibliografia.
    ISBN 978-85-7378-236-3

    1. Laboratórios – Controle de qualidade
2. Perguntas e respostas I. Título. II. Série.

12-12585   CDD-001.4

Índices para catálogo sistemático:
1. Laboratórios : Gestão de qualidade   001.4
2. Laboratórios : Sistemas de qualidade   001.4

Qualidade em Laboratório Clínico

Claudia Meira
Derliane de Oliveira

COLEÇÃO

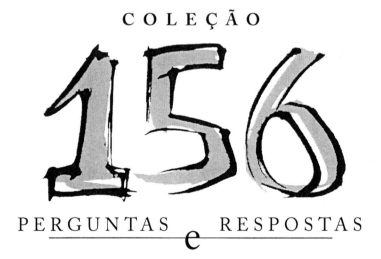

PERGUNTAS e RESPOSTAS

Org. Carmen Paz Oplustil

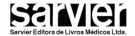

Colaboradores

ADAGMAR ANDRIOLO

Médico Patologista Clínico. Professor Adjunto Livre-Docente do Departamento de Medicina da Escola Paulista de Medicina – EPM-UNIFESP. Assessor Médico da Dhomo – Assessoria Diagnóstica de Referência.

ADRIANA SEGHESI ELIAS GONÇALVES

Biomédica pela Universidade Metodista de Piracicaba. Especialização em Gestão Ambiental pela Faculdade de Saúde Pública – USP. Especialização em Sustentabilidade pela Fundação Getúlio Vargas – FGV.

ÁLVARO PULCHINELLI

Médico Patologista Clínico. Doutor em Ciências pela Escola Paulista de Medicina – EPM-UNIFESP. Preceptor do Centro Alfa EPM-UNIFESP. Médico da Promoção da Saúde-Medicina Integrada do Grupo Fleury.

CARLA ALBUQUERQUE DE OLIVEIRA

Engenheira Química. Pós-Graduada em Engenharia de Produção da UFRJ/INT, em Gestão de Serviços. Sênior Service MBA do IBMEC/RJ e MBA Marketing da COPPEAD. Gestora de Serviços (Controle da qualidade e Indicadores) da ControlLab. Membro do Grupo Assessor da ControlLab para Controle da Qualidade e Indicadores Laboratoriais.

CARMEN PAZ OPLUSTIL

Biomédica. Mestre em Microbiologia pelo Instituto de Ciências Biológicas da Universidade de São Paulo – ICB-USP. Diretora da Formato Clínico e GC2 – Gestão do Conhecimento Científico.

CÁSSIA MARIA ZOCCOLI

Farmacêutica Bioquímica. Diretora Técnica do Laboratório Médico Santa Luzia.

CESAR A. B. SANCHES

Biomédico. Especialista em Administração de Produção e Materiais INPG-UNIMEP. Mestre em Ciências pela UNICAMP. Membro da Comissão de Acreditação de Laboratórios Clínicos – PALC – SBPC/ML. Auditor LAP/CAP (*Laboratory Accreditation Program/College of American Pathologists*).

CESAR ALEX GALORO

Médico Patologista Clínico. Especialista em Gestão de Saúde MBA pela FGV. Doutor em Ciências pela FMUSP.

CLAUDIA MEIRA

Médica Patologista Clínica. Especialização em Administração Hospitalar e MBA em Gestão Empresarial pela Fundação Getúlio Vargas (FGV-EAESP). Auditora Líder do Programa de Acreditação para Laboratório Clínico (PALC) pela SBPC/ML, NBR ISO 9001 e ONA pela Det Norske Veritas Certificadora (DNV). Gestora da Unidade de Processos e Qualidade da Formato Clínico – Projetos em Medicina Diagnóstica.

CRISTINA KHAWALI

Médica Endocrinologista. Doutora em Ciências da Saúde pela Escola Paulista de Medicina da Universidade Federal de São Paulo – EPM--UNIFESP. Consultora da Formato Clínico – Projetos em Medicina Diagnóstica. Assessora Médica da Dhomo – Assessoria Diagnóstica de Referência. Diretora Técnica da Organização Social Santa Catarina.

CRISTINA PESSOA

Farmacêutica Bioquímica pela Universidade Federal Fluminense (UFF). MBA em Marketing pela Fundação Getúlio Vargas (FGV).

DANIEL PÉRIGO

Farmacêutico Bioquímico pela USP. Especializado em Qualidade e Produtividade pela Escola Politécnica da USP e em Gestão Ambiental pela Faculdade de Saúde Pública da USP. Especializado em Sustentabilidade e Responsabilidade Social pela FGV. Gerente Sênior de Sustentabilidade e Gerenciamento de Risco do Grupo Fleury.

DAYSE FONSECA CARNAVAL FERREIRA

Psicóloga. Especialista em Psicologia do Trabalho pela UFMG. Professora da Disciplina de Gestão de Pessoas da Fundação Dom Cabral (FDC).

DERLIANE DE OLIVEIRA

Farmacêutica Bioquímica pela Universidade Estadual de Londrina (UEL). Pós-Graduada (MBA) em Gestão da Qualidade pela Universidade Federal Fluminense (UFF). Auditora do PALC (Programa de Acreditação de Laboratórios Clínicos da Sociedade Brasileira de Patologia Clínica/Medicina Laboratorial). Assessora em Gestão da Qualidade da Empresa Promed SA, Panamá.

EDUARDO RAMOS FERRAZ

Farmacêutico Bioquímico. Consultor e Auditor em Sistemas da Qualidade (Certificação/Acreditação). Auditor Líder NBR ISO 9001, ONA e NIAHO pela Det Norske Veritas (DNV). Experiência em Análises Clínicas e Hemoterapia. Consultor ANVISA na elaboração da RDC 302/2005.

FERNANDO DE ALMEIDA BERLITZ

Gestor de Sustentabilidade, Processos e Melhoria Contínua no Grupo Ghanem – Joinville, SC. Farmacêutico Bioquímico pela Universidade Federal do Rio Grande do Sul. MBA em Gestão Empresarial e Marketing (ESPM). *Black Belt* em Metodologia *Lean Six Sigma* (QSP). Especialista em Redesenho de Processos (*Grid Consultores*). Gestor de Processos (*Business Process School*). Examinador de Prêmios de Excelência em Gestão (Prêmio Nacional da Qualidade – PNQ; Prêmio Nacional de Gestão em Saúde – PNGS; Prêmio Catarinense de Excelência – PCE). Membro do Grupo de Discussão de Indicadores da ControlLab – SBPC/ML. Revisor do Jornal Brasileiro de Patologia e Medicina Laboratorial (JBPML).

GUSTAVO AGUIAR CAMPANA

Médico. Especialista em Patologia Clínica pela Faculdade de Medicina da Universidade de São Paulo – FMUSP. Diretor da Formato Clínico e GC2 – Gestão do Conhecimento Científico.

GUSTAVO BARCELOS BARRA

Farmacêutico. Doutor em Farmacologia Molecular pela Universidade de Brasília – UNB.

HELDER JOSÉ CELANI DE SOUZA

Engenheiro Elétrico com ênfase em Eletrônica. Especialista em Engenharia Elétrica com ênfase em Automação. Mestre em Engenharia Elétrica com ênfase em Automação. Doutor em Engenharia de Produção com ênfase em Gerenciamento de Projetos. Professor Convidado da Disciplina do Módulo de Gerenciamento de Projetos – Curso de Q & P do Departamento de Engenharia de Produção da Universidade/Instituição – Universidade Federal de Engenharia de Itajubá.

ISMAR VENÂNCIO BARBOSA

Médico Patologista Clínico. MBA em Gestão Empresarial pela Fundação Getúlio Vargas (FGV). Assessor Médico da Sociedade Brasileira de Patologia Clínica/Medicina Laboratorial. Médico Consultor do Laboratório Richet do Hospital Samaritano – Rio de Janeiro.

IVANA MARIA PEREIMA BRUBAKER

Farmacêutica Bioquímica pela Universidade Federal de Santa Catarina. Auditora LAP/CAP (*Laboratory Accreditation Program/College of American Pathologists*). Consultora ASCP (*American Society of Clinical Pathology*) e APHL (*American Public Health Laboratories*). Experiência em Gestão e Sistemas da Qualidade Aplicados a Laboratórios de Patologia Clínica e Bancos de Sangue pela McLean, VA, EUA.

JANETE ANA RIBEIRO VAZ

Farmacêutica Bioquímica pela Universidade Federal de Goiás – UFG. Pós-Graduação em Gestão Empresarial pelo INPG/Universidade Castelo Branco (RJ) e MBA em Gestão Empresarial pela Fundação Dom Cabral – FDC. Cofundadora e Diretora Executiva do Grupo Sabin.

LUISANE MARIA FALCI VIEIRA

Médica. Especialista em Patologia Clínica pela UFMG. MBA em Gestão da Saúde pelo IBMEC. Membro da Comissão de Acreditação de Laboratórios Clínicos – PALC-SBPC/ML. Diretora Geral do Laboratório Médico Geraldo Lustosa. Coordenadora Médica do Departamento de Diagnóstico e Tratamento do Hospital Governador Israel Pinheiro.

MARIA SILVIA C. MARTINHO

Farmacêutica Bioquímica. Especialista em Hematologia pelo Hospital das Clínicas da USP.

MARINÊS FARANA MATOS

Graduada em Biomedicina pela Universidade de Mogi das Cruzes. Especialista em Hematologia pelo Hospital das Clínicas da FMUSP. Doutora em Ciências pela Universidade Federal de São Paulo, Departamento de Hematologia e Hemoterapia. Coordenadora Técnica do Laboratório de Análises Clínicas do Hospital do Coração.

NAIRO MASSAKAZU SUMITA

Médico Patologista Clínico. Professor Assistente Doutor da Disciplina de Patologia Clínica pela Faculdade de Medicina da Universidade de São Paulo. Diretor do Serviço de Bioquímica Clínica da Divisão do Laboratório Central do Hospital das Clínicas da FMUSP – LIM-3 da Patologia Clínica. Assessor Médico em Bioquímica Clínica do Fleury Medicina e Saúde. Diretor Científico da Sociedade Brasileira de Patologia Clínica/Medicina Laboratorial (SBPC/ML), biênio 2012/2013. Consultor Científico do Latin American Preanalytical Scientific Committee (LASC). Membro do specimencare.com Editoral Board.

RENATO CASELLA

Tecnólogo em Processamento de Dados – UNESP. Especialista em Administração de Empresas – EAESP/FGV. Diretor Técnico da Matrix Sistemas e Serviços Ltda.

ROBERTO GÓIS DOS SANTOS

Engenheiro de Computação. Especialista em Gestão de Projetos – Fundação Vanzolini. MBA em Finanças – Insper São Paulo.

VERA LUCIA PAGLIUSI CASTILHO

Médica Patologista Clínica. Doutora em Medicina pela Faculdade de Medicina da Universidade de São Paulo – FMUSP. Médica Chefe do Laboratório de Parasitologia Clínica da Divisão de Laboratório Central do Hospital das Clínicas da FMUSP. Médica Assistente do Laboratório de Patologia Clínica da Irmandade da Santa Casa de Misericórdia de São Paulo. Diretora do Laboratório Clínico do Instituto de Infectologia Emílio Ribas de São Paulo.

VÍTOR MERCADANTE PARIZ

Médico. Especialista em Patologia Clínica/Medicina Laboratorial. Diretor Administrativo do Quaglia Laboratório. Diretor de Defesa Profissional da SBPC/ML, biênio 2012/2013. Diretor da Associação Paulista de Medicina (APM) da Regional de São José dos Campos. Auditor do PALC. Membro da Comissão Científica do ClasSaúde.

WILSON SHCOLNIK

Médico. Especialista em Patologia Clínica pela SBPC/ML – Associação Médica Brasileira. Mestre em Saúde Pública pela ENSP – FIOCRUZ.

Prefácio

Devo confessar que fiquei bastante emocionada ao ser convidada para prefaciar "Gestão da Qualidade em Laboratório: 156 Perguntas e Respostas". É a emoção de quem viu, em 1998, um pequeno grupo de profissionais, como médicos, bioquímicos e biomédicos, unirem-se em torno da criação do Programa de Acreditação de Laboratórios Clínicos. Tornamo-nos auditores, membros da comissão de acreditação, amigos e entusiastas do Programa para divulgar as boas práticas da qualidade nos laboratórios.

Neste grupo, contam-se a Claudia e a Derliane. Temos feito muito mais do que 156 perguntas ao longo destes mais de 10 anos, e muitas vezes temos encontrado respostas junto desta equipe da qual tanto nos orgulha fazermos parte.

Ainda deste grupo eu não poderia esquecer da pessoa que certamente teria o mérito de escrevê-lo: o Dr. José Carlos de Almeida Basques, de muito saudosa memória. Com ele aprendemos que, por mais que saibamos, muito mais temos a aprender. Basta manter acesa a chama da curiosidade e formular boas perguntas e não desistir até encontrar as respostas.

Parabéns à Claudia e à Derliane. Mestre não é quem sempre ensina, mas quem de repente aprende, como disse Guimarães Rosa.

Luisane Maria Falci Vieira

Apresentação

Quando fui convidada para escrever este livro, que faz parte de uma coleção, contendo 156 perguntas sobre Qualidade em Laboratório, em um primeiro momento pensei que não haveria tantas perguntas assim. No entanto, ao rever meu acervo de e-mails e questionamentos recebidos de diversos profissionais de laboratórios, comecei a me lembrar de muitas perguntas que me foram feitas durante minha experiência como auditora e consultora de Sistemas de Gestão da Qualidade e percebi que já possuía um compilado de aprimorado material. Iniciei então um *brainstorming* e pude verificar que teria que selecionar algumas perguntas, pois eram muitas, sobre diversos assuntos ligados à qualidade da medicina laboratorial e que precisaria de uma parceria. Foi então que logo pensei na minha amiga e companheira de estudos, Derliane de Oliveira, e, em seguida nos colaboradores, colegas que, com renomada experiência, contribuíram com seus estudos nas Perguntas.

Procuramos retratar neste livro as dúvidas mais frequentes, das mais simples às mais complexas, da mesma forma como nos foi perguntado, assim como oferecer respostas simples e práticas que possam auxiliar quem está iniciando no processo de acreditação ou certificação, até mesmo para quem já usa os conceitos mais atuais de qualidade analítica.

O material apresentado tem como finalidade principal servir como texto de estudo e consulta para esclarecimento das dúvidas do dia a dia de profissionais de laboratórios. Esperamos que sirva de estímulo para os que estão iniciando, para que aqueles que já deram os primeiros passos e aqueles que desejam continuar superando os desafios no caminho.

Agradecemos a todos que nos confiaram suas dúvidas e incertezas que nos permitiu e incentivou a escolha desta metodologia de trabalho.

Agradeço também à Carmen Paz Oplustil que me incentivou e vem sempre me incentivando pessoal e profissionalmente, assim como aos colaboradores por trocarem suas ricas experiências com todos nós.

Boa leitura!

Claudia Meira

Conteúdo

I – Terminologia

1. Qual a diferença entre gestão da qualidade, garantia da qualidade e controle da qualidade?.. 3
Claudia Meira

2. Em que consiste um sistema de gestão da qualidade? 5
Derliane de Oliveira

3. Qual a diferença entre controle interno da qualidade e avaliação externa da qualidade? 7
Derliane de Oliveira

4. Qual a diferença entre acreditação e certificação? 9
Claudia Meira

5. Qual a diferença entre efetividade, eficiência e eficácia em um sistema de gestão da qualidade?.. 11
Claudia Meira

6. O que é sustentabilidade?.. 14
Adriana Seghesi Elias Gonçalves

II – Sistema de Gestão da Qualidade

7. Quais normas de acreditação e certificação de sistemas de gestão da qualidade que podem ser aplicáveis a laboratórios clínicos do Brasil?......... 17
Wilson Shcolnik

8. Que critérios são importantes avaliar para decidir entre certificação e acreditação da qualidade e como definir qual norma é mais aplicável ao laboratório? 18
Wilson Shcolnik

9. Quando decidimos implementar um sistema de gestão da qualidade, por onde devemos começar e quais os passos/etapas a seguir? 19
Derliane de Oliveira

10. Quando um laboratório deseja que o sistema de gestão da qualidade atenda a mais de uma norma de qualidade como deve proceder e quais os aspectos a considerar? 23
Claudia Meira

11. Como elaborar a visão, missão e política da qualidade do laboratório, quais os objetivos e qual a periodicidade recomendada para revisá-los? 25
Wilson Shcolnik

12. Que ações podem ser feitas para criar uma cultura voltada para a qualidade no laboratório? 27
Cristina Pessoa

13. O laboratório deve ter uma pessoa dedicada exclusivamente à qualidade e quais as competências necessárias? 29
Ismar Venâncio Barbosa

14. Que estratégia pode ser utilizada para que as pessoas de todos os níveis hierárquicos estejam comprometidas com o sistema de gestão da qualidade? 31
Derliane de Oliveira

15. Quais as vantagens e desvantagens de contratar um colaborador do próprio laboratório ou buscar uma pessoa externa para ocupar o cargo de gestor da qualidade? 32
Ismar Venâncio Barbosa

16. Quais os aspectos a serem considerados para a formação de uma equipe da qualidade no laboratório? Quantas pessoas são necessárias e qual o perfil dessa equipe? 35
Derliane de Oliveira

17. Como elaborar um plano da qualidade para um laboratório? Quais itens mínimos devem ser contemplados? O plano da qualidade deve ser setorial ou geral para o laboratório? 38
Daniel Périgo

18. Qual a relação da sustentabilidade com o sistema de gestão da qualidade laboratorial? 40
Adriana Seghesi Elias Gonçalves

III – Responsabilidade da Direção

19. Que metodologia podemos utilizar para as reuniões de análise crítica do sistema de gestão da qualidade com a direção? 43
Vítor Mercadante Pariz

20. As responsabilidades da direção estabelecidas pelas normas de qualidade devem ser executadas pelo diretor ou podem ser delegadas? Como fazer este planejamento? 44
Vítor Mercadante Pariz

21. Quando uma norma de acreditação ou certificação da qualidade faz referência à direção do laboratório, tem que ser necessariamente o diretor ou ele pode ser representado por outras pessoas? 45
Cesar A. B. Sanches

22. Qual a responsabilidade do diretor com a implementação de um código de ética no laboratório?.. 47

Wilson Shcolnik

IV – Indicadores

23. O que são indicadores e quais informações mínimas devem constar na elaboração de um indicador?.. 51

Gustavo Aguiar Campana

24. Qual a diferença entre indicadores da qualidade, indicadores de desempenho, indicadores de eficiência e indicadores de eficácia?................ 53

Cesar Alex Galoro

25. Quais as unidades de medidas (métricas) que podem e/ou devem ser utilizadas para quantificar os indicadores do laboratório? 55

Gustavo Aguiar Campana

26. Quais os principais indicadores da qualidade recomendados para avaliar o desempenho do laboratório e quais seus objetivos destes?......................... 58

Cesar Alex Galoro

27. Quais os aspectos a se considerar para selecionar os indicadores e estabelecer as metas? É necessário estabelecer metas para todos os indicadores? 60

Cesar Alex Galoro

28. Como avaliar a necessidade de implementação de novos indicadores e a descontinuidade de outros? 62

Cesar Alex Galoro

29. Com que periodicidade os indicadores do laboratório devem ser analisados? 64

Cesar Alex Galoro

30. Que indicadores devem ser levados para a reunião de análise crítica com a direção do laboratório?... 65

Adriana Seghesi Elias Gonçalves

V – Auditoria

31. Quais os tipos de auditoria que existem e quais as diferenças entre elas?..... 69

Claudia Meira

32. O que deve ser considerado ao elaborar o plano de uma auditoria interna e qual a periodicidade recomendada para realizá-la?.................................... 71

Vítor Mercadante Pariz

33. Quais técnicas de auditoria podem ser utilizadas e como devem ser aplicadas no momento de auditar um laboratório clínico? 73

Ivana Maria Pereima Brubaker

34. Quais as etapas de uma auditoria interna e as principais abordagens de cada etapa? 75

Derliane de Oliveira

35. Qual o perfil necessário para ser auditor interno da qualidade? Deve ser um profissional do próprio laboratório ou pode ser contratado para esta finalidade? 77

Ivana Maria Pereima Brubaker

36. Como realizar a avaliação de desempenho dos auditores internos da qualidade? 78

Derliane de Oliveira

VI – Não Conformidades, Ações Corretivas, Ações Preventivas e Oportunidades de Melhoria

37. Qual a diferença entre não conformidade e ocorrência? 83

Cristina Pessoa

38. Qual a diferença entre correção, ação corretiva e ação preventiva? 84

Adriana Seghesi Elias Gonçalves

39. O que fazer quando a mesma não conformidade se repete várias vezes depois da implementação de uma ação corretiva? 86

Derliane de Oliveira

40. Como o laboratório pode controlar as não conformidades e eventos adversos de forma eficaz? 89

Ivana Maria Pereima Brubaker

41. Quais ferramentas podemos utilizar para investigar causas de não conformidades? 90

Claudia Meira

42. Quais ferramentas da qualidade podem ser utilizadas para auxiliar no planejamento e implementação de ações corretivas de não conformidade e eventos adversos? 95

Eduardo Ramos Ferraz

VII – Documentação

43. Como estruturar e codificar os documentos da qualidade do laboratório? Existe um padrão de codificação? 101

Claudia Meira

44. É necessário ter um procedimento operacional padrão (POP) para cada análise (exame) ou podemos utilizar a instrução de uso dos fabricantes (bula) como se fosse um procedimento? 104

Derliane de Oliveira

45. Como identificar na norma escolhida pelo laboratório as atividades/processos que precisam de documentos escritos? 107

Cristina Pessoa

46. Como o laboratório pode controlar os documentos da qualidade em meio físico, eletrônico ou ambos?... 109
Cesar A. B. Sanches

47. Qual a sistemática para alteração da versão de um documento para diferenciar uma mudança simples de uma mudança de conteúdo, considerando o impacto da alteração (exemplo: mudança ortográfica e uma alteração de conteúdo)?... 111
Derliane de Oliveira

48. Como definir as pessoas do laboratório que podem escrever, revisar e aprovar documentos? 113
Ismar Venâncio Barbosa

49. Como colocar em prática os documentos do sistema de gestão da qualidade? 115
Ismar Venâncio Barbosa

50. Como podemos garantir que todos os colaboradores estão cumprindo com as diretrizes estabelecidas nos documentos? 117
Cristina Pessoa

VIII – Infraestrutura, Equipamentos, Reagentes e Insumos

51. Quais aspectos mínimos devem ser considerados para realizar a gestão de equipamentos de um laboratório clínico?.. 121
Helder José Celani de Souza

52. Que critérios devem ser considerados para qualificar e avaliar os fornecedores de reagentes, consumíveis e equipamentos de laboratório? 124
Cesar A. B. Sanches

53. Que critérios devem ser considerados para qualificar e avaliar os fornecedores de serviços? 126
Helder José Celani de Souza

54. Qual a diferença entre calibração e verificação de equipamentos de medição?... 128
Helder José Celani de Souza

55. Quais os equipamentos de medição utilizados no laboratório clínico que precisam ser calibrados ou verificados periodicamente? 131
Claudia Meira

56. Quais as vantagens e desvantagens de realizar calibração internamente (no próprio laboratório)?.. 135
Ivana Maria Pereima Brubaker

57. Quais os requisitos mínimos necessários para que o laboratório possa realizar as calibrações e/ou verificações internamente?................................ 137
Helder José Celani de Souza

58. Quais as centrífugas que realmente precisam ser calibradas/verificadas no laboratório? É necessário calibrar centrífugas que são utilizadas apenas na fase pré-analítica?.. 139

Nairo Massakazu Sumita

59. Por que não se recomenda utilizar geladeiras *frost-free* para armazenamento de reagentes e amostras biológicas em laboratórios de análises clínicas?.. 142

Gustavo Aguiar Campana

60. Como realizar a desinfecção das bancadas e equipamentos em laboratórios clínicos?.. 143

Carmen Paz Oplustil

61. Como garantir que as amostras e reagentes armazenados (setor técnico e suprimentos) estejam na temperatura adequada durante todos os períodos da semana?.. 147

Álvaro Pulchinelli

IX – Gestão de Pessoas

62. Como podemos definir ("levantar") as competências necessárias dos colaboradores para cada cargo do laboratório?.................................... 153

Janete Ana Ribeiro Vaz

63. Uma vez estabelecidas as competências necessárias para cada cargo e função, como o laboratório pode desenvolvê-las nos colaboradores que não as têm? 155

Dayse Fonseca Carnaval Ferreira

64. Quando um candidato contempla parcialmente as competências necessárias para o cargo pretendido, o que pode ser feito? 156

Cássia Maria Zoccoli

65. Como integrar um novo colaborador ao laboratório? Qual o conteúdo mínimo de capacitação e o tempo necessário?.................................... 158

Janete Ana Ribeiro Vaz

66. O que devemos considerar para elaborar um plano de educação continuada para um laboratório? 160

Dayse Fonseca Carnaval Ferreira

67. Quais os critérios mínimos que devem conter uma avaliação de competências no laboratório e como aplicá-la?.................................... 161

Dayse Fonseca Carnaval Ferreira

X – Sistema de Informação Laboratorial

68. Quais dados laboratoriais devem ser submetidos a *backup* e com que periodicidade?.. 165

Renato Casella

69. Como garantir a segurança dos dados laboratoriais a um custo viável para o laboratório? 167
Roberto Góis dos Santos

70. Quais as mídias mais seguras para realizar o *backup* dos dados laboratoriais de forma a garantir a rastreabilidade e a acessibilidade aos dados? 168
Renato Casella

71. Para garantir a segurança e rastreabilidade das informações laboratoriais, em uma hierarquia de ferramentas de sistemas disponíveis atualmente, quais são as mais recomendadas? 171
Roberto Góis dos Santos

72. Existe legislação ou norma técnica que defina a estrutura física necessária para garantir a estabilidade dos servidores? 173
Roberto Góis dos Santos

73. É necessário arquivar os dados brutos dos equipamentos que estão interfaceados? Neste caso, como proceder para garantir a segurança e rastreabilidade dos dados? 175
Renato Casella

74. Quando o *backup* é realizado em fita *dat*, em CD ou em disco duro externo, onde deve ser armazenado e que pessoas do laboratório podem ser responsáveis por este armazenamento? 177
Cesar A. B. Sanches

XI – Gestão de Riscos e Segurança do Paciente

75. Qual a relação entre sistema de gestão da qualidade e gestão de riscos? 181
Daniel Périgo

76. Quais as metas de segurança do paciente e como o laboratório pode contribuir para cumpri-las? 183
Daniel Périgo

77. Qual a diferença entre incidente e acidente? 185
Daniel Périgo

78. Como classificar os eventos adversos para contribuir com o sistema de gestão de riscos? 186
Claudia Meira

79. Quais os principais eventos adversos que podem ocorrer no laboratório, suas consequências e como evitá-los? 189
Eduardo Ramos Ferraz

80. Como definir uma política de gestão de riscos? 194
Claudia Meira

81. Como implementar um sistema de gestão de riscos em um laboratório? 197
Claudia Meira

82. Quais ferramentas podem ser utilizadas, de forma prática, para gerenciar os riscos no laboratório? 200
Daniel Périgo

83. Quando há um resultado crítico e não se consegue notificar o médico, o que fazer? 203
Adagmar Andriolo

84. Quais as principais fontes de erros no laboratório? 204
Gustavo Aguiar Campana

85. Quando o sistema de gestão da qualidade identifica que, na investigação de causas de não conformidades ou eventos adversos, o "erro não cognitivo" está ocorrendo com muita frequência e em diferentes setores, como gerenciar estes erros e o que fazer para diminuir sua recorrência? 205
Janete Ana Ribeiro Vaz

XII – Pré-Analítico: Atendimento, Coleta e Transporte de Amostras

86. Quais documentos são recomendados e quais são obrigatórios no momento do atendimento laboratorial de forma a garantir a segurança do paciente e a rastreabilidade das informações? 209
Cristina Khawali

87. Para garantir a segurança na identificação do paciente no laboratório de análises clínicas, quais cuidados devem-se ter? 211
Cristina Khawali

88. As amostras devem ser centrifugadas nas unidades de coleta ou podem ser enviadas para a unidade processadora sem centrifugação? 213
Nairo Massakazu Sumita

89. Quais os impactos que a temperatura de transporte e o tempo entre a coleta e a realização dos exames têm sobre as amostras biológicas para exames de urina e o que fazer para diminuí-los? 215
Adagmar Andriolo

90. Quais os impactos que a temperatura de transporte e o tempo entre a coleta e a realização dos exames têm sobre as amostras biológicas para culturas e o que fazer para diminuí-los? 217
Cássia Maria Zoccoli

91. Quais os impactos que a temperatura de transporte e o tempo entre a coleta e a realização dos exames têm sobre as amostras biológicas de parasitologia e o que fazer para diminuí-los? 222
Vera Lucia Pagliusi Castilho

92. Quais os impactos que a temperatura de transporte e o tempo entre a coleta e a realização dos exames têm sobre as amostras biológicas para exames de biquímica e o que fazer para diminuí-los? 226
Nairo Massakazu Sumita

93. Quais os impactos que a temperatura de transporte e o tempo entre a coleta e a realização dos exames têm sobre as amostras biológicas para exames de coagulação e o que fazer para diminuí-los? 228
Marinês Farana Matos

94. Quais os impactos que a temperatura de transporte e o tempo entre a coleta e a realização dos exames têm sobre as amostras biológicas para exames de imunologia e o que fazer para diminuí-los? 231
Adagmar Andriolo

95. Quais os impactos que a temperatura de transporte e o tempo entre a coleta e a realização dos exames têm sobre as amostras biológicas para exames de biologia molecular e o que fazer para diminuí-los? 233
Gustavo Barcelos Barra

96. As urinas de 24 horas devem ser acidificadas antes da coleta ou podem ser acidificadas na chegada ao laboratório? 237
Adagmar Andriolo

97. Quais amostras clínicas não podem ser transportadas via tubo pneumático e por quê? 239
Adagmar Andriolo

XIII – Verificação de Métodos (Validação) e Comparabilidade entre Equipamentos

98. Qual a diferença entre validação de métodos e verificação de desempenho de métodos? 243
Derliane de Oliveira

99. Por que fazer a validação de metodologias no laboratório se o fabricante já realizou este estudo previamente e o órgão competente já o aprovou? ... 245
Claudia Meira

100. Que parâmetros devem ser realizados no estudo de verificação de desempenho, pelo usuário, para os métodos qualitativos? 249
Luisane Maria Falci Vieira

101. Que parâmetros devem ser realizados para verificar se o desempenho do método atende às especificações da qualidade analítica definidas pelo laboratório? 251
Claudia Meira

102. Como realizar os experimentos de linearidade para verificar a validação do sistema analítico? 256
Claudia Meira

103. Como realizar os experimentos de precisão para verificar a validação do sistema analítico? 258
Claudia Meira

104. Como avaliar a equivalência de desempenho de dois equipamentos que realizam a mesma rotina? 261
Luisane Maria Falci Vieira

105. Como realizar os experimentos de exatidão para verificar a validação do sistema analítico? 266
Claudia Meira

106. Como verificar se os valores de referência reportados pelo fabricante são aplicáveis à população atendida pelo laboratório? 270
Derliane de Oliveira

107. Quando o laboratório não possui amostras de pacientes para verificar o desempenho de um método, podem ser utilizadas amostras de controle, calibradores ou materiais de referência? Que critérios podem ser utilizados? 272
Claudia Meira

108. Quando e como avaliar o desempenho dos reagentes? Há necessidade de avaliar o desempenho toda vez que ocorre mudança de lote? 274
Maria Silvia C. Martinho

109. Quais parâmetros e como realizar o estudo de validação de TP e TTPA e quais referências devem ser utilizadas? 276
Marinês Farana Matos

XIV – Controle Interno da Qualidade

110. Quais os principais passos para planejar o controle interno da qualidade? 281
Derliane de Oliveira

111. Quais as estratégias para escolher o número e níveis de controles a serem utilizados e as regras de controle (exemplo, regras de Westgard) mais adequadas para cada teste de maneira que o sistema analítico possa garantir uma grande probabilidade de detecção de erros e uma pequena possibilidade de falsa rejeição? 284
Fernando de Almeida Berlitz

112. Se os resultados do controle interno da qualidade de uma análise quantitativa demonstram estabilidade estatística, é permitido reduzir a frequência de uso? 288
Claudia Meira

113. Como é vista a prática de alternar o uso de níveis de controle interno da qualidade (exemplo: controles normal, patológico baixo ou patológico alto) a cada dia quando a rotina de exames é realizada diariamente? 290
Derliane de Oliveira

114. Quais são os critérios para mudança de média do controle interno da qualidade? Posso mudá-la sempre que muda o lote do reagente, controle e/ou calibrador? 292
Claudia Meira

115. No gráfico de Levey-Jennings é permitido aceitar o erro total como limite superior e inferior para aprovação dos controles? 294
Fernando de Almeida Berlitz

116. No caso de controles com desvio padrão (DP) estreito, ou seja, muito inferior à especificação de precisão estabelecida pelo laboratório, podem ser adotados limites superiores a 2 desvios padrões? 297
Fernando de Almeida Berlitz

117. Qual o impacto das calibrações no desempenho dos sistemas analíticos e como minimizá-los? 299
Luisane Maria Falci Vieira

118. Algumas vezes calculamos a média, desvio padrão (DP) e coeficiente de variação (CV) processando o controle por 20 dias e, ao fazer uma nova calibração, os valores do controle excedem os limites aceitáveis estabelecidos com os 20 pontos. Por que isto acontece? 301
Derliane de Oliveira

119. Qual a melhor referência (CLSI, CLIA, variação biológica etc.) para definir as especificações da qualidade analítica do laboratório? 303
Derliane de Oliveira

120. Como proceder para investigar inadequação no controle interno da qualidade? 305
Derliane de Oliveira

121. Como avaliar o desempenho do controle interno da qualidade de contagem diferencial de células hematológicas quando essas são em pouco número e, portanto, apresentam uma limitação para o uso do coeficiente de variação (exemplo: monócitos, basófilos)? 309
Maria Silvia C. Martinho

122. Por que é importante conhecer os valores de imprecisão reportados pelo fabricante de cada teste antes de estabelecer as especificações da qualidade analítica dessas análises? 312
Derliane de Oliveira

123. Quais as limitações do controle interno da qualidade? 314
Claudia Meira

124. Quando calcular o erro total com a fórmula ET = Z × CV + *bias*? Como decidir o valor de "Z" a ser utilizado? 317
Fernando de Almeida Berlitz

125. Se os controles internos do hemograma mantêm o mesmo lote por um período curto de tempo, qual o objetivo de calcular a média, DP e CV se ao final do cálculo chega um novo lote de controle e o processo deve começar novamente? 319
Maria Silvia C. Martinho

126. Como realizar o controle da qualidade interno de microscopia e com que periodicidade? 321
Eduardo Ramos Ferraz

127. Como controlar a qualidade dos corantes e da coloração em lâminas em microbiologia e com que frequência?... 324
Cássia Maria Zoccoli

128. Quais controles internos alternativos podem ser implantados para os casos em que não há disponibilidade de controle comercial?..................... 327
Derliane de Oliveira

129. No caso de análises qualitativas como garantir que o *cut-off* está adequado à rotina do laboratório? 329
Luisane Maria Falci Vieira

130. Como realizar o controle da qualidade dos discos de antibióticos, com qual frequência e como viabilizar as cepas ATCC para uso na rotina?...... 334
Carmen Paz Oplustil

131. Como realizar o controle da qualidade dos meios de cultura?................... 337
Carmen Paz Oplustil

XV – Avaliação Externa da Qualidade

132. Quais os benefícios de um programa de avaliação externa da qualidade?.. 341
Derliane de Oliveira

133. Quais critérios devem ser avaliados na escolha de um programa de proficiência? 342
Derliane de Oliveira

134. Que informações devemos considerar para avaliar um resultado proveniente de avaliação externa da qualidade?................................. 344
Carla Albuquerque de Oliveira

135. Como calcular o erro total por meio de resultados do ensaio de proficiência e como utilizar esta informação na prática?............................... 346
Carla Albuquerque de Oliveira

136. O índice de desvio está relacionado ao erro total ou ao *bias*? Como utilizá-lo na prática laboratorial?....................................... 348
Carla Albuquerque de Oliveira

137. Como calcular o *bias* (viés) por meio dos relatórios da avaliação externa da qualidade e como utilizar essa informação na prática?...................... 351
Carla Albuquerque de Oliveira

138. Quais controles alternativos são recomendados caso não exista um determinado parâmetro no programa de proficiência escolhido pelo laboratório e como implementá-lo?.. 354
Derliane de Oliveira

139. Se na rotina do laboratório as amostras de pacientes alteradas são confirmadas, podemos fazer o mesmo com as amostras do ensaio de proficiência que estiverem alteradas? 356
Claudia Meira

140. O laboratório pode encaminhar amostras provenientes de programas de proficiência para um laboratório de apoio e reportar os resultados? 358
Claudia Meira

141. O que significa um provedor de proficiência acreditado? 360
Derliane de Oliveira

142. Quais as limitações do controle externo da qualidade? 362
Claudia Meira

XVI – Testes Laboratoriais Remotos

143. Quais erros mais comuns podem ocorrer com testes rápidos e quais os impactos na segurança dos pacientes? 369
Álvaro Pulchinelli

144. Qual a variação aceitável quando comparamos o resultado de um teste laboratorial remoto com um teste convencional? 372
Claudia Meira

145. Podemos utilizar testes rápidos como testes diagnósticos ou só como testes de triagem? 374
Gustavo Aguiar Campana

146. Como realizar controle da qualidade de testes rápidos? 376
Fernando de Almeida Berlitz

147. Quais os principais passos a serem observados antes, durante e após a realização dos testes rápidos para garantir a qualidade dos resultados? 379
Gustavo Aguiar Campana

148. Como liberar laudos de testes rápidos? 381
Álvaro Pulchinelli

149. Como proceder dentro de uma instituição quando os testes laboratoriais remotos não estão sob responsabilidade do laboratório clínico? 383
Claudia Meira

XVII – Água Reagente

150. Qual a classificação atual recomendada para água reagente e quais os principais impactos na qualidade das análises realizadas no laboratório de análises clínicas? 389
Luisane Maria Falci Vieira

151. Quais parâmetros são necessários avaliar para garantir a qualidade da água utilizada no laboratório? 393
Claudia Meira

152. Quais as práticas recomendadas para a estocagem e distribuição da água reagente? 396
Derliane de Oliveira

XVIII – Gestão da Qualidade Pós-Analítica

153. O que é resultado crítico em laboratório de análises clínicas, como definir os resultados críticos que devem ser notificados e a quem notificá-los?..... 401
Álvaro Pulchinelli

154. Por que fazer a notificação de resultados críticos ao médico mesmo quando estes serão disponibilizados com urgência ao paciente ou ao médico? 404
Adagmar Andriolo

155. Quais os itens mínimos que devem constar em um laudo e qual sua importância?... 406
Gustavo Aguiar Campana

156. Quais informações são recomendadas constar no laudo de TP (tempo de protrombina) e TTPA (tempo de tromboplastina parcial ativada)? No laudo do TP há necessidade de liberar o valor do controle do dia em percentual? 408
Marinês Farana Matos

ÍNDICE REMISSIVO... 411

TERMINOLOGIA

1 Qual a diferença entre gestão da qualidade, garantia da qualidade e controle da qualidade?

Claudia Meira

Conceitualmente, a gestão da qualidade engloba um conjunto de objetivos e atividades coordenados para dirigir e controlar uma organização, no que diz respeito à qualidade. Deve ser estabelecida pela alta direção e estar alinhada com a visão, a missão e valores da organização.

Geralmente inclui o estabelecimento da política da qualidade, dos objetivos da qualidade, planejamento da qualidade, garantia da qualidade, controle da qualidade e as melhorias da qualidade.

No laboratório, a gestão da qualidade geralmente é descrita no manual da qualidade, onde a direção define as políticas sobre diversos assuntos, ou seja, quais são as diretrizes mínimas que todos do laboratório devem seguir, como, por exemplo, política de atendimento ao cliente, política de qualificação e avaliação de laboratórios de apoio, política de suprimentos, política de gestão de riscos e segurança do paciente, política de controle da qualidade etc.

A garantia da qualidade é a parte da gestão da qualidade em que um conjunto de ações é planejado de forma sistemática focado em prover confiança de que os requisitos da qualidade serão atendidos. Podemos traduzir este conceito na prática com o seguinte exemplo:

"A política de suprimentos do laboratório, determinada pela direção, definiu que todos os insumos e reagentes adquiridos pelo laboratório devem ter registro no MS/ANVISA e que o setor de compras deve gerenciar os reagentes de forma que a realização de exames seja de forma ininterrupta". Para garantir que esta política seja cumprida, o setor de suprimentos deve definir como será feito o controle de estoque para garantir que não falte reagente e que só sejam adquiridos produtos registrados no MS/ANVISA. Dessa forma, o setor de suprimentos irá descrever seus processos e/ou fluxos de como as atividades devem ser feitas.

Já o controle da qualidade é a parte da gestão da qualidade focada no atendimento dos requisitos da qualidade, ou seja, continuando com nosso exemplo: como controlar e comprovar que todos os insumos e reagentes utilizados no laboratório são registrados no MS/ANVISA e como controlar o estoque para que não falte reagentes para a realização de exames? Isto pode ser feito por meio do sistema (de informática ou planilhas de controle) por controle de estoque mínimo, definido de acordo com a demanda e também por meio de indicadores. Para garantir que todos sejam registrados no MS/ANVISA, o setor de suprimentos verifica (controla) todos os reagentes no momento de sua chegada ao laboratório.

Bibliografia Consultada

Manual Brasileiro de Acreditação das Organizações Prestadoras de Serviços de Saúde da ONA (Organização Nacional de Acreditação). Brasília: ONA; 2010.

NBR ISO 9001 – Sistemas de gestão da qualidade. Requisitos. ABNT, 2008.

Programa de Acreditação em Laboratórios Clínicos (PALC) da Sociedade Brasileira de Patologia Clínica/Medicina Laboratorial; 2010.

2 Em que consiste um sistema de gestão da qualidade?

Derliane de Oliveira

A norma NBR ISO 9000:2005 aborda o tema em três definições:

- **Sistema** – conjunto de elementos inter-relacionados ou interativos.
- **Sistema de gestão** – sistema para estabelecer políticas e objetivos e para atingir estes objetivos.
- **Sistema de gestão da qualidade** – sistema de gestão para dirigir e controlar uma organização no que diz respeito à qualidade.

Sendo assim, podemos dizer que um sistema de gestão da qualidade consiste nas políticas e processos inter-relacionados que buscam a qualidade e a melhoria contínua. Dessa forma, permite que todas as etapas para a emissão do laudo sejam controladas e que as informações liberadas sejam úteis para auxiliar o diagnóstico, triagem, tratamento ou monitoramento dos pacientes. Em outras palavras, estabelecer um sistema de gestão da qualidade significa mapear os processos, avaliar os procedimentos e registros necessários para documentar tais processos, capacitar as pessoas para a execução das atividades planejadas, identificar as falhas de cada processo e implementar ações corretivas ou ações de melhoria contínua, quando necessário.

É importante ressaltar que a segurança do paciente é um ponto fundamental a ser considerado pela direção do laboratório no momento de estabelecer políticas, processos, procedimentos e registros necessários. Estes devem assegurar a transformação dos requisitos dos clientes (médico, paciente, seguradoras etc.) em requisitos da qualidade que contribuam para a diminuição dos erros médicos. A figura 1 é um exemplo de mapa de processo e suas interações em laboratório clínico.

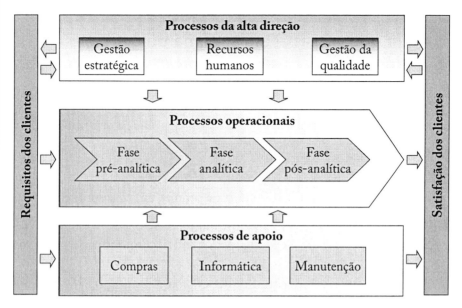

Figura 1 – Exemplo de mapa de processos em laboratório clínico.

Bibliografia Consultada

Clinical and Laboratory Standards Institute – CLSI. A Quality Management System Model for Health Care; Approved Guideline. 2nd CLSI HS1-A2 (ISBN 1-56238-554-2). 2nd ed. Pennsylvania: Clinical and Laboratory Standards Institute, 2004.

NBR ISO 9000:2005: Sistemas de Gestão da Qualidade – Fundamentos e Vocabulário.

3 Qual a diferença entre controle interno da qualidade e avaliação externa da qualidade?

Derliane de Oliveira

O controle interno da qualidade consiste na introdução de amostras na rotina do laboratório para verificar se o sistema analítico (equipamento, reagente, calibrador, operador, insumos) mantém sua estabilidade, dentro de limites e critérios previamente estabelecidos pelo laboratório. Ou seja, são amostras conhecidas que o laboratório processa juntamente com as amostras de pacientes para validar a corrida analítica antes de liberar os resultados de pacientes. O uso do controle interno da qualidade permite verificar a reprodutibilidade dos seus resultados ao longo do tempo. É uma ferramenta extremamente útil para avaliar imprecisão ou erro aleatório.

A avaliação externa da qualidade é complementar ao controle interno da qualidade. Permite que o laboratório avalie a veracidade ou o erro sistemático (no caso de múltiplas amostras) ou o erro total (resultado de uma amostra), por meio da comparação dos resultados obtidos no laboratório com valores definidos como verdadeiros. A avaliação externa da qualidade mais conhecida pela comunidade laboratorial é o ensaio de proficiência. Nesse caso, uma organização (provedor) independente envia amostras a um grupo de laboratórios e os resultados obtidos nos laboratórios participantes são avaliados estatisticamente. Esse provedor emite um informe com os resultados do laboratório e os dados estatísticos resultantes dos grupos participantes. A média calculada dos resultados dos participantes representa o valor verdadeiro da análise. A figura 1 esquematiza a diferença entre tais controles.

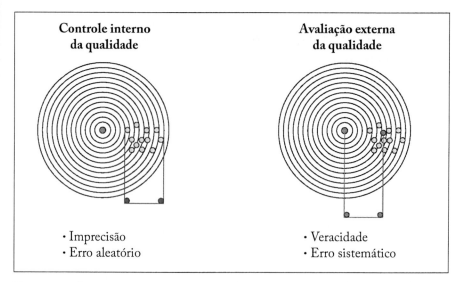

Figura 1 – Representação esquemática do comportamento do controle interno (precisão) e avaliação externa (exatidão) da qualidade. Fonte: Claudia Meira – Curso de Formação de Auditores Externos PALC 2009. SBPC/ML. Aula de Garantia da Qualidade.

Bibliografia Consultada

GELLA FJ. Control de la calidad en el laboratorio clínico. 2ª ed. BioSystems, 2005.

4 Qual a diferença entre acreditação e certificação?

Claudia Meira

Certificação – é o modelo pelo qual uma terceira parte dá garantia escrita de que um produto, processo ou serviço está em conformidade com os requisitos especificados.

Historicamente o termo certificação de um sistema de gestão da qualidade foi atribuído à NBR ISO 9001 (série ISO 9000) que, na sua forma original, de 1994, continham requisitos muito burocráticos, com exigência documental que muitas vezes não agregava valor sob o ponto de vista da organização. As organizações definiam seus próprios padrões e sob estes que as auditorias eram realizadas. Com as revisões ocorridas em 2000 e 2008 (versão mais recente), o foco deixou de ser nos documentos e passou a ser nos processos e no cliente, o que foi um grande passo para a melhoria da certificação nas organizações, porém os requisitos da norma são gerais, podendo ser aplicáveis a qualquer tipo de segmento, desde indústrias até laboratórios clínicos, e a "tradução" dos requisitos à realidade do laboratório é definida pelo cliente. Concluindo, é a confirmação de que os requisitos prescritos estão sendo cumpridos, assim como os requisitos regulamentares (legislações) em vigor, voltados para o produto (no caso do laboratório, realização de exames).

Acreditação – é o reconhecimento de competência técnica. Relaciona-se com tarefas técnicas específicas, tais como as de um laboratório de ensaio ou calibração, laboratório de diagnósticos ou de um organismo de certificação ou inspeção, em que as normas específicas estabelecem o grau de competência exigido. As normas para acreditação de serviços de saúde geralmente são desenvolvidas com envolvimento das comunidades médica, científica, técnica e clínica e podem ser utilizadas no desenvolvimento de seus sistemas de gestão dos serviços e na manutenção de suas próprias competências. Pode também ser utilizada pelos organismos de acreditação para confirmarem ou reconhecerem a competência desses laboratórios por meio da acreditação.

No Brasil, algumas normas para avaliação e reconhecimento de competências técnicas surgiram nos anos 1990, como a norma do PALC - Programa de Acreditação de Laboratórios Clínicos da SBPC/ML (Sociedade Brasileira de Patologia Clínica e Medicina Laboratorial), Sistema Nacional de Acreditação – DICQ, da SBAC (Sociedade Brasileira de Análises Clínicas), Manual de Acreditação Hospitalar da ONA (Organização Nacional de Acreditação) que nos últimos anos passou a contemplar um manual específico para acreditação de laboratórios clínicos.

Internacionalmente, para acreditação de laboratórios clínicos, tem sido muito aplicado a norma do CAP (*College of Americam Pathologists*) e a ISO 15189 – *Medical Laboratories – Particular Requirements for Quality and Competence.*

Bibliografia Consultada

ABNT NBR NM ISO 15189. Acreditação de laboratórios clínicos – International Laboratory Accreditation Cooperation – ILAC B9:11/2011.

ISO 15189. Medical Laboratories – particular requirements for quality and competence, 2003.

Manual Brasileiro de Acreditação das Organizações Prestadoras de Serviços de Saúde da ONA (Organização Nacional de Acreditação). Brasília: ONA, 2010.

NBR ISO 9001. Sistemas de gestão da qualidade – Requisitos. ABNT, 2008.

5 Qual a diferença entre efetividade, eficiência e eficácia em um sistema de gestão da qualidade?

Claudia Meira

De forma simplória, porém prática, podemos citar:

a) eficácia – fazer a "coisa" certa; fazer certo na primeira vez;
b) eficiência – fazer certo a "coisa"; ou fazer mais com menos;
c) efetividade – fazer a "coisa" que tem que ser feita.

Eficácia – é a extensão na qual as atividades planejadas foram realizadas e os resultados previstos alcançados. É a avaliação do quanto uma intervenção, procedimento ou serviço específico produzem um resultado benéfico sob condições ideais.

Pode também refletir quão bem as expectativas do cliente estão sendo atendidas diante dos seus requisitos.

Resumindo, a eficácia pode ser medida por meio dos resultados alcançados pela organização ante o que foi planejado.

Eficiência – consiste na realização das atividades com o mínimo consumo de recursos. Reflete no desempenho interno de produtividade da organização e quão bem os recursos são utilizados.

A eficiência pode ser medida pela relação entre os resultados alcançados e os recursos utilizados.

No caso de um sistema de saúde, poderíamos interpretar como sendo a relação entre os resultados provenientes da assistência e os recursos utilizados para prestar o cuidado. Os recursos podem ser econômico-financeiro, recursos humanos e/ou a quantidade de trabalho, tempo e/ou esforço empreendido.

Especificamente no laboratório clínico, poderíamos medir a quantidade de exames realizados por colaborador, o que nos daria o dado de produtividade e eficiência ou também medir o número de exames que um equipamentos analítico é capaz de realizar por hora comparando com a eficiência de outro equipamento. Será mais eficiente aquele que efetivamente realizar maior número de exames por hora, consumindo menos recursos ou menor volume de insumos e reagentes.

Efetividade – "Difícil não é fazer o que é certo, é descobrir o que é certo fazer" (Robert Henry Srour).

Geralmente se confunde o conceito de efetividade e eficácia. A CLSI conceitua como sendo sinônimos, já a *World Alliance for Patient Safety*, da Organização Mundial da Saúde, conceitua como: "Efetividade corresponde ao grau em que as atividades são realizadas de forma correta, de acordo com o conhecimento atual, para atingir o resultado desejado ou previsto para o indivíduo. Estas atividades são baseadas na utilização de provas sistematicamente adquiridas para determinar se uma intervenção, tal como um serviço preventivo, teste de diagnóstico ou terapia, produz melhores resultados. É o quanto o esforço exercido, ou a ação tomada, alcança o efeito desejado (resultado ou objetivo)".

A Organização Nacional de Acreditação conceitua como sendo o resultado da soma da eficácia e eficiência, ou seja, fazer certo o que deveria ser feito, com menor consumo de recursos.

Para que possamos dizer que um processo tem sido eficaz, eficiente ou efetivo, precisamos mensurar, criar indicadores e acompanhar com análise crítica. Os indicadores de qualidade geralmente avaliam a eficácia dos processos, como, por exemplo, índice de liberação de resultados dentro do prazo, índice de desempenho de controle interno e externo da qualidade, índice de coletas realizadas adequadamente (índice de recoleta), índice de sucesso na primeira punção.

Os indicadores de produtividade são ligados à eficiência, e a análise destes permite avaliar se os recursos empregados são suficientes ou se podem ser otimizados, minimizando custos. São exemplos de indicadores de produtividade: número de exames realizados por número de colaboradores técnicos, número de pacientes atendidos por número de coletores.

Os indicadores de produtividade são muito importantes, uma vez que permitem uma avaliação precisa do esforço empregado para gerar os produtos e serviços. Além disso, devem andar lado a lado com os de qualidade, formando, assim, o equilíbrio necessário ao desempenho global do laboratório.

Bibliografia Consultada

Clinical and Laboratory Standards Institute – CLSI. Development and Use of Quality Indicators for Process improvement and Monitoring of Laboratory Quality: Approved Guideline. CLSI GP35-A. Pennsylvania: Clinical and Laboratory Standards Institute, v. 30, nº 254. 2010.

RUA MG. Desmistificando o problema: uma rápida introdução ao estudo dos indicadores. Disponível em: www.enap.gov.br. Acessado em 20 de maio de 2012.

World Alliance for Patient Safety – World Health Organization. The Conceptual Framework for the International Classification for Patient Safety, Version 1.1, TECHNICAL ANNEX 2, Glossary of Patient Safety Concepts and References.

6 O que é sustentabilidade?

Adriana Seghesi Elias Gonçalves

Sustentabilidade é a capacidade de atender às necessidades do presente, sem comprometer a capacidade das futuras gerações de atender às próprias necessidades. Esse conceito foi definido, em 1987, durante a elaboração do Relatório Brundtland pela Comissão Mundial de Meio Ambiente e Desenvolvimento (UNCED) da ONU. A sustentabilidade apoia-se no conceito do *Triple Bottom Line*: atividade econômica, meio ambiente e bem-estar da sociedade. Estes três parâmetros devem estar equilibrados e integrados nas empresas. Essa é a definição sobre desenvolvimento sustentável mais difundida em todo o mundo, pois consegue, em poucas palavras, alertar a todos que não se devem utilizar os recursos naturais de forma predatória, sem pensar no legado a ser deixado.

Sustentabilidade dentro das empresas é estratégia, e ela só existe quando integrada aos processos do negócio.

Bibliografia Consultada

Associação Brasileira de Normas Técnicas (ABNT) NBR ISO 9001:2008. Sistemas de gestão da qualidade – Requisitos.

BARBIERI JC; CAJAZEIRA JER. Responsabilidade Social Empresarial e Empresa Sustentável. 2ª ed. São Paulo: Saraiva, 2007, p. 240.

II

Sistema de Gestão da Qualidade

7 Quais normas de acreditação e certificação de sistemas de gestão da qualidade que podem ser aplicáveis a laboratórios clínicos do Brasil?

Wilson Shcolnik

Existem diferentes normas aplicáveis a laboratórios clínicos. Algumas são mais genéricas e estão relacionadas à gestão da qualidade, portanto utilizadas para certificação (ex., ISO 9001:2008). Outras utilizam abordagens relacionadas à gestão da qualidade e à competência técnica. Estas são utilizadas para fins de acreditação e aprofundam as exigências de requisitos técnicos, relacionados aos processos laboratoriais. Entre estas últimas se destacam a norma PALC – do Programa de Acreditação da Sociedade Brasileira de Patologia Clínica/Medicina Laboratorial; a norma DICQ, da Sociedade Brasileira de Análises Clínicas; a norma ISO 15189:2008 (INMETRO); e a norma ONA, da Organização Nacional de Acreditação.

Bibliografia Consultada

ISO 15189:2003 – Medical Laboratories. Particular Requirements for Quality and Competence. Disponível em: www.iso.org/. Acessado em 12/11/11.

Organização Nacional de Acreditação – ONA. https://www.ona.org.br. Acessado em 11.07.2012.

Sociedade Brasileira de Patologia Clínica/Medicina Laboratorial – SBPC/ML. Norma PALC versão 2010. www.sbpc.org.br. Acessado em 10.06.2012.

8 Que critérios são importantes avaliar para decidir entre certificação e acreditação da qualidade e como definir qual norma é mais aplicável ao laboratório?

Wilson Shcolnik

Um dos fatores mais importantes a serem considerados é o conteúdo da norma e seu nível de atualização. As normas específicas para laboratórios clínicos são mais eficazes para avaliar a competência técnica e, além disso, contêm também requisitos de gestão da qualidade e melhoria contínua, chegando a exigir monitoramento de indicadores. Algumas normas, como o PALC, têm sido atualizadas com mais frequência e já incorporaram requisitos específicos para a área de biologia molecular e segurança do paciente.

Sem dúvida estas normas, mais completas, contribuem para que o laboratório tire o melhor proveito do processo de acreditação e ofereça resultados mais confiáveis.

Bibliografia Consultada

Organização Nacional de Acreditação – ONA. Disponível em: https://www.ona.org.br. Acessado em 11.07.2012.

Sociedade Brasileira de Patologia Clínica/Medicina Laboratorial – SBPC/ML. CALC Norma PALC versão 2010. Disponível em: www.sbpc.org.br. Acessado em 10.06.2012.

9 Quando decidimos implementar um sistema de gestão da qualidade, por onde devemos começar e quais os passos/etapas a seguir?

Derliane de Oliveira

Não há um consenso sobre a sequência de passos a seguir. Independente do caminho escolhido, o laboratório pode conseguir os resultados esperados. Apesar disso, devido ao grau de detalhes de alguns processos e da simplicidade de outros, há uma variação no tempo de implementação de cada etapa. Abaixo está mencionada uma sequência que pode ser utilizada como guia durante o processo de planejamento, implementação, monitoramento e tomada de ações corretivas:

1. Escolher entre a certificação ou acreditação e, no caso de acreditação, a norma que pretende utilizar como diretriz.
2. Conhecer a situação atual do laboratório em relação ao cumprimento dos requisitos da norma escolhida, por meio da realização de uma auditoria de diagnóstico ou inicial. Nesta etapa, verificar cada item da norma e indicar os que se cumprem, os que não se cumprem e os que não são aplicáveis.
   Nota: para o desenvolvimento do processo, é recomendado que pelo menos o responsável pela implementação tenha conhecimento na norma 19011:2011 – Diretrizes para auditorias de sistemas de gestão e na norma escolhida pelo laboratório para acreditação ou certificação. Os cursos de formação de auditores, além da norma base, geralmente incluem em seus programas o conteúdo da ISO 19011.
3. Divulgar para a equipe o resultado do diagnóstico e o tempo estabelecido pela direção para sua implementação.
4. Treinar toda a equipe na interpretação dos requisitos da norma.
5. Mapear os processos e definir as responsabilidades.

6. Estabelecer as diretrizes iniciais em um manual da qualidade. **Nota:** é importante que inicialmente o laboratório deixe claras as políticas e diretrizes conforme suas características e requisitos da norma escolhida. Caso contrário, as pessoas podem percorrer caminhos diferentes, dificultando o processo. Entretanto, é recomendado fazer uma revisão das diretrizes iniciais conforme mencionado no nº "21" deste texto.

7. Elaborar os documentos básicos de um sistema de gestão da qualidade (controle de documentos, auditorias internas, não conformidades, ações corretivas e preventivas).

8. Estabelecer o processo de validação ou verificação de desempenho dos equipamentos e reagentes utilizados.

9. Com base no processo de validação ou verificação de desempenho, definir o programa de controle interno da qualidade para cada uma das análises. Contemplar um programa alternativo para as análises que não possuem controles internos comerciais.

10. Implementar um programa de avaliação externa da qualidade. Contemplar um programa alternativo para as análises que não possuem ensaio de proficiência.

11. Estabelecer o processo de aquisição de reagentes, insumos e equipamentos, desde o pedido até o recebimento do material no setor técnico (garantindo a rastreabilidade e a estabilidade), assim como a sistemática de qualificação e avaliação periódica de fornecedores de produtos e serviços.

12. Estabelecer um programa de calibração e manutenção de equipamentos para todo o laboratório.

13. Estabelecer os processos pré-analíticos (recepção, coleta, transporte e envio de amostras).

14. Estabelecer a descrição dos cargos com o perfil necessário e o processo de recrutamento, seleção, treinamento inicial, avaliação inicial, educação contínua e avaliação periódica de desempenho.

15. Realizar a adequação do sistema de informática do laboratório. **Nota:** se o resultado do diagnóstico demonstrar que o Sistema de Informação Laboratorial não é capaz de atender os requisitos da norma escolhida mesmo depois de ajustes, se possível,

fazer a mudança do Sistema de Informação Laboratorial antes do início do processo.

16. Solicitar informações ao organismo de acreditação ou certificação para conhecer os prazos e regras específicas de funcionamento.

17. Estabelecer os requisitos de segurança, considerando as amostras, o pessoal, os pacientes e o meio ambiente (Programa de Prevenção de Riscos Ambientais – PPRA, Programa de Controle Médico e Saúde Ocupacional – PCMSO, Mapa de Risco, Programa de Gerenciamento de Resíduos do Serviço de Saúde – PGRSS, Manual ou Procedimento de Biossegurança e Limpeza).

18. Realizar uma auditoria interna.

    Nota: se o laboratório considera importante, podem ser realizadas auditorias internas ao final da implementação de cada etapa.

19. Estabelecer o processo de liberação de resultados (formato dos laudos, emissão, assinatura, entrega via internet, urgências, sistemática de retificação de laudos e comunicação de resultados críticos).

20. Definir os indicadores a serem implantados de maneira que o laboratório possa utilizá-los para verificar o desempenho dos processos.

21. Consolidar e revisar o manual da qualidade (MQ) escrito inicialmente. Agregar os processos implementados posteriormente e fazer uma nova revisão ao final.

22. Solicitar a auditoria externa ao organismo acreditador ou certificador.

Pontos fundamentais para o sucesso do processo: o comprometimento da alta direção, o envolvimento de todo o pessoal do laboratório, independente do nível hierárquico, e o treinamento da equipe em cada uma das fases da implementação.

Bibliografia Consultada

Clinical and Laboratory Standards Institute – CLSI. A Quality Management System Model for Health Care; Approved Guideline. CLSI HS1-A2. 2nd ed. Pennsylvania: Clinical and Laboratory Standards Institute, 2004.

OLIVEIRA D; YAP SF; WONGWANICH S; KHAN B; CRISTINA J. Establishing a Quality Assurance Plan for nucleic-acid based diagnostic laboratories: from planning to implementation. Accreditation and Quality Assurance (ACQUAL) 2010;15(2):89-97.

PESSOA C; OLIVEIRA D. Implementação da norma PALC: descrição de um caminho prático e eficiente para fins de acreditação. 45º Congresso Brasileiro de Patologia Clínica/Medicina Laboratorial. Rio de Janeiro, 2011.

10 Quando um laboratório deseja que o sistema de gestão da qualidade atenda a mais de uma norma de qualidade como deve proceder e quais os aspectos a considerar?

Claudia Meira

O primeiro passo a ser considerado é a definição de qual ou quais normas a direção do laboratório gostaria que fosse implementada, pois esta diretriz tem que partir da direção, assim como a definição das políticas e o apoio para implementação e atendimento aos requisitos. De acordo com os objetivos, a escolha pode ser por uma norma geral de sistema de gestão da qualidade, como, por exemplo, a ISO 9001:08, ou normas mais específicas ou técnicas, como a do PALC, a ISO 15189, DICQ ou a do CAP; normas de gestão ambiental, como a ISO 14.000, responsabilidade social como a ISO 8000, ou a norma de segurança do trabalho como OHSAS 18.000 etc.

Após a definição das normas, é importante o treinamento nas respectivas normas e o entendimento e identificação de quais requisitos são comuns entre elas e quais são diferentes. Esta etapa é de grande importânca, pois poderá poupar esforços para a implementação e o sistema de gestão da qualidade poderá trabalhar com o sistema de gestão integrado. Importante que o conhecimento seja repassado para colaboradores-chave de várias áreas/processos, possibilitando a participação desses da descrição dos processos também de forma integrada. Outra ferramenta que auxilia a direcionar a implementação é realizar uma auditoria de avaliação (diagnóstica), verificando quais requisitos o laboratório atende, ou não, no início do processo, para que se possa fazer um plano de ação mais real.

Após a implementação dos processos de forma a atender aos requisitos de todas as normas escolhidas, é hora de realizar uma auditoria interna para avaliar se o atendimento aos requisitos realmente está ocorrendo na prática. Para realizar a auditoria de forma integrada, é importante que os auditores tenham treinamento nas respectivas normas e treinamento específico para atuarem como auditores internos e, para ser auditor líder, que seja treinado para esta função, podendo tambem fazer uso de *cheklists* relacionando os requisitos comuns entre as normas.

É imprescindível a visão sistêmica e integrada da direção, do gestor da qualidade, assim como dos auditores do sistema da qualidade para que o laboratório possa ter um sistema de gestão da qualidade efetivamente Integrado, devendo este conhecimento ser replicado para os colaboradores nas suas atividades.

Bibliografia Consultada

ABNT NBR ISO 9001:08 – Sistemas de Gestão da Qualidade – Requisitos.

ABNT NBR ISO 14000:04 – Sistema de Gestão Ambiental – Requisitos com orientações para uso.

Programa de Acreditação em Laboratórios Clínicos (PALC) da Sociedade Brasileira de Patologia Clínica/Medicina Laboratorial, 2010.

11 Como elaborar a visão, missão e política da qualidade do laboratório, quais os objetivos e qual a periodicidade recomendada para revisá-los?

Wilson Shcolnik

A elaboração da missão, da visão e da política da qualidade de um laboratório deve ser tarefa da alta direção, acompanhada de discussão com colaboradores que desempenhem papel de liderança na organização. Estas forças, unidas, poderão garantir o comprometimento da equipe e a transformação destes conceitos em realidade, no dia a dia do laboratório. O objetivo da declaração de cada um destes é dar a todos os colaboradores do laboratório um entendimento sobre a razão da existência do laboratório e de cada área específica, e sobre a visão de futuro a ser alcançada. Não há regra definida sobre a periodicidade de sua atualização, embora, geralmente, estes conceitos sejam revisados anualmente, ou sempre que haja mudanças internas ou externas que afetem o laboratório.

Para a elaboração, podem ser utilizadas algumas técnicas que facilitam a abordagem entre os participantes.

Exemplo: reunir a alta direção e utilizar a técnica *brainstorming* para traduzir a missão/visão por meio de perguntas:

Missão: qual a característica principal do laboratório? Por que existimos?

Visão: onde queremos chegar em 3-5 anos? Que metas desafiadoras queremos alcançar em 3-5 anos?

Política da qualidade: qual o compromisso e a orientação do laboratório relativo à qualidade? Qual o caminho que vamos seguir para cumprir a missão e conseguir atingir a visão?

Bibliografia Consultada

DRUCKER P. Management: Tasks, Responsabilities, Practices. New York: Harper & Row, 1973:78.

12 Que ações podem ser feitas para criar uma cultura voltada para a qualidade no laboratório?

Cristina Pessoa

Todo laboratório, ambulatorial ou hospitalar, tem sua cultura que origina diretamente dos valores dos seus líderes.

Em um ambiente dinâmico como a sociedade atual, estes valores costumam ser postos à prova e se remodelam, alterando gradativamente a cultura do laboratório.

A cultura da qualidade já faz parte do laboratório, mas não tem uma aparência uniforme; ela é individual ou de pequenos grupos.

Como a cultura está relacionada diretamente aos líderes (formais e informais) para que possamos trabalhar esta mudança, as primeiras ações a serem tomadas devem iniciar pela liderança. É a partir dela que devem começar as primeiras manifestações, com estímulo e apoio para o responsável escolhido para a condução da qualidade, assim como na mudança de hábitos dos líderes com foco à qualidade. Isto estimulará que seus colaboradores sigam na mesma direção.

Devemos sempre lembrar que só conseguimos influenciar pelo exemplo e não pelas palavras, por isto é tão importante que as ações desses líderes estejam voltadas para a qualidade.

Comumente se cometem erros na fase inicial de implantação da qualidade, o que pode comprometer o sucesso deste novo direcionamento, que é a opção de alguns líderes em se ausentarem ou ficarem distantes do processo.

Um aspecto fundamental para o sucesso da implantação é o envolvimento de todas as pessoas do laboratório na dinâmica da mudança. As pessoas devem sentir-se envolvidas e não excluídas, até porque todas são realmente importantes e devem aprender a olhar seus processos com o olhar crítico de como melhorá-los.

Outro ponto importante é o esclarecimento das etapas que envolvem o processo de implantação, pois evita que as pessoas tenham surpresas (negativas) e possibilita também que elas sintam a responsabilidade que cabe a cada uma. Esta etapa deve ser apresentada e discutida pelo gestor da qualidade e tratada com treinamentos sobre temas relacionados à qualidade.

Outro ponto muito crítico são as ações para os problemas detectados ou não conformidade dos processos. É de suma importância que estes sejam tratados como oportunidade de melhoria e não como erro, pois o tipo de tratamento definirá a implementação de um sistema de gestão da qualidade saudável, com foco no acerto e não na evidência do erro. Vários cuidados e ações devem ser tomados neste caso, desde a liberdade de expressão com responsabilidade, o conteúdo do formulário de registro para este fim, até o indicador que será elaborado.

Outra ação importante é o tratamento da análise crítica pela direção com a devida importância e não como um assunto protocolar. Deve-se estar muito atento à forma de mapeamento do sistema de gestão da qualidade, os tipos de indicadores a serem analisados e propostas de ações corretivas factíveis. A equipe deve ser informada sobre as propostas pertinentes dessas análises.

Estes são pontos-chave para o sucesso de uma mudança com foco na cultura da qualidade auxiliando na implementação de um sistema de gestão da qualidade.

Bibliografia Consultada

Baseada em experiência pessoal do colaborador.

13 O laboratório deve ter uma pessoa dedicada exclusivamente à qualidade e quais as competências necessárias?

Ismar Venâncio Barbosa

O setor que gerencia a qualidade no laboratório deve ter uma cultura que permeia por toda a empresa. Assim, a responsabilidade com os processos da qualidade é dever de todos que integram o laboratório, incluindo a alta direção. Mendes cita que "O controle da qualidade é exercido por todos no laboratório, de forma harmônica e sistemática". A exclusividade de uma pessoa dedicada ao processo da gestão da qualidade prende-se tão somente à sua gerência, como coordenador e orientador. É o gestor da qualidade, ou coordenador da qualidade, como o laboratório queira definir, responsável pelo processo das auditorias internas e gerência dos seus desdobramentos; controle da revisão dos documentos da qualidade; gerência da reunião de análise crítica da qualidade e seus desdobramentos; marcação e acompanhamento das auditorias internas e externas; controle de guarda de documentos internos e externos ao sistema de gestão da qualidade; acompanhamento do processo de análise crítica do Programa de Avaliação Externa da Qualidade e seus desdobramentos. São competências primordiais para o gestor da qualidade conhecimento e domínio da gestão da qualidade, normas de certificação e acreditação, conhecimento das principais resoluções de diretoria colegiada (RDC) da ANVISA, aplicáveis ao laboratório; conhecimento geral dos organismos legisladores dos processos relacionados à área diagnóstica.

Além disso, é importante que o gestor da qualidade tenha formação de auditor interno na norma ou normas que serão seguidas, antes do início do processo. Ter bom conhecimento de gestão da qualidade analítica, indicadores da qualidade, ferramentas da qualidade, ser bom ouvinte e ter boa relação interpessoal. É recomendável que tenha habilidade na transmissão de conhecimentos e facilidade para falar em público.

Em laboratório de grande porte pode ser necessário que este profissional esteja no laboratório em tempo integral. Laboratórios de pequeno porte podem acumular a gestão da qualidade em um dos profissionais de sua equipe.

Bibliografia Consultada

MENDES ME; GARTNER MT; SUMITA NM; SÁNCHEZ PB. Gestão por Processos no Laboratório Clínico: uma abordagem prática. São Paulo: EPR, 2007.

ROTH E. Como Implantar a Qualidade em Laboratório Clínico – O Caminho das Pedras. Rio de Janeiro, 1998. 422p.

14 Que estratégia pode ser utilizada para que as pessoas de todos os níveis hierárquicos estejam comprometidas com o sistema de gestão da qualidade?

Derliane de Oliveira

Se a alta direção está comprometida, a estratégia pode estar na comunicação eficaz, considerando que as pessoas possuem diferentes vias de aprendizado e sensibilização. É recomendado que estes conceitos sejam permeados primeiro para as lideranças e posteriormente para todos os níveis hierárquicos. As lideranças precisam estar comprometidas para que possam conduzir a equipe nesse sentido. Pode ser realizada por diferentes níveis hierárquicos de forma vertical (a partir da alta direção, gestores táticos e supervisores) ou horizontal (entre pessoas com o mesmo nível hierárquico). Utilizar vários meios de comunicação, como *e-mail*, mural, *internet*, conversa informal, memorando, entre outros. É importante ressaltar que o comprometimento é facilmente comunicado, entendido e disseminado pelo exemplo diário, ou seja, com as ações rotineiras das lideranças que demonstram este comprometimento.

Caso a alta direção não esteja comprometida com o sistema de gestão da qualidade, é recomendado que revise os propósitos da organização, incluindo a missão, a visão e a política da qualidade para que possam ser discutidas as ações necessárias para um redirecionamento. Seguir o processo somente depois que esta parte estiver bem sedimentada.

Bibliografia Consultada

ISO 9004:2009 Gestión para el éxito sostenido de una organización – Enfoque de gestión de la calidad.

http://www.slideshare.net/jcfdezmx2/cultura-y-cambio-organizacional. Acessado em 12/07/12.

15 Quais as vantagens e desvantagens de contratar um colaborador do próprio laboratório ou buscar uma pessoa externa para ocupar o cargo de gestor da qualidade?

Ismar Venâncio Barbosa

Gestão de pessoas tem sido tema constante em debates, discussões e procura de alinhamento com as mudanças empresariais e a nova forma de trabalho no mercado nacional e internacional. O potencial humano, cada vez mais valorizado, tem atribuições no que tange sua competência, capacidade de refletir e agir, abandonando o modelo arcaico. Tanto competências de relação interpessoal quanto competências técnicas têm sido exigidas dos profissionais que buscam oportunidades no mercado ou pretendem manter suas posições nas empresas para as quais trabalham. Evasão de talentos, dentro de uma organização, pode imprimir danos os mais variados, além de interferências no processo de inovação da empresa. Temos uma economia baseada em conhecimento. Só vendemos e só compramos conhecimento. Se essa economia está baseada em conhecimento, o que importa é a inovação. Essa é a palavra-chave de competitividade entre as empresas. E inovação vem de pessoas e não de máquina. Assim, o capital essencial nas empresas é seu capital humano.

Mudanças constituem-se, na atualidade, um desafio frequente na vida do profissional de qualquer área e em qualquer campo de atuação. Fusões, aquisições, novas parcerias estratégicas, processos em evolução e reestruturações radicais tornaram-se acontecimentos frequentes ao longo da vida da maioria das empresas. Entre os desafios para administrar as mudanças, uma questão costuma ser, no entanto, pouco valorizada: reter profissionais competentes. Assim, é importante que a empresa tenha a preocupação de desenhar estratégias para reter seus talentos, sendo uma delas a promoção, mesmo que de forma horizontalizada, desses profissionais. Sendo assim, abrir oportunidade para que algum colaborador interno assuma a gestão da qualidade tem como vantagens a escolha de alguém que já possui conhecimento dos processos, está alinhada com a missão e visão da empresa, conhece os profissionais que lá trabalham e, se detiver o conhecimento e as competências exigidas para exercer a função de gestor da qualidade, sem dúvida, a empresa estará fazendo uma boa opção e, além disso, sinalizará para seus colaboradores o interesse em criar oportunidades, buscando os talentos necessários dentro da própria organização.

Importante é que o setor de recursos humanos (RH) tenha elementos que possibilitem que essa escolha seja feita de forma criteriosa e segura. A avaliação de desempenho pode servir de trilha para a orientação na escolha desse profissional. Entrevistas, com os possíveis candidatos, é importante e devem focar nas competências desses e estar alinhadas com as necessidades da empresa. Podem-se analisar as competências que a empresa desenhou para a ocupação do cargo de gestor da qualidade por meio do processo de gestão por competências, ou definidas, mesmo que de forma sumária, no documento de cargos e salários, onde estão descritas as competências exigidas para cada cargo descrito.

A contratação de um profissional externo para ocupar o cargo de gestor da qualidade tem vantagens e desvantagens que transitam pela escolha de profissional com as competências necessárias para o cargo; período para conhecimento e adaptação; período para conhecimento e assimilação das políticas internas, da cultura de gestão da qualidade, protocolos etc. Proceder a seleção e avaliação de profissionais pela contratação de empresa especializada poderá ser uma boa opção para gerenciar essa fase.

Empresas de pequeno porte podem, no entanto, valer-se de processos mais simples do que a contratação de uma empresa terceirizada e, nesses casos, um documento bem estruturado do plano de cargos e salários pode ser de grande ajuda. Uma vantagem de se trazer um profissional de fora da equipe é que ele não terá nenhum viés com a cultura boa ou ruim que foi implantada dentro da empresa e poderá até, em função da mudança, promover também mudanças na forma de percepção da gestão da qualidade no laboratório.

Reafirmamos, no entanto, que, se a empresa possuir bem descrito um plano de cargos e salários, tiver um desenho bem formulado de captação, avaliação e contratação de profissionais, a escolha de eleger um colaborador da equipe para o cargo de coordenador da qualidade, será sempre uma boa opção, desde que esse preencha os requisitos para o cargo que irá exercer.

Bibliografia Consultada

FINAMOR AL. Aspectos Comportamentais da Gestão de Pessoas. Rio de Janeiro: FGV, 2007, p. 84.

JUDITH R. Não deixe a porta aberta. HSM Management Update, 2006, nº 30.

MOLLER C. O lado humano da Qualidade: maximizando a qualidade de produtos e serviços através do desenvolvimento das pessoas. São Paulo: Pioneira, 1992.

www.gestãoporcompetências.com.br. Acessado em 17.06.2012.

16 Quais os aspectos a serem considerados para a formação de uma equipe da qualidade no laboratório? Quantas pessoas são necessárias e qual o perfil dessa equipe?

Derliane de Oliveira

É fundamental que todas as pessoas, independente do nível hierárquico e das atividades que realizam, tenham conhecimento sobre os temas relacionados à qualidade. Entretanto, a equipe encarregada pela implementação do sistema de gestão da qualidade (time da qualidade, comitê da qualidade, multiplicadores da qualidade, membros da unidade de garantia da qualidade etc.) será responsável pela orientação do pessoal do laboratório durante o planejamento, implementação, monitoramento e tomada de ações. Sendo assim, é importante que essa equipe tenha uma visão global do sistema de gestão da qualidade e esteja capacitada para auxiliar na tomada de decisões durante o processo. Considerando que essa equipe geralmente é formada por pessoas de diferentes áreas (administrativa e técnica), alguns temas estarão restritos ao pessoal com formação profissional específica, por isso nem sempre todos os componentes da equipe podem executar todas as tarefas. Nesse caso, é importante que pelo menos um membro da equipe esteja capacitado para responder e orientar sobre os seguintes temas:

- Qualidade (conceitos básicos).
- Ferramentas de gestão da qualidade (gráfico de causa e efeito, *brainstorming*, 5W2H, regra dos 5 porquês, matriz GUT etc.).
- Gestão de não conformidades (análise de causa raiz, ações corretivas).
- Documentos do sistema de gestão da qualidade.
- Auditoria.

- Controle interno da qualidade.
- Avaliação externa da qualidade.
- Gestão de equipamentos.
- Biossegurança.
- Reunião de análise crítica.
- Aspectos éticos.

Além disso, atitude é uma característica importante durante a condução do processo, já que estas pessoas ajudarão a incentivar o pessoal do laboratório para a execução das atividades. Algumas características desejáveis são: flexibilidade, bom relacionamento, facilidade no trabalho em equipe, poder de argumentação, organização, entre outros.

Quanto ao número, depende do tamanho e complexidade do laboratório. Se possível, é importante que não esteja restrito a somente uma pessoa, considerando que muitos aspectos precisam ser discutidos para avaliar o melhor caminho a seguir. Vale ressaltar que em laboratórios de porte muito pequeno, além de ter somente uma pessoa, esta pode ser inclusive o diretor do laboratório, podendo acumular outras funções além da gestão da qualidade. Por outro lado, quando são muitas pessoas, dificulta o consenso, o agendamento de reuniões, entre outros.

Finalmente, o perfil desta equipe é um aspecto fundamental para o desenvolvimento do processo. Algumas características são desejáveis: bom relacionamento com os colegas de trabalho, facilidade para trabalho em equipe, liderança, poder de síntese, facilidade para expor as ideias, poder de argumentação, mente aberta e flexibilidade, além do conhecimento nos temas acima mencionados.

Os aspectos mencionados neste texto podem ser discutidos entre as pessoas-chave no momento de definir a equipe adequada para a condução do processo. O nível de conhecimento pode ser melhorado por meio de um plano de treinamento. Além disso, algumas características também podem ser desenvolvidas com a ajuda de treinamentos especializados.

Bibliografia Consultada

Clinical and Laboratory Standards Institute – CLSI. Training and competence assessment; Approved Guideline. 3rd ed.CLSI GP21-A3. 3rd ed. Pennsylvania: Clinical and Laboratory Standards Institute, 2009.

Programa de Acreditação em Laboratórios Clínicos (PALC) da Sociedade Brasileira de Patologia Clínica/Medicina Laboratorial, 2010.

17 Como elaborar um plano da qualidade para um laboratório? Quais itens mínimos devem ser contemplados? O plano da qualidade deve ser setorial ou geral para o laboratório?

Daniel Périgo

Segundo a norma ABNT NBR ISO10005:2007, Sistemas de gestão da qualidade – diretrizes para planos de qualidade, o plano da qualidade é o documento que estabelece as práticas, os recursos e a sequência de atividades relativas à qualidade de um determinado produto, empreendimento ou contrato. Este tópico também é citado no item 7.1 – Realização do produto – da norma ABNT NBR ISO9001:2008. Em outras palavras, é o documento que apresenta, para um determinado objetivo da qualidade, quais são os processos necessários para alcançá-lo. Geralmente os planos da qualidade apresentam os seguintes itens:

- Objetivo da qualidade.
- Atividade/processo.
- Responsável.
- Recursos necessários.
- Sequência de atividades (fluxogramas, por exemplo).
- Critérios de inspeção e ensaios.
- Normas de referência e procedimentos relacionados.

O formato do plano deve ser definido pelo próprio laboratório, podendo ser apresentado na forma de planilhas e tabelas, fluxogramas etc. É importante também que ele seja complementar ao manual da qualidade; muitas vezes, no caso de planos mais enxutos, ele pode ser apresentado como um anexo desse documento. Uma maneira simples de apresentá-lo é indicá-lo na forma de planilhas e tabelas, onde cada coluna representa um dos itens a ser apresentado e em cada linha é fornecida uma breve descrição dos processos relacionados.

O plano da qualidade pode ser elaborado para cada um dos processos ou setores do laboratório, alternativa mais trabalhosa e complexa, ou apresentado de forma mais genérica, priorizando-se os macroprocessos. Mais uma vez, essa decisão cabe ao laboratório; o importante é sempre prezar pela clareza, facilidade de leitura, entendimento e objetividade das informações. Outro ponto a se considerar é que, por ser um documento da qualidade, o plano deve passar por análise crítica quanto a seu conteúdo, aprovação e controle de versões.

No caso de sistemas multinormas, é necessário identificar quais são os itens comuns às normas de referência que podem ser trabalhados de maneira conjunta – controle de documentos, ações corretivas e preventivas, seleção e qualificação de fornecedores, auditorias internas etc. Para esses casos, o plano de qualidade pode ser único, indicando-se nesse próprio documento a quais normas de referência o processo em questão se refere.

Bibliografia Consultada

ABNT NBR ISO 10005:2007. Sistemas de gestão da qualidade – diretrizes para planos da qualidade.

ABNT NBR ISO 9000:2005. Sistemas de gestão da qualidade – fundamentos e vocabulário.

ABNT NBR ISO 9001:2008. Sistemas de gestão da qualidade – Requisitos.

ABNT NBR ISO 9004:2010. Gestão para o sucesso sustentado de uma organização – uma abordagem da gestão da qualidade.

18 Qual a relação da sustentabilidade com o sistema de gestão da qualidade laboratorial?

Adriana Seghesi Elias Gonçalves

Sustentabilidade é a capacidade de atender às necessidades do presente, sem comprometer a capacidade das futuras gerações de atender às próprias necessidades. Esse conceito foi definido, em 1987, durante a elaboração do Relatório Brundtland pela Comissão Mundial de Meio Ambiente e Desenvolvimento (UNCED) da ONU. A sustentabilidade apoia-se no conceito do *Triple Bottom Line*: atividade econômica, meio ambiente e bem-estar da sociedade. Estes três parâmetros devem estar equilibrados e integrados nas empresas. Essa é a definição sobre desenvolvimento sustentável mais difundida em todo o mundo, pois consegue, em poucas palavras, alertar a todos que não se devem utilizar os recursos naturais de forma predatória, sem pensar no legado a ser deixado. Sustentabilidade dentro das empresas é estratégia, e ela só existe quando integrada aos processos do negócio.

Bibliografia Consultada

BARBIERI JC; CAJAZEIRA JER. Responsabilidade Social Empresarial e Empresa Sustentável. São Paulo: Editora Saraiva, 2009.

RESPONSABILIDADE DA DIREÇÃO

19 Que metodologia podemos utilizar para as reuniões de análise crítica do sistema de gestão da qualidade com a direção?

Vítor Mercadante Pariz

As reuniões devem seguir uma pauta preestabelecida com data e horário determinados para sua realização e periodicidade que atenda à necessidade do laboratório. Pode ser realizada de diversas maneiras, mas o formato mais apropriado é o de apresentação feita pelos próprios responsáveis por cada processo da empresa, pois permite-se, dessa maneira, maior envolvimento e comprometimento da equipe. Recomenda-se a presença de pelo menos um membro da direção, facilitando assim o entendimento e comprometimento da diretoria nas ações futuras.

Essa apresentação deverá demonstrar o desempenho das atividades realizadas no período analisado, seus resultados, bem como um plano de ação estabelecendo metas e objetivos, além, obviamente, das ações corretivas pertinentes. Devem-se utilizar, como referência, os indicadores preestabelecidos para cada setor, para averiguar se houve melhora, estabilidade ou piora, contemplando todas as etapas dos serviços prestados.

Nesse contexto, a direção poderá tomar conhecimento das atividades, bem como do desempenho de seus responsáveis por meio da interação com o sistema da qualidade, estimulando, ainda, que ocorram discussões focadas na melhoria dos processos.

Ao término da reunião, registro na forma de relatório ou ata, abrangendo o conteúdo da reunião e assinado pelos participantes, deverá ser entregue à diretoria.

Bibliografia Consultada

Programa de Acreditação em Laboratórios Clínicos (PALC) da Sociedade Brasileira de Patologia Clínica/Medicina Laboratorial, 2010.

20 As responsabilidades da direção estabelecidas pelas normas de qualidade devem ser executadas pelo diretor ou podem ser delegadas? Como fazer este planejamento?

Vítor Mercadante Pariz

As responsabilidades da direção podem e devem ser delegadas, por meio da nomeação de um representante da direção (RD). Isso garante a ininterrupção dos trabalhos e dos controles exercidos pela qualidade sem, de forma alguma, eximir a direção quanto as suas responsabilidades, já que o risco de qualquer decisão ou de qualquer ação sempre será maior por parte da direção. Essa atribuição deve ser formalizada com a assinatura da diretoria.

Cabe ao RD, portanto, planejar, realizar e controlar todas as atividades do sistema de gestão, participando a direção toda e qualquer decisão relacionada a tais processos, obtendo ainda, e por escrito, concordância da diretoria.

Bibliografia Consultada

Programa de Acreditação em Laboratórios Clínicos (PALC) da Sociedade Brasileira de Patologia Clínica/Medicina Laboratorial, 2010.

21 Quando uma norma de acreditação ou certificação da qualidade faz referência à direção do laboratório, tem que ser necessariamente o diretor ou ele pode ser representado por outras pessoas?

Cesar A. B. Sanches

As normas acreditadoras têm no diretor do laboratório a figura do responsável por toda a organização dos processos e sistema da qualidade. Confunde-se muito a figura do sócio proprietário do laboratório com a figura do diretor do laboratório. Se a sociedade empresária (e neste caso podemos entender como empresa limitada ou de capital aberto) definir outro profissional como diretor do laboratório, essa deve ser feita formalmente, ou seja, deve haver um documento que define a função de diretor do laboratório e a quem foi designada essa função, assim o diretor designado deve fazer com os demais responsáveis. Durante a auditoria externa, deve estar presente o diretor do laboratório e todos aqueles que têm responsabilidade pelas atividades operacionais e pelo sistema da qualidade. As normas de acreditação possuem quesitos específicos que definem a atribuição do diretor do laboratório, estabelecendo inclusive a entrevista do auditor líder com esse durante a auditoria externa. A finalidade é garantir seu comprometimento com as diretrizes da norma de acreditação, para que esforços e recursos estejam sempre disponíveis, de maneira que os quesitos de qualidade sejam cumpridos. Tratando-se de organizações que são mantenedoras do laboratório, como hospitais, há quesitos estabelecidos para que durante a auditoria externa o auditor líder entreviste o presidente da organização, para verificar a percepção da administração sobre a qualidade dos serviços prestados, a visão da administração quanto à importância da acreditação do laboratório e fortalecer esse processo junto à administração para que os recursos necessários à prestação dos serviços dentro das normas estejam disponíveis. A mesma norma estabelece que o auditor líder se reúna com o diretor clínico do hospital para verificar se a qualidade dos serviços prestados pelo laboratório atende às necessidades do corpo clínico, bem como para verificar como está o desempenho do diretor do laboratório nessa "interface". Tratando-se das grandes coorporações, é importante que o auditor líder também entreviste um alto executivo da organização. Problemas como necessidade de recursos (materiais e humanos) e de espaço físico, por exemplo, o auditor líder pode ajudar a reforçar durante a entrevista com o alto executivo, seja do hospital, seja da grande coorporação. Na entrevista também são reforçados pontos como objetivos do programa de acreditação, processo das auditorias e sua periodicidade (de acordo com a norma em questão), enfatizar a importância da proficiência nos levantamentos externos, responsabilidade do diretor do laboratório perante o programa de acreditação. A percepção sobre o grau de autoridade que a organização dá ao diretor do laboratório também é um ponto de grande atenção durante a entrevista. Quanto às atividades diretamente relacionadas ao sistema da qualidade, as pessoas para as quais são delegadas devem ser formalmente designadas, porém, destacando que a responsabilidade do diretor do laboratório e sua participação e compromisso com a acreditação são avaliados durante a auditoria externa. Assim, quem define toda a política do programa de qualidade é o diretor do laboratório, que, além de promover as atividades de educação continuada para seu *staff*, também deve demonstrar sua participação ativa nos processos como resultados de proficiência, análise crítica de indicadores, ações de melhorias e sua atenção e envolvimento quanto à percepção dos serviços perante a classe médica. Finalmente, o diretor deve demonstrar que o plano da qualidade monitora efetivamente o desempenho do laboratório; identifica e previne recorrências de problemas; e mantém a segurança do paciente.

Bibliografia Consultada

College of American Pathologists. (CAP), Accreditation Program – Laboratory General Checklist. Team Leader Assesment of Director & Quality Checklist, 2012.

Programa de Acreditação em Laboratórios Clínicos (PALC) da Sociedade Brasileira de Patologia Clínica/Medicina Laboratorial, 2010.

22 Qual a responsabilidade do diretor com a implementação de um código de ética no laboratório?

Wilson Shcolnik

O diretor, como autoridade técnica do laboratório, tem total responsabilidade e deve exercer um papel de liderança, conduzindo sua equipe dentro de princípios éticos, de modo a assegurar o cumprimento da missão e o atingimento de objetivos e metas, garantindo, assim, a sustentabilidade do laboratório e sua boa imagem institucional.

Bibliografia Consultada

Sociedade Brasileira de Patologia Clínica/Medicina Laboratorial – SBPC/ML. www.sbpc.org.br. Acessado em 10.06.2012.

IV

INDICADORES

23 O que são indicadores e quais informações mínimas devem constar na elaboração de um indicador?

Gustavo Aguiar Campana

Indicadores são métricas que permitem a avaliação e controle de processos, sistemas, serviços ou produtos diante de um desempenho esperado (meta). As principais características de um indicador são:

- Representatividade: deve representar o processo-alvo de controle ou avaliação e demonstrá-lo de forma clara.
- Simplicidade: deve ser de fácil obtenção e baixo custo.
- Disponibilidade: de fácil acesso e estar disponível a tempo.
- Estabilidade: permitindo uma análise histórica e de evolução.
- Rastreabilidade: quanto à origem dos dados.
- Adaptabilidade: com capacidade de respostas às mudanças.

Quanto aos seus requisitos, os indicadores devem conter um nome, o período de coleta e sua periodicidade, a metodologia de cálculo e de apuração, sua unidade de medida, forma de interpretação e as intervenções necessárias.

Habitualmente, os indicadores são classificados em estratégicos, de eficiência (produtividade), qualidade (eficácia), efetividade e capacidade.

Os indicadores devem satisfazer aos interesses das partes relacionadas *(stakeholders)* do negócio, como no quadro 1.

Quadro 1 – Exemplo de meios para satisfazer os envolvidos e interessados (*stakeholders*) de uma empresa.

Clientes	Colaboradores	Acionistas	Fornecedores	Comunidade
• Preço • Qualidade • Variedade de produtos • Rapidez na entrega • Cumprimento do prazo de entrega • Inovação de produtos	• Higiene e segurança • Salários • Crescimento pessoal e profissional • Respeito	• Dividendos • Valorização do patrimônio	• Parceria • Aumento de vendas	• Preservação do meio ambiente • Recolhimento de impostos

Fonte: Adaptado do Martins e Costa Neto, 1998.

Bibliografia Consultada

Clinical and Laboratory Standards Institute – CLSI. Development and Use of Quality Indicators for Process improvement and Monitoring of Laboratory Quality: Approved Guideline. CLSI GP35-A. Pennsylvania: Clinical and Laboratory Standards Institute, 2010, v. 30, nº. 254.

MARTINS RA; COSTA NETO PLO. Indicadores de Desempenho para a gestão pela qualidade total: uma proposta de sitematização. Gestão & Produção 1998;5(3):298-311.

24 Qual a diferença entre indicadores da qualidade, indicadores de desempenho, indicadores de eficiência e indicadores de eficácia?

Cesar Alex Galoro

Indicadores são expressões numéricas que permitem avaliar o desempenho de um processo, diante de uma meta estipulada. Indicadores de desempenho têm o objetivo de medir o desempenho de um processo e assim identificar possíveis inconsistências ou oportunidades de melhoria.

A qualidade da atenção à saúde foi definida, segundo o Instituto de Medicina (*Institute of Medicine* – IOM), como "o grau em que os serviços de saúde aumentam a probabilidade de resultados de saúde desejados e são consistentes com o conhecimento profissional atual". Os indicadores da qualidade são ferramentas que permitem quantificar a qualidade de determinados aspectos da assistência, comparando-os com diferentes critérios.

Em laboratórios clínicos, a qualidade analítica é definida como a capacidade de fornecer informações compatíveis com a condição clínica do paciente, por meio da liberação de resultados dentro de padrões estabelecidos de exatidão e precisão, onde exatidão se refere à obtenção de resultados idênticos ao real, e precisão, à reprodutibilidade do método.

O grande dicionário Houaiss tem as definições abaixo para eficiência e eficácia:

Eficiência – virtude ou característica de (uma pessoa, um maquinismo, uma técnica, um empreendimento etc.) conseguir o melhor rendimento com o mínimo de erros e/ou de dispêndio de energia, tempo, dinheiro ou meios.

Eficácia – virtude ou poder de (uma causa) produzir determinado efeito; qualidade que realiza perfeitamente bem determinada tarefa ou função; capaz, produtivo.

Berlitz diferencia a eficácia como a capacidade do processo em gerar produtos ou serviços dentro das especificações, que atendam às exigências dos clientes, enquanto eficiência está relacionada à utilização adequada de recursos pelos processos, para atender às mesmas especificações.

O quadro 1 lista exemplos de indicadores para as fases pré-analítica, analítica e pós-analítica, que podem ser considerados básicos para monitorar o desempelho de todo o processo.

Quadro 1 – Exemplos de indicadores laboratoriais.

Fase de processos laboratoriais	Indicadores
Pré-analítica	Recoleta
	Erros na abertura de cadastro
	Amostras solicitadas e não coletadas
	Falhas na coleta
	Problemas no transporte das amostras
Analítica	Percentual de resultados inaceitáveis no CIQ
	Percentual de resultados inaceitáveis no AEQ
Pós-analítica	Sucesso na comunicação de valores críticos
	Percentual de resultados liberados no prazo
	Intercorrências na liberação de resultados
	Exames liberados e não solicitados
	Exames solicitados e não liberados
	Percentual de laudos retificados

CIQ = controle interno da qualidade; AEQ = avaliação externa da qualidde.

Bibliografia Consultada

BERLITZ FA; HAUSSEN ML. Indicadores de desempenho da fase analítica. In: Oliveira CA; Mendes ME (org.). Gestão da Fase Analítica do Laboratório: como assegurar a qualidade na prática. ControlLab, ControlLab 2010. p. 143.

SHAHANGIAN S; SNYDER SR. Laboratory medicine quality indicators. Am J Clin Pathol 2009;131(3):418-31.

VIEIRA KF; SHITARA ES et al. A utilidade dos indicadores da qualidade no gerenciamento de laboratórios clínicos. J Bras Patol Med Lab 2011;47:201-10.

25 Quais as unidades de medidas (métricas) que podem e/ou devem ser utilizadas para quantificar os indicadores do laboratório?

Gustavo Aguiar Campana

O gerenciamento por indicadores deve possuir métricas que permitam uma análise de sua série histórica e evolução, representando sua variação sobre uma meta ou determinado valor previamente definido.

Diversas ferramentas podem ser utilizadas para este controle, tais como:

- Seis sigma, que possui como base o número de defeitos encontrados por milhão de oportunidades e com foco na medida da variação da série, para o monitoramento do processo e mantendo-o sob estabilidade. Pode ser descrito como coeficiente sigma ou partes por milhão (ppm).
- Coeficiente de variação ou desvio padrão, em que temos como foco o controle da dispersão sobre uma média ou valor conhecido, índices ou razões expressos em unidades utilizadas no cotidiano, tais como percentual (parte por cem), valor financeiro (R$ ou moeda corrente), número de clientes ou exames etc.

O quadro 1 demonstra alguns exemplos de indicadores utilizados em medicina laboratorial.

Atualmente, é comum a utilização de um painel de bordo *(dashboard)* que permita, de maneira rápida e fácil e, preferencialmente, *on time*, das variações dos indicadores. Citamos como principal exemplo o *Balance Score Card* (BSC), em que os indicadores possuem como base quatro diferentes perspectivas: financeira, cliente, operação, inovação e aprendizado.

Quadro 1 – Indicadores de qualidade em medicina laboratorial (por estágios do processo total do exame).

Solicitação do exame
Índice de solicitação de amostras inapropriadas
Processo de coleta de amostras
Satisfação do paciente na coleta Índice de hematomas Índice de solicitação de novas coletas Contaminação de hemocultura
Identificação da amostra, preparação e transporte
Índice de rejeição das amostras Erro na informação da amostra (código de barras)
Análise
Desempenho em teste de proficiência Discrepância entre citologia e biópsia ginecológica Porcentagem de CIQ e testes com CV > máximo definido Porcentagem de exames alterados MTTR MTBF Porcentagem de repetição de exames
Laudo/liberação de resultados
Índice de disponibilidade do laudo Porcentagem de laudos corrigidos Porcentagem notificação de resultados críticos TAT Índice de satisfação do médico
Interpretação de resultados
Evolução dos laudos de citologia Porcentagem de lâminas revisadas na hematologia

Fonte: Campana et al., 2009.

CIQ = controle interno da qualidade; CV = coeficiente de variação; MTTR = tempo médio para reparos; MTBF = tempo médio entre falhas; TAT = tempo de atendimento total.

Bibliografia Consultada

BERLITZ FA; HAUSSEN ML. Seis sigma no laboratório clínico: impacto na gestão de performance analítica dos processos técnicos. J Bras Patol Med Lab 2005;41(5):301-12.

CAMPANA GA et al. Fatores competitivos de produção em medicina diagnóstica: da área técnica ao mercado. J Bras Patol Med Lab 2009;45(4):295-303.

MARTINS RA; COSTA NETO PLO. Indicadores de Desempenho para a gestão pela qualidade total: uma proposta de sitematização. Gestão & Produção 1998;5(3):298-311.

26 Quais os principais indicadores da qualidade recomendados para avaliar o desempenho do laboratório e quais seus objetivos?

Cesar Alex Galoro

Os indicadores recomendados para avaliar o desempenho de cada laboratório dependem dos processos críticos para atendimento aos padrões e especificações de qualidade, estabelecidos com cada cliente.

Os indicadores laboratoriais devem contemplar todas as fases e atividades do processo laboratorial, desde a solicitação médica, até a sua interpretação e resultado na conduta clínica, com a definição de metas de desempenho toleráveis.

Nos últimos anos, vários grupos internacionais têm divulgado diferentes propostas de indicadores, para cada uma das fases da atividade laboratorial, sendo agora necessária sua padronização e consenso nas metas.

Abaixo alguns exemplos de indicadores de qualidade analítica:

- **Imprecisão analítica**: conhecida como "controle de qualidade interno", consiste no processamento de amostras controle, na maioria das vezes com valores conhecidos, entre as amostras de pacientes. Os resultados são inseridos em planilhas e gráficos de controle, em que são avaliados em relação a limites de aceitabilidade e regras estatísticas.
- **Inexatidão analítica**: conhecido como "ensaios de proficiência", avalia o desempenho de cada sistema analítico em comparação com outros laboratórios, padrões e/ou laboratórios de referência. Consiste no processamento de amostras com valores desconhecidos, que devem ser processadas nas mesmas condições aplicadas

às amostras de pacientes. Os resultados obtidos são enviados ao provedor do programa que os analisa estatisticamente e define grupos de comparação e desvios aceitáveis para cada analito.

Bibliografia Consultada

BERLITZ FA; HAUSSEN ML. Indicadores de desempenho da fase analítica. In: Oliveira CA; Mendes ME (org.). Gestão da Fase Analítica do Laboratório: como assegurar a qualidade na prática. ControlLab 2010;1:143.

PLEBANI M; LIPPI G. Closing the brain-to-brain loop in laboratory testing. Clin Chem Lab Med 2011;49:1131.

PLEBANI M; SCIACOVELLI L et al. Quality indicators for laboratory diagnostics: consensus is needed. Ann Clin Biochem 2011;48(5):479.

SCIACOVELLI L; O'KANE M et al. Quality indicators in laboratory medicine: from theory to practice. Clin Chem Lab Med 2011;49:835.

27 Quais os aspectos a se considerar para selecionar os indicadores e estabelecer as metas? É necessário estabelecer metas para todos os indicadores?

Cesar Alex Galoro

Conforme citado anteriormente, cada laboratório deve definir os indicadores necessários em sua rotina, para garantir os padrões estabelecidos em seu processo e o atendimento às especificações estabelecidas com seus clientes.

Devem preferencialmente contemplar todas as etapas de um laboratório clínico, podendo estender-se a outros processos de apoio e administrativos. Além dos indicadores citados na questão anterior, sugere-se também a medida de satisfação do cliente.

Abaixo alguns atributos de bons indicadores:

- **Específico**: deve monitorar uma característica única de um determinado processo, possibilitando a padronização da coleta dos dados e análise dos resultados.
- **Mensurável**: deve permitir a medida efetiva de uma característica do processo que se deseja monitorar.
- **Representativo**: deve utilizar uma métrica que seja aplicável aos produtos, sendo representativo do processo avaliado durante todo o período da operação.
- **Possibilitar melhorias**: deve propiciar intervenções em um processo, de maneira clara e objetiva, por meio do acompanhamento das metas e da avaliação do desempenho e seus níveis críticos.
- **Meta**: todo indicador de desempenho deve ter uma meta que permita o monitoramento do processo, identificação de desvios e níveis críticos de desempenho. As metas podem ser definidas por meio de análise histórica do desempenho do processo e do indi-

cador, da comparação com dados da literatura ou com dados de outras instituições, não necessariamente do mesmo ramo de atividades, que realizem o mesmo processo (*benchmarking*).

- **Utilizado em processos controlados**: o indicador confiável necessita de uniformização na obtenção dos dados, análise crítica e tomada de decisões. Para isso, precisa estar vinculado a processos padronizados e maduros.
- **Fácil entendimento**: deve permitir a análise, identificando-se facilmente possíveis melhorias e ações para corrigir seu nível de desempenho.
- **Acordado entre as partes**: deve haver um "contrato" entre as partes envolvidas no processo monitorado, permitindo prontamente a detecção de desvios e implantação de ações corretivas.

Bibliografia Consultada

BERLITZ FA; HAUSSEN ML. Indicadores de Desempenho da Fase Analítica. In: Oliveira CA, Mendes ME (Org.). Gestão da Fase Analítica do Laboratório: como assegurar a qualidade na prática. ControlLab 2010;1:143.

HOWANITZ PJ. Errors in laboratory medicine: practical lessons to improve patient safety. Arch Pathol Lab Med 2005;129(10):1252-61.

28 Como avaliar a necessidade de implementação de novos indicadores e a descontinuidade de outros?

Cesar Alex Galoro

O objetivo dos indicadores é medir o desempenho dos processos para identificar desvios de oportunidades de melhoria das atividades críticas para atender os contratos feitos entre os clientes e cada laboratório. Alguns indicadores podem ser considerados imprescindíveis para isso, tais como:

- Índice de recoleta.
- Índice de erros de cadastro.
- Índice de resultados inadequados no controle interno da qualidade (CIQ).
- Índice de resultados inadequados na avaliação externa da qualidade (AEQ).
- Índice de sucesso na comunicação de valores críticos.
- Índice de resultados liberados no prazo.
- Índice de laudos retificados.
- Grau de satisfação do cliente.

Outros indicadores podem ser utilizados para o monitoramento de atividades estratégicas, gestão de recursos etc. O Programa de Indicadores da SBPC/ML e ControlLab apresentam vários exemplos destes indicadores e podem ser acessados no endereço eletrônico www.controllab.com.br.

A implantação de novos indicadores deve ser pensada quando se necessita de informações de processos estratégicos, devidamente padronizados e que sigam as características desejáveis, citadas anteriormente.

Por outro lado, os indicadores podem ser descontinuados quando não atendem às características desejáveis, citadas na questão anterior, ou quando os processos que estão relacionados deixam de ser críticos para o funcionamento do laboratório.

Bibliografia Consultada

BERLITZ FA; HAUSSEN ML. Indicadores de desempenho da fase analítica. In: Oliveira CA; Mendes ME (org.). Gestão da Fase Analítica do Laboratório: como assegurar a qualidade na prática. www.controllab.com.br. ControlLab 2010;1:143.

29 Com que periodicidade os indicadores do laboratório devem ser analisados?

Cesar Alex Galoro

Os indicadores devem ser analisados conforme a criticidade dos processos a que se relacionam, permitindo a detecção de desvios e implantação de ações corretivas que os corrijam em tempo de mitigar efeitos adversos aos clientes.

Em geral, costumam ter periodicidades mensal, trimestral, semestral ou anual, mas esta definição deve ser feita por cada laboratório, conforme as variáveis citadas acima. Para os indicadores citados nas questões acima, recomenda-se o levantamento e acompanhamento mensal, por se tratar de informações críticas para o funcionamento e percepção da qualidade dos serviços dos laboratórios.

30 Que indicadores devem ser levados para a reunião de análise crítica com a direção do laboratório?

Adriana Seghesi Elias Gonçalves

"Quem não mede não gerencia" – Kaoru Ishikawa – a direção do laboratório deve analisar criticamente o sistema de gestão da qualidade da organização, em intervalos planejados, para assegurar sua contínua pertinência, adequação e eficácia.

É importante monitorar continuamente os níveis de satisfação dos clientes e os desempenhos dos produtos, processos e do próprio sistema de gestão. Um sistema de medição de desempenho adequadamente estruturado permite a tomada de decisão baseada em fatos e dados, isto é, respaldada por informações que representem com adequada exatidão o real desempenho dos processos.

Alguns indicadores de acompanhamento:

- Resultados de auditorias.
- Número de auditorias internas realizadas.
- Porcentagem de atendimento à legislação aplicável.
- Fornecedores qualificados.
- Reclamações de clientes
- Desempenho do controle interno da qualidade (CIQ) e da avaliação externa da qualidade (AEQ).
- Número de ações preventivas e melhorias contínuas.
- Desempenho dos processos e conformidade do produto.
- Número de RNCs – relatórios de não conformidades.

Bibliografia Consultada

Associação Brasileira de Normas Técnicas (ABNT) NBR ISO 9001:2008 – Sistemas de Gestão da Qualidade – Requisitos.

V

AUDITORIA

31 Quais os tipos de auditoria que existem e quais as diferenças entre elas?

Claudia Meira

Segundo a NBR ISO 19.011, versão 11, as auditorias podem ser de primeira, segunda ou terceira partes.

A de primeira parte é também conhecida como auditoria interna. É quando o próprio laboratório realiza uma auditoria nos seus processos para avaliar o atendimento aos requisitos. Geralmente é realizada por pessoas do próprio laboratório que foram capacitadas como auditores e também receberam treinamento sobre a norma. Alguns laboratórios utilizam serviços terceirizados para a realização da auditoria interna, porém é importante que pelo menos um colaborador seja capacitado para a execução de auditorias para que possa dar andamento aos processos de investigação de eventuais não conformidades, observações ou oportunidade de melhorias registradas no relatório de auditoria interna e possa realizar auditoras de *follow-up* (acompanhamento) para verificar a eficácia das ações tomadas.

A de segunda parte é realizada por uma organização a um fornecedor. Seria, por exemplo, um laboratório auditar um laboratório de apoio ou um fornecedor de insumos e reagentes. Essa prática é muito comum nas indústrias automobilísticas, onde as montadoras auditam seus fornecedores sistematicamente. Na área da saúde ainda é pouco usada, embora já tenha sido utilizada como parte de critérios de qualificação de laboratórios de apoio.

A de terceira parte, ou mais comumente conhecida como auditoria externa, ocorre quando uma instituição independente (acreditadora ou certificadora) realiza uma auditoria externa no laboratório. Este processo é voluntário, sistemático e ocorre a intervalos programados e definidos em contrato com o órgão acreditador ou certificador. Geralmente é feita por profissonais capacitados como *lead auditor* e com conhecimento na norma a ser auditada. Algumas normas têm como pré-requisito conhecimento técnico específico e experiência, como, por exemplo, a Norma PALC (Programa de Acreditação de Laboratórios Clínicos da SBPC/ML).

Bibliografia Consultada

ABNT NBR ISO 19011. Diretrizes para auditoria de sistemas de gestão, 2012.

32 O que deve ser considerado ao elaborar o plano de uma auditoria interna e qual a periodicidade recomendada para realizá-la?

Vítor Mercadante Pariz

O primeiro a se considerar para a elaboração de um plano de auditoria é quais normas serão auditadas. Para que haja melhor entendimento do plano e facilidade na execução dos trabalhos da auditoria, recomenda-se uma conciliação entre as diversas normas existentes com a finalidade de se agrupar os itens semelhantes.

É fundamental a análise prévia da documentação referente às auditorias anteriores, possíveis não conformidades encontradas, investigações de causa raiz, bem como o procedimento utilizado, ações de disposição, relatório de análise crítica da direção e ações corretivas que possam orientar a equipe da auditoria atual a identificar eventuais problemas recorrentes ou mesmo a eficácia das ações tomadas anteriormente.

A equipe de auditoria deve ser composta por um auditor líder, que coordenará a execução dos trabalhos, sendo que toda a equipe deverá estar capacitada quanto aos itens das normas.

O plano deve definir claramente os setores auditados, bem como o tempo a ser despendido pelo auditor em cada etapa da auditoria, sendo importante que ela ocorra no momento de pico de execução dos exames, para que a avaliação represente a real rotina dos trabalhos do laboratório. Vale atentar para laboratórios onde existam processos de alta complexidade, mais extensos, que exijam maior disponibilidade de tempo da equipe auditora ou até mesmo maior número de auditores escalados, sendo, portanto, necessário um planejamento diferenciado para avaliar, com o mesmo critério, todos os setores.

Todas as áreas e processos contemplados pelas normas devem ser auditados, no mínimo, anualmente para que se possa garantir sua qualidade.

Bibliografia Consultada

Programa de Acreditação em Laboratórios Clínicos (PALC) da Sociedade Brasileira de Patologia Clínica/Medicina Laboratorial, 2010.

33 Quais técnicas de auditoria podem ser utilizadas e como devem ser aplicadas no momento de auditar um laboratório clínico?

Ivana Maria Pereima Brubaker

Qualquer que seja o tipo de auditoria a ser conduzida no laboratório de análises clínicas, auditoria de adequação, de conformidade, externa, interna, de processo, horizontal ou vertical, o auditor deve focar-se na área de um potencial problema. A referência é o requisito especificado na respectiva norma que está sendo utilizada no processo de auditoria e/ou na documentação a ser seguida pelo laboratório. Uma vez identificado um problema em potencial, o auditor deve aplicar a técnica "ler", "observar", "perguntar" e "descobrir" para examinar evidências de conformidade ou não conformidade.

- **Ler** uma amostragem de documentos do laboratório. As informações obtidas a partir da leitura dos documentos do sistema da qualidade são úteis ao auditor para determinar se os procedimentos e políticas estão adequados e se estão implementados em todos os níveis e processos pertinentes à organização. Durante as entrevistas com o pessoal do laboratório, as informações obtidas servem de subsídio para verificar o grau de comprometimento dos profissionais para com o sistema da qualidade e se os processos são seguidos na íntegra.

- **Observar** as práticas laboratoriais para avaliar como os profissionais desenvolvem um determinado processo. Essa conduta permite ao auditor notar se uma determinada prática se desvia da referência citada nos procedimentos e políticas documentados. É uma forma de conhecer o quanto um sistema de qualidade está implementado e busca estabelecer a extensão na qual o sistema documentado está entendido, implementado e percebido.

- **Perguntar** de forma aberta aos profissionais, de forma que exprimam "conte-me como…" ou "o que você faria se…". Essa forma de aproximação com o pessoal de laboratório pode promover a obtenção de achados importantes durante o processo de auditoria. Outros tipos de questionamentos para clarificar uma determinada informação também são úteis para a obtenção de evidências.

- **Descobrir** é uma técnica que pode ser utilizada pelo auditor para avaliar áreas de preocupação. Seguir o fluxo de uma amostra e pedir ao profissional para "ensinar" um determinado processo são exemplos interessantes. Utilizando essa técnica, pode ser possível a descoberta de eventuais desvios durante a fase pré-analítica, analítica e pós-analítica ao longo dos vários requisitos que estão sendo revisados simultaneamente. Permite ainda avaliar a adequação e eficácia da implementação das disposições planejadas pelo sistema da qualidade em situações de desvios.

Bibliografia Consultada

College American of Pathologists (CAP), Accreditation Program – Laboratory General Checklist – Test Method Validation, 2012.

34 Quais as etapas de uma auditoria interna e as principais abordagens de cada etapa?

Derliane de Oliveira

Preparação das atividades da auditoria – nessa etapa, a equipe faz o levantamento de documentos necessários para a realização da auditoria (norma a ser utilizada, legislação aplicável, relatórios de auditorias anteriores, documentos do sistema de gestão), elabora o plano de auditoria, distribui as atividades e responsabilidades para a equipe auditora, organiza os documentos de trabalho (lista de verificação, planos de amostragem, formulários para registro dos achados da auditoria) e comunica as atividades ao pessoal do laboratório.

Realização das atividades da auditoria – são as atividades específicas realizadas durante a auditoria propriamente dita.

- Reunião de abertura (opcional): apresentar a equipe de auditor, os critérios e o alcance, confirmar a viabilidade do plano, ressaltar sobre o método de amostragem, mencionar que o auditado será informado sobre os achados no momento que ocorrerem, confirmar a confidencialidade, mencionar a terminologia utilizada (não conformidade, observação etc.), esclarecer dúvidas, entre outros.
- Auditoria: revisão da documentação e verificação da informação em campo por meio de entrevistas, visitas às áreas, observação dos processos etc.
- Reunião entre a equipe auditora: verificar se os achados da auditoria são pontuais ou sistêmicos, áreas com fragilidades, cumprimento do plano de auditoria etc.
- Elaboração do relatório: descrição da não conformidade e evidência objetiva que a sustente, relato das recomendações/observações/oportunidades de melhoria, quando aplicável.
- Reunião de encerramento (opcional): apresentação dos principais achados da auditoria, limitações de cumprimento do plano de au-

ditoria, esclarecimento de dúvidas que porventura tenham persistido, definição de datas para concluir os planos de ação e encaminhar para o gestor da qualidade etc.

• Apresentação do relatório e seu envio às pessoas responsáveis.

Nota: o relatório pode ser elaborado antes, preferencialmente, ou depois da reunião de encerramento, dependendo das necessidades do laboratório (tempo, logística etc.).

Seguimento da auditoria – o laboratório utiliza os resultados da auditoria (relatório) para investigar as causas e implementar as ações corretivas, no caso de que tenham sido detectadas não conformidades. Dar seguimento para verificar se as ações corretivas foram implementadas e sua eficácia.

Anterior à etapa de preparação, é fundamental que o laboratório tenha um programa anual das auditorias internas. Além disso, o responsável pelo sistema de gestão da qualidade precisa planejar os recursos necessários para a realização das auditorias, incluindo a competência e a avaliação dos auditores.

Bibliografia Consultada

Programa de Acreditação em Laboratórios Clínicos (PALC) da Sociedade Brasileira de Patologia Clínica/Medicina Laboratorial, 2010.

UNE-EN ISO 19011:2011. Directrices para la auditoria de los sistemas de gestión.

35 Qual o perfil necessário para ser auditor interno da qualidade? Deve ser um profissional do próprio laboratório ou pode ser contratado para esta finalidade?

Ivana Maria Pereima Brubaker

O auditor interno deve conhecer a norma a ser utilizada no processo de auditoria, além de estar familiarizado com o sistema da qualidade ao qual o laboratório está estruturado. Deve apresentar imparcialidade, zelo na realização dos trabalhos e exposição das conclusões, para tanto são necessários conhecimento, autonomia e credibilidade para poder revisar e avaliar políticas e planos, procedimentos, normas, operações e registros. Deve demonstrar qualidade excepcional aos seus relacionamentos profissionais. Deve ser capaz de identificar a origem dos problemas detectados e saber discutir prontamente uma solução, sempre agindo com lisura, paciência, educação, respeito, criatividade e senso crítico. Deve estar apto a desenvolver pensamento lógico, análise e síntese de um processo. O auditor interno deve, sobretudo, gostar da atividade, de modo que possa voluntariar-se para esse fim, caso necessário.

O auditor interno deve ser preferencialmente um profissional do próprio laboratório, uma vez que se caracteriza por uma atividade realizada pela própria organização. O objetivo geral da auditoria interna é avaliar e prestar ajuda à direção. Muitas vezes, a auditoria interna tem a capacidade de identificar pontos fracos e ameaças ao sistema da qualidade de forma rápida e eficiente.

Bibliografia Consultada

ABNT NBR ISO 19011 – Diretrizes para auditoria de sistemas de gestão, 2012.

36 Como realizar a avaliação de desempenho dos auditores internos da qualidade?

Derliane de Oliveira

A avaliação de desempenho pode ser baseada nos três pilares da competência (CHA), onde C = conhecimento (formação, estudos etc.); H = habilidades (capacidade de realizar a atividade); A = atitude (comportamento no momento da ação). Abaixo estão sugeridos alguns passos e exemplos:

Definir as competências necessárias

- **Comportamento** (atitude)
  - Íntegro: atua de forma honesta, inclusive em situações difíceis.
  - Flexível: adapta-se às situações e está aberto a considerar novas ideias.
  - Observador: consegue perceber o entorno e a linguagem não verbal.
  - Perspicaz: persistente para alcançar os objetivos.
  - Seguro: confiante para atuar independentemente e ao mesmo tempo interage com os outros de maneira adequada.
  - Colaborador: interage facilmente com todas as pessoas.
  - Autocontrole: mantém controladas as emoções, mesmo em situações críticas.
- **Conhecimentos e habilidades genéricos** dos auditores de sistemas de gestão
  - Auditoria: aplicar os princípios, procedimentos e técnicas de auditoria, cumprir os horários, coletar as informações completas, priorizar os temas relevantes, manter a confidencialidade, elaborar informes, comunicar-se de maneira eficaz oralmente e por escrito.

– Sistema de gestão e documentos de referência: aplicar corretamente os critérios da auditoria, ou seja, a(s) norma(s) e os documentos do próprio laboratório.

– Contexto do laboratório: contextos cultural e social, tamanho, estrutura organizacional, processos e suas interações, terminologia utilizada.

– Requisitos legais e contratuais: leis, reponsabilidade legal e contratos.

- **Conhecimentos e habilidades específicos**
  – Área específica (hematologia, biologia molecular, segurança e saúde no trabalho, gestão de resíduos etc.).

Estabelecer os critérios de avaliação

- **Qualitativos**

  Exemplos:
  – Demonstrar integridade, falando de forma honesta e direta em situações de discrepância, abordando o tema de maneira respeitosa.
  – Aplicar as técnicas de auditoria de maneira eficaz.
  – Demonstrar conhecimento técnico específico na área a ser auditada.

- **Quantitativos**
  – Número de horas/auditorias realizadas.
  – Número de horas de treinamento.
  – Pontuação obtida na avaliação dos auditados.
  – Número de reclamações pelos auditores e auditados.

Selecionar o método de avaliação

- Revisão de registros: análise dos certificados, horas de treinamento, experiência (tempo e área), experiência em auditorias.
- Retroalimentação: questionários de avaliação dos demais membros da equipe auditora, avaliação do líder, avaliação dos auditados, reclamações.
- Entrevista: pessoalmente ou a distância.
- Observação: simular uma situação de auditoria ou acompanhar o auditor durante uma auditoria real.

- Prova: oral ou escrita sobre os conhecimentos e habilidades ou psicotécnico.
- Revisão depois da auditoria: revisar o relatório da auditoria, entrevistar os auditados ou o auditor líder.

Realizar a avaliação

- Elaborar a avaliação com itens que contemplem os requisitos de conhecimento, habilidade e atitude. Utilizar os diferentes métodos de avaliação, dependendo do que se quer avaliar. Por exemplo, para as avaliações de atitude pode-se utilizar retroalimentação (questionários respondidos pelos auditados ou por outros membros da equipe auditora). No caso das habilidades de auditoria, revisar o relatório, observar o auditor durante uma auditoria ou fazer simulação de auditoria. Finalmente, com respeito ao conhecimento, pode ser aplicada uma prova (oral ou escrita) ou ainda fazer a revisão de registros (currículo, cursos de atualização, seminários etc.).

É fundamental que o auditor em avaliação saiba seu desempenho, incluindo os pontos fortes e os pontos de melhoria. Assim, pode ser aplicado um plano de educação contínua baseado nas conclusões da avaliação.

Bibliografia Consultada

Programa de Acreditação em Laboratórios Clínicos (PALC) da Sociedade Brasileira de Patologia Clínica/Medicina Laboratorial, 2010.

UNE-EN ISO 19011:2011. Directrices para la auditoria de los sistemas de gestión.

VI

Não Conformidades, Ações Corretivas, Ações Preventivas e Oportunidades de Melhoria

37 Qual a diferença entre não conformidade e ocorrência?

Cristina Pessoa

Não conformidade é o não atendimento a um requisito, a uma exigência ou condição definida previamente.

Ocorrência é um fato verificado não previsto ou em desacordo com o sistema da qualidade.

O fato pode ou não se transformar em uma não conformidade.

A diferença principal na classificação do fato em ocorrência ou não conformidade é baseada no resultado do acontecimento. Se este se caracteriza por uma infração clara a um requisito, é uma não conformidade, mas se for um acontecimento mais simples, ou desvio não previsto do processo e não acarretar erro ou dano no produto/processo relacionado, pode ser uma ocorrência.

É importante ressaltar que quando um tipo de ocorrência se repete com frequência deve ser mais bem investigado.

Bibliografia Consultada

ABNT NBR ISO 9000:2005. Sistemas de gestão da qualidade – Fundamentos e Vocábulos.

Norma Geral Tratamento de Ocorrência, Ação Corretiva e Ação Preventiva – Ministério da Saúde – NRG-SGQ-003 V20 de 19/10/2011.

38 Qual a diferença entre correção, ação corretiva e ação preventiva?

Adriana Seghesi Elias Gonçalves

Ações corretivas e preventivas – as ações podem ser originadas por não conformidades ou estar ligadas a esforços de melhoria. Quando os eventos não conformes ainda não se manifestaram, é necessário prevenir o aparecimento das causas potenciais por meio de ações preventivas. Quando já se observa a não conformidade, ações corretivas são necessárias para eliminar e evitar a reincidência das causas.

Há uma diferença entre ação corretiva e correção: a ação corretiva enfoca a causa da não conformidade, enquanto a correção atua apenas sobre o efeito observado.

Correção – ação para eliminar uma não conformidade identificada; uma correção pode ser, por exemplo, um retrabalho ou uma reclassificação.

Um exemplo pode ser a ação sobre uma abertura de ficha incorreta: somente corrigi-la representa uma ação imediata, mas investigar, determinar a causa e eliminá-la é a ação corretiva.

Resumindo

Ação corretiva – ação tomada para eliminar a causa de uma não conformidade, de forma a prevenir sua recorrência.

Ação preventiva – ação tomada para eliminar a causa de uma potencial não conformidade, de forma a prevenir sua ocorrência.

Correção – ação para eliminar uma não conformidade identificada. Ação imediata.

Bibliografia Consultada

Associação Brasileira de Normas Técnicas (ABNT) NBR ISO 9001:2008. Sistemas de Gestão da Qualidade – Requisitos.

BARBIERI JC; CAJAZEIRA JER. Responsabilidade Social Empresarial e Empresa Sustentável. 2ª ed. São Paulo: Saraiva, 2007.

39 O que fazer quando a mesma não conformidade se repete várias vezes depois da implementação de uma ação corretiva?

Derliane de Oliveira

Na realidade, é bastante comum observar a repetição ou recorrência da mesma não conformidade, independente do tamanho e complexidade do laboratório. Geralmente isso ocorre porque a causa raiz da não conformidade não foi identificada ou a ação corretiva não foi eficaz para eliminar a causa da não conformidade. Como a fase de investigação das causas é laboriosa, em muitos casos, o pessoal envolvido opta por implementar as ações sem encontrar a causa raiz. Nesse caso, elimina a não conformidade, mas não a verdadeira causa raiz, propiciando a recorrência, o que é somente uma questão de tempo.

A seguir, um exemplo muito observado na rotina do laboratório que certamente demonstra um equívoco conceitual, podendo dificultar o tratamento das não conformidades.

RELATO 1 (superficial, sem investigação de causas)

Descrição da não conformidade

Não foi evidenciada a calibração do analisador XYZ em hematologia em 2010, conforme recomendação estabelecida no manual do fabricante. Além disso, não foi evidenciada a calibração das pipetas 020409 e 090409 em abril de 2010, conforme estabelecido pelo próprio laboratório.

Ação corretiva

- Investigação das causas: o pessoal esqueceu-se de solicitar o serviço de calibração para as pipetas e para o analisador da hematologia.
- Ações corretivas:

– Comprar o calibrador para o analisador XYZ e solicitar ao fornecedor que realize a calibração.

– Enviar as pipetas 020409 e 090409 para calibrar.

– Treinar o pessoal envolvido.

RELATO 2 (aprofundado, com investigação de causas)

Descrição da não conformidade

Não foi evidenciada a calibração do analisador XYZ em hematologia em 2010, conforme recomendação estabelecida no manual do fabricante. Além disso, não foi evidenciada a calibração das pipetas 020409 e 090409 em abril de 2010, conforme estabelecido pelo próprio laboratório.

Ação corretiva

- Investigação das causas: esqueceram de solicitar o serviço de calibração para as pipetas e para o analisador da hematologia.
- Ações imediatas:
  - Comprar o calibrador para o analisador XYZ e solicitar ao fornecedor que realize a calibração.
  - Enviar as pipetas 020409 e 090409 para calibrar.
- Ações corretivas:
  - Introduzir o programa de calibração de equipamentos e instrumentos em uma agenda eletrônica que envia um *e-mail* ao responsável do programa de calibração e ao seu substituto x dias antes da data de vencimento.
  - Estabelecer o fluxo e responsabilidades para essa atividade no procedimento de gestão de equipamentos e instrumentos.
  - Treinar o pessoal envolvido na atividade.

Nota: a ação deve ser implementada para eliminar a causa raiz, ou seja, o ideal é concentrar os esforços na causa. Se a causa é esquecimento, treinar não é a melhor opção. A opção de treinamento é mais eficaz para os casos em que a causa da não conformidade é falta de conhecimento na atividade. Quando a causa é esquecimento, é recomendada uma mudança no processo, em que a atividade a ser executada não dependa da memória das pessoas, já que esta pode falhar novamente, por diferentes razões. No caso de não ser possível a mudança no processo, é mais recomendada a sensibilização do pessoal ou a mudança de função do pessoal envolvido, levantamento dos riscos que podem levar as pessoas à distração (barulho, falta de iluminação, realização de muitas atividades ao mesmo tempo, entre outras). O mesmo ocorre quando a causa apontada é a "falta de comprometimento".

A sugestão é, após a identificação da causa, discutir com a equipe dois pontos fundamentais:

1. A causa levantada é realmente a causa raiz da não conformidade? Se houver dúvida, se pode ser uma causa que contribui, mas não é a raiz, voltar a investigar a causa.
2. Se a equipe tem certeza que é a causa raiz, a ação proposta será suficiente para eliminar a causa raiz?

Caso a resposta para uma das duas perguntas seja "não", há grande probobilidade de que a não conformidade volte a ocorrer.

A recomendação é concentrar os esforços para a busca da causa raiz e propor ações que, mesmo que demorem mais tempo para ser implementadas, possam realmente ser eficazes para eliminar a causa raiz.

Bibliografia Consultada

Clinical and Laboratory Standards Institute – CLSI. Management of Nonconforming Laboratory Events; Approved Guideline. CLSI GP32-A. Pennsylvania: Clinical and Laboratory Standards Institute; 2007.

40 Como o laboratório pode controlar as não conformidades e eventos adversos de forma eficaz?

Ivana Maria Pereima Brubaker

O laboratório deve documentar de forma objetiva a não conformidade evidenciada e em seguida estabelecer prazo e responsabilidade para a documentação de análise de causa raiz, ação corretiva tomada e acompanhamento de resultados após a tomada da ação. Os diversos passos devem ser sempre monitorados e supervisionados por pessoal capacitado.

Uma sistemática que seja condizente com a organização deve ser adotada e detalhada em procedimento documentado. Não existe um padrão único para o controle e monitoramento de não conformidades e eventos adversos, contudo, elementos essenciais devem ser adotados como:

- Controle de identificação de uma não conformidade ou evento adverso: codificação, numeração.
- Estabelecimento de um indivíduo ou equipe responsável pelo controle e monitoramento do processo.
- Criação de indicadores para o acompanhamento ao longo do tempo da evolução do sistema da qualidade com base no controle e monitoramento de não conformidades e eventos adversos.

Bibliografia Consultada

Baseada em experiência pessoal do colaborador.

41 Quais ferramentas podemos utilizar para investigar causas de não conformidades?

Claudia Meira

Não conformidades devem ser investigadas para determinar em que circunstâncias a falha ocorreu, quando, onde e por que ocorreu e/ou as causas prováveis.

É importante conhecer a estrutura de relatório de não conformidade e sua tratativa.

Um relatório de não conformidade deve conter os seguintes itens mínimos:

Fato – consiste na descrição da não conformidade, de forma simples e objetiva, com dados que permitam fazer a rastreabilidade das evidências. Exemplo: evidenciada liberação de resultado de TSH, do paciente 85.143, no dia 12/03/12, com valor 1.110, quando o resultado real é 1,110. Nome do responsável pelo relato da não conformidade e data de abertura do relatório.

Correção – esta etapa do relatório, também conhecida como "disposição", "ação imediata", consiste na descrição das ações que foram tomadas imediatamente para corrigir o problema. Também conhecida popularmente como "apagar o incêndio". Exemplo: feito contato imediato com o médico e o paciente e disponibilizado a eles o laudo com a correção do resultado. Notificado a direção do laboratório. Nome do responsável pelas notificações e data. Muitas vezes, nesta fase, já temos uma ideia do que possa ter ocorrido, pois buscamos por informações que deem respaldo para fazer a correção, mas ainda não estamos analisando a fundo o porquê que a falha ocorreu. Essa etapa atua diretamente sobre o ocorrido, tentando resolvê-lo imediatamente. Em alguns casos específicos, o laboratório pode considerar a correção desnecessária, partindo diretamente para a ação corretiva (com investigação das causas). Exemplo: resultados inadequados no ensaio de proficiência.

Análise das causas – uma vez que a não conformidade já tenha sido relatada e a ação imediata tomada, é nesta etapa que analisamos o porquê que a não conformidade aconteceu ou qual(is) causa(s) são prováveis. É a etapa mais importante, pois precisamos encontrar a causa raiz do problema para atuar diretamente sobre ela, minimizando ou mitigando o risco de o fato ocorrer novamente. Muitas vezes, podemos encontrar mais de uma causa, mas as ferramentas da qualidade nos ajudam a buscar a causa raiz, porém pode ser que seja encontrada mais de uma causa raiz.

Ação corretiva – é a ação que deverá ser tomada para eliminar a causa raiz. Só pode ser tomada após a análise das causas. Muitas vezes, ao estar diante de uma não conformidade, as pessoas tomam ações imediatistas e descrevem como ação corretiva, o que na verdade é apenas uma correção. Sem a análise das causas, há grande probabilidade de recorrência.

Verificação da eficácia – essa etapa é de grande importância para avaliar melhorias provenientes das ações corretivas implementadas. É nessa fase que avaliamos a recorrência ou eficácia das ações corretivas.

A fase mais desafiadora desse processo é, sem dúvida, a análise das causas, motivo pelo qual a grande maioria das pessoas "pula" essa fase e a ação corretiva torna-se ineficaz. A melhor ferramenta da qualidade para investigar não conformidades é aquela com que os gestores e equipes que investigam não conformidades se sentem familiarizados. Portanto, é importante conhecer as ferramentas e praticá-las antes de definir as que serão utilizadas. As ferramentas também podem ser escolhidas, a depender da não conformidade a ser analisada, conforme veremos a seguir.

As ferramentas da qualidade para investigação de eventos não conformes, mais utilizadas são: *brainstorming*, metodologia dos 5 porquês, espinha de peixe ou gráfico de Schikawa, 5W2H.

Brainstorming – também conhecido como "tempestade de ideias". É um processo de grupo em que os participantes emitem suas ideias sobre um determinado tema, de forma livre, sem críticas, no menor espaço de tempo. Deve-se utilizar um facilitador para lidar com o grupo para evitar situações que possam inibir as manifestações e para registrar as ideias. Não é momento para análise crítica. Deixe que as ideias fluam naturalmente. Posteriormente, é que se faz uma análise e seleção.

Brainwriting – é uma variação do *brainstorming*, sendo que a diferença básica é que as opiniões e ideias são apresentadas por escrito por cada participante. Alguns grupos preferem esta ferramenta porque diminui o risco de ocorrências de críticas e inibições. Além disso, algumas pessoas têm dificuldade de falar quando estão em um grupo de pessoas.

Técnicas dos 5 porquês – é uma ferramenta muito útil na identificação da causa raiz. Após finalizar o *brainstormig*, faça perguntas "por que", por 5 vezes. Dessa forma, há maior probabilidade de encontrar a causa raiz.

Diagrama de causa e efeito – também conhecido como diagrama de Ishikawa ou de espinha de peixe. É uma ferramenta de representação das possíveis causas que levam a um determinado efeito. Geralmente, utiliza-se o *brainstorming* para identificar todas as possíveis causas e o diagrama de Ishikawa agrupa as causas por categorias e semelhanças previamente estabelecidas ou percebidas durante o processo de classificação das causas. As categorias mais utilizadas são os 6Ms (materiais, máquinas, métodos, mão de obra, medidas e meio ambiente) (Fig. 1).

É importante na investigação das causas conseguir responder às seguintes perguntas:

Por que a não conformidade ocorreu? Para conseguir responder esta pergunta muitas vezes é importante conversar com os envolvidos para entender a situação. Acompanhar rotinas das atividades para tentar identificar os riscos de erros também é uma ferramenta muito importante para investigação. Algumas vezes, é muito difícil encontrar a causa real, mas devemos trabalhar com a gestão de risco e analisar as causas prováveis de ocorrer este evento não conforme, o que pode ser feito por exemplo, no acompanhamento da atividade e/ou na fase do *brainstorming*.

Quais as pessoas envolvidas nos processos e em qual etapa? Não é incomum, quando ocorre um evento não conforme, o gestor perguntar: "Quem fez isto?". O conceito da gestão da qualidade não estimula esta pergunta para procurar culpados, mas avaliar as diversas etapas e con-

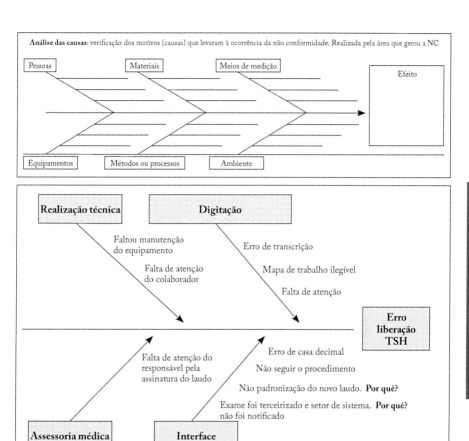

Figura 1 – Gráfico de Ishikawa ("espinha de peixe") e exemplo de aplicação do gráfico na investigação de causas de uma não conformidade. NC = não conformidade.

versar com os envolvidos nos processos. Por exemplo, quando há uma identificação errada de amostras que tenham sido colhidas por pessoal do hospital. É importante investigar todas as etapas e conversar com os envolvidos, rastrear as informações que eventualmente constem no sistema de informática e/ou documentação.

Por que o evento não conforme aconteceu? Esta é uma excelente pergunta na investigação, pois pode-se utilizar a ferramenta dos 5 porquês aumentando a probabilidade de identificar a causa raiz.

Ao finalizar a investigação, para priorizar o tratamento das causas encontradas, pode-se utilizar da ferramenta de Pareto, para análise da frequência, e da ferramenta GUT, para priorizar as causas que deverão ser tratadas. A matriz GUT pode ser verificada na Pergunta 42.

Gráfico de Pareto – são gráficos de barras especializados que facilitam a identificação da **frequência** dos itens em estudo (exemplos: falhas, ocorrências, defeitos), auxiliando no estabelecimento de prioridades para as ações e focando a atenção naquelas responsáveis pela maior porcentagem dos problemas. Na maioria das vezes um ou dois tipos de falhas são responsáveis por 80% dos problemas e as outras falhas somadas representam apenas 20%. Por isso utilizamos a expressão: "poucos, mas vitais e muitos, mas triviais".

Bibliografia Consultada

Clinical and Laboratory Standards Institute – CLSI. Management of Nonconforming Laboratory Events: Approved Guideline. CLSI GP32-A. Pennsylvania: Clinical and Laboratory Standards Institute, 2007, v. 27, nº. 27.

JUNIOR IM; CIEREO AA; ROCHA AV; MOTA EB. Gestão da Qualidade. 3ª ed. FGV Management, 2004.

MEIRA C; OLIVEIRA D. Não conformidades: como trá-las de forma eficaz? Mesa redonda realizada no 42º Congresso Brasileiro de Patologia Clínica/Medicina Laboratorial, em São Paulo – em 4/7/2008, 17h30, sala 4. Publicado no site em: 29/07/2008 – Disponível em: http://www.sbpc.org.br/?C=110.

42 Quais ferramentas da qualidade podem ser utilizadas para auxiliar no planejamento e implementação de ações corretivas de não conformidade e eventos adversos?

Eduardo Ramos Ferraz

Para um tratamento correto das não conformidades e eventos adversos é necessário entender alguns conceitos fundamentais conforme a seguir:

Não conformidade – é o não atendimento a um requisito especificado.

Evento adverso – uma lesão não intencional que resulta em incapacidade temporária ou permanente, morte ou internação prolongada, e é causada por procedimentos assistenciais e não pelo processo de doença subjacente.

Correção – ação tomada para eliminar uma não conformidade identificada; corresponde à ação imediata para resolver o problema e não sua causa.

Ação corretiva – ação tomada para eliminar a causa de uma não conformidade identificada ou outra situação indesejável evitando sua reincidência. O sucesso da ação corretiva relaciona-se com a identificação correta da causa raiz da não conformidade e sua eliminação, evitando a reincidência do problema.

Ação preventiva – ação tomada para eliminar a causa de uma potencial não conformidade ou outra situação potencialmente indesejável a fim de prevenir sua ocorrência. A ação preventiva antecipa o não atendimento ao requisito (não conformidade). Demonstra a maturidade do sistema por conseguir antecipar problemas e preveni-los.

Eficácia – extensão na qual as atividades planejadas são realizadas e os resultados planejados são atingidos. O sistema de gestão da qualidade é planejado para entregar requisitos explícitos e implícitos para as partes interessadas naquela organização. O grau de atendimento aos requisitos é a eficácia.

Tanto as não conformidades quanto os eventos adversos, quando ocorrerem, devem ser registrados em formulário específico, para serem submetidos a correção, quando aplicável, e análise das causas, antes de se propor ações corretivas. Essas etapas encontram-se detalhadas na Pergunta 41.

Após os registros das não conformidades e análise das causas, com foco na causa raiz, o laboratório define onde é necessária a implantação de ações corretivas/preventivas considerando sua frequência e gravidade. Estas análises podem ser realizadas nas reuniões de análises críticas da qualidade ou por meio das análises de indicadores. Nessa etapa, utiliza-se do registro dos planos de ação que é o formulário no qual são definidas as ações a serem implementadas para a eliminação da(s) causa(s) raiz de uma não conformidade (reais ou potenciais) e envolve o estabelecimento de responsabilidades e prazos. O objetivo é estabelecer ações sobre as causas.

Algumas ferramentas da qualidade podem ser utilizadas, como, por exemplo:

5W3H – esta ferramenta é utilizada principalmente no mapeamento e padronização de processos, na elaboração de planos de ação e no estabelecimento de procedimentos associados a indicadores. Representa as palavras, em inglês, do quadro 1.

Matriz GUT – é uma forma de representar e quantificar problemas, ou riscos potenciais, buscando estabelecer prioridades para abordá-los, visando minimizar os possíveis impactos. Classificar os problemas por gravidade, urgência e tendência, onde o que recebe maior pontuação é tratado primeiro.

Na figura 1 citamos um exemplo prático para o registro de plano de ação e acompanhamento da eficácia das ações.

Uma etapa importante é, após a implementação dos planos de ação, avaliar a **eficácia das ações** implementadas para evitar a recorrência da não conformidade ou evento adverso, o que pode ser feito em um período após a implementação (Fig. 2).

Quadro 1 – Exemplo de planilha – 5W3H.

What? O quê?	*Who?* Quem?	*When?* Quando	*Where?* Onde?	*Why?* Por quê?	*How?* Como?	*How much?* Quanto custa?	*How measure?* Como medir?

Laboratório XYZ

Roteiro de plano de ação

Indexador do plano de ação: _____ / _____ (Ex.: 001/2012)

Descrição da não conformidade (real ou potencial)

Análise da causa raiz (real ou potencial)

Data:	Facilitador:

Participantes:

Ferramentas usadas: *Brainstorming,* diagrama de causa e efeito, 5 porquês

Conclusão:

Plano de ação corretiva/preventiva

O quê?	Quem?	Quando?	Como?

Avaliação da implementação das ações

Responsável ou designado:	
Data:	

Conclusão:

Figura 1 – Exemplo de formulário para registro de não conformidade, investigação de causas e plano de ação corretiva.

Avaliação da efetividade (eficácia e/ou eficiência)	
Responsável ou designado:	
Data:	
Conclusão:	
Ações – avaliação	Efetivas _____ Não efetivas _____ (Rever o plano de ação)
Responsável pela avaliação:	
Data:	

Figura 2 – Exemplo de registro da verificação da eficácia de plano de ação.

Bibliografia Consultada

ABNT NBR ISO 9000. Sistemas de gestão da qualidade – Fundamentos e vocabulário, 2000.

ABNT NBR ISO 9001. Sistemas de gestão da qualidade – Requisitos, 2008.

Manual Brasileiro de Acreditação das Organizações Prestadoras de Serviços de Saúde da ONA (Organização Nacional de Acreditação). Brasília: ONA, 2010.

Programa de Acreditação em Laboratórios Clínicos (PALC) da Sociedade Brasileira de Patologia Clínica/Medicina Laboratorial, 2010.

VII

Documentação

43 Como estruturar e codificar os documentos da qualidade do laboratório? Existe um padrão de codificação?

Claudia Meira

Todas as normas de qualidade geralmente exigem que seja feita a gestão de documentos e registros, porém não define como deve ser feito. A codificação é uma metodologia que auxilia na graduação do conteúdo dos documentos e sua abrangência.

Muitos laboratórios utilizam a nomenclatura de POP (procedimento operacional padrão) para todo documento gerado, o que, conceitualmente, está correto.

No entanto, alguns laboratórios optam por estrutras hierarquizadas que permitam diferenciar alguns documentos básicos por meio do nome ou código de referência, como exemplificado na figura 1.

O manual da qualidade (MGQ) é o documento máster do laboratório onde geralmente consta a apresentação da empresa, as políticas e diretrizes, a política e objetivos da qualidade e os processos e suas inter-relações. O manual apresenta mais ou menos informações, dependendo da exigência do requisito da norma da qualidade aplicada no laboratório. Algumas normas da qualidade, como o PALC (Programa de Acreditação de Laboratórios Clínicos) e o CAP (*College American Pathologists*), definem itens mínimos que devem ser, obrigatoriamente, contemplados neste manual.

O conceito de procedimento geral da qualidade é um pouco variável, mas o mais empregado é quando se descreve mais de um processo e atividades. Exemplo: um procedimento de atendimento ao cliente onde se descreve desde quanto ele é recepcionado até quando é encaminhado para o desjejum. Outro conceito de abordagem dos procedimentos gerais é quando se descrevem os processos e/ou fluxos geren-

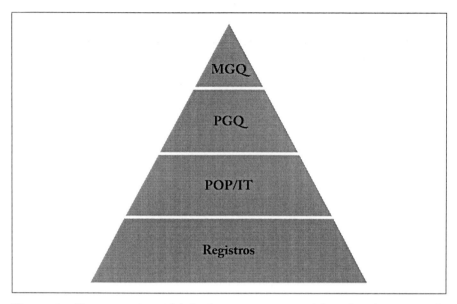

Figura 1 – Estrutura piramidal de documentos exemplificando a hierarquia de documentos. IT = instruções de trabalho.

ciais, como, por exemplo, Gestão de Equipamentos, Programa de Controle Interno da Qualidade, Programa de Avaliação Externa da Qualidade.

A instrução de trabalho é o documento onde se descreve os procedimentos operacionais, ou seja, o "como eu faço". Exemplo: limpeza de bancada, limpeza de fluxo laminar, controle de temperatura, procedimentos de secretaria.

Já o POP (procedimento operacional padrão) é uma instrução de trabalho que descreve os ensaios técnicos que, a depender da norma da qualidade, deverão constar itens mínimos, como em Gestão de Documentos da Norma PALC, item 3.5. A Norma do CAP e também a RDC/ANVISA 302 de 13/10/2005 definem requisitos mínimos que devem conter em um POP analítico.

Os Registros da Qualidade também são considerados um tipo de documento. São formulários que evidenciam, quando devidamente preenchidos, assinados (ou rubricados) e datados, que as ações descritas nos procedimentos acima foram efetivamente realizadas.

Bibliografia Consultada

ABNT NBR ISO 9000. Sistemas de gestão da qualidade – Fundamentos e vocabulário, 2000.

ABNT NBR ISO 9001. Sistemas de gestão da qualidade – Requisitos, 2008.

Clinical and Laboratory Standards Institute – CLSI. Application of a Quality Management System Model for Laboratory Services: Approved Guideline-. CLSI GP26-A3. 3rd ed. Pennsylvania: Clinical and Laboratory Standards Institute, 2004, v. 24, nº 36.

Clinical and Laboratory Standards Institute – CLSI. Laboratory Documents: Development and Control: Approved Guideline. CLSI GP2-A5. 5th ed. Pennsylvania: Clinical and Laboratory Standards Institute, 2006, v. 26, nº 12.

Programa de Acreditação em Laboratórios Clínicos (PALC) da Sociedade Brasileira de Patologia Clínica/Medicina Laboratorial, 2010.

44 É necessário ter um procedimento operacional padrão (POP) para cada análise (exame) ou podemos utilizar a instrução de uso dos fabricantes (bula) como se fosse um procedimento?

Derliane de Oliveira

Para fins de certificação, a ISO 9001:2008 não define requisitos específicos e o laboratório pode adotar o que seja mais factível à rotina, porém há legislações vigentes (exemplo: RDC 302:2005/ANVISA) que estabelecem requisitos mínimos e devem ser seguidos. Para fins de acreditação, as normas geralmente estabelecem o conteúdo mínimo para os procedimentos das análises laboratoriais.

O propósito deste requisito é garantir que o laboratório saiba os aspectos técnicos, de controle da qualidade e de segurança para a realização de uma análise para assegurar a confiabilidade do processo analítico. A norma PALC, em seu requisito 3.5, estabelece como conteúdo mínimo do procedimento analítico a finalidade do método e princípio, especificações de desempenho, controle interno da qualidade, intervalos biológicos de referência, valores críticos, entre outros. Estas informações são fundamentais para que os técnicos conheçam as características do teste a ser realizado, o que ajudará muito na tomada de decisões durante o processo analítico, inclusive a necessidade de nova coleta da amostra.

O laboratório pode utilizar as instruções de uso do fabricante como se fosse um procedimento, desde que contenha todos os itens exigidos pela norma de referência a ser utilizada. Dificilmente as instruções de uso dos fabricantes apresentam o conteúdo completo. Além disso, alguns aspectos (exemplo: controle interno da qualidade, precauções de segurança, intervalos biológicos de referência etc.) podem não ser seguidos na íntegra pelo laboratório, o que limita a utilização da bula e outros (exemplo: valores críticos) geralmente não estão estabelecidos nas instruções de uso dos fabricantes e depende da população estudada e das políticas do laboratório.

Além disso, muitas vezes o laboratório estabelece os valores críticos de todas as análises em um único documento. Gostaria de ressaltar, entretanto, que não é muito prático simplesmente transcrever o conteúdo das instruções de uso para um procedimento do laboratório. Uma opção é elaborar um procedimento complementar com os pontos que não estejam contemplados pelo fabricante e os que são diferentes, podendo ainda inserir no procedimento "consultar instrução de uso do fabricante" para aproveitar os pontos que são seguidos exatamente como o fabricante descreve.

Também pode ser elaborado um procedimento do equipamento que contemple todas as análises realizadas, não sendo necessário elaborar um procedimento para cada análise. Assim, mencionam-se as instruções de uso para consulta dos aspectos solicitados na norma, assim como os documentos comuns a todas as análises.

Independente da prática que o laboratório queira adotar com relação aos procedimentos, considerar dois pontos fundamentais:

1. A elaboração de um procedimento não elimina a necessidade de arquivar a "bula" por 5 anos (tempo definido pela RDC 302), já que as diferentes versões das bulas são fundamentais para comprovar as mudanças realizadas pelos fabricantes em seus reagentes ao longo do tempo, portanto a rastreabilidade do processo. Entretanto, muita atenção, pois não é necessário arquivar todas que recebemos com os *kits*, mas as diferentes versões que utilizamos.

2. O laboratório deve seguir as orientações do fabricante e pode ser mais exigente que este. Ou seja, pode fazer um pouco mais, mas jamais fazer menos do que é recomendado pelo fabricante.

Bibliografia Consultada

Clinical and Laboratory Standards Institute – CLSI. Laboratory Documents: Development and Control. Approved Guideline. CLSI GP2-A5. 5th ed. Pennsylvania: Clinical and Laboratory Standards Institute, 2006.

Programa de Acreditação em Laboratórios Clínicos (PALC) da Sociedade Brasileira de Patologia Clínica/Medicina Laboratorial, 2010.

Resolução da Diretoria Colegiada – RDC Nº 302, de 13 de outubro de 2005 – Dispõe sobre Regulamento Técnico para funcionamento de laboratórios clínicos.

45 Como identificar na norma escolhida pelo laboratório as atividades/processos que precisam de documentos escritos?

Cristina Pessoa

As normas quando exigem que os documentos sejam escritos geralmente redigem o item com a expressão:

- "deve ser documentado";
- "deve estabelecer formalmente....";
- "deve documentar....";
- "deve manter procedimento documentado...";
- "deve contemplar um procediemento documentado....";
- "deve existir procedimento escrito....";
- "deve ser definido numa declaração....";
- "deve possuir um programa documentado...";
- "deve ser criada política que defina....";
- "instruções específicas......devem ser documentadas.....";
- "devem apresentar instruções claras...";
- "deve ser estabelecido critério documentado....";
- "deve ter uma política escrita....";
- "deve ter um manual....";
- "deve possuir um procedimento...";
- "deve manter documento....";
- "deve criar procedimento....";
- "seja criado procedimento....";
- "deve dispor de procedimento....";
- "deve ser adotado procedimento....".

E quando mencionam registros normalmente utilizam:

- "deve ser mantido registro...";
- "deve monitorar, controlar e registrar....";
- "deve gerar registro....".

E quando mencionam processos e atividades que devem estar em algum documento específico redigem como abaixo:

- "deve ser incluída no....";
- "deve ser definido no...";
- "deve existir um programa......";
- "devem fazer referência no...." ou expressões semelhantes.

Bibliografia Consultada

ABNT ISO/TR 10013:2002. Diretrizes para a documentação de sistema de gestão da qualidade.

ABNT NBR ISO 9001. Sistemas de gestão da qualidade – Requisitos, 2008.

ABNT NBR NM ISO 15189. Laboratórios de Análises Clínicas – requisitos especiais de qualidade e competência, 2008.

Programa de Acreditação em Laboratórios Clínicos (PALC) da Sociedade Brasileira de Patologia Clínica/Medicina Laboratorial, 2010.

46 Como o laboratório pode controlar os documentos da qualidade em meio físico, eletrônico ou ambos?

Cesar A. B. Sanches

Tanto em meio físico como em meio eletrônico, a base do controle de documentos é o procedimento que irá definir como deve ser o formato, a identificação, a revisão, a estrutura do sistema de controle e a matriz de controle de documentos. Quando feito em meio eletrônico, muitas vezes (senão a maioria das vezes), é por meio de um *software* específico que foi desenhado especificamente para esta finalidade, porém é importante que se entenda o funcionamento do *software* e definir como será a adequação da documentação que atualmente se encontra em meio físico para o novo sistema eletrônico que será implantado.

É muito importante que se entenda a razão para a manutenção e controle dos documentos da qualidade, pois representam o início de tudo e constituem-se na base para a rastreabilidade e para o treinamento dos colaboradores.

Assim, a revisão dos documentos não deve ser encarada simplesmente como uma nova assinatura na grade do documento, mas uma revisão com a equipe verificando se há necessidade ou não de alteração daquele documento e se for necessário promover a alteração esta deve ser bastante discutida e verificando-se seus reflexos.

Lembrar que, havendo uma alteração de documento, os colaboradores envolvidos na sua utilização devem ser treinados e os registros do treinamento mantidos. As bulas (instruções de uso) contidas nos *kits* de reagentes devem ser controladas e anexadas ao Procedimento Operacional Padrão (POP) a que se relacionam, ou seja, no título do Procedimento, deve-se mencionar a identificação do *kit* pelo fabricante, o fabricante e qualquer outra identificação que seja importante. Muitas vezes o laboratório tem validados *kits* de diferentes fabricantes. Nesse caso, fica mais adequado fazer um POP para cada um, ou um único procedimento destacando cada *kit* e anexando as diferentes bulas.

Os colaboradores envolvidos na execução dos diferentes procedimentos devem ser treinados para que, ao abrir uma nova caixa de reagentes (*kit*), verifiquem se há alguma mudança promovida pelo fabricante. Embora alguns fabricantes enviem um aviso alertando para mudança no procedimento, isto pode não acontecer, portanto, no contato com o fornecedor verificar se, ao ocorrer uma mudança, esta será comunicada. Como o sistema da qualidade e as operações do laboratório são dinâmicas, pode acontecer que no prazo marcado para a auditoria externa o laboratório esteja fazendo a transição de um meio para outro.

Não há problema em relação a isto, desde que o laboratório demonstre que há um planejamento para a migração dos documentos durante a transição e que o controle do que está em meio físico está mantido e o controle do que já está adequado ao meio eletrônico está estabelecido.

Como a documentação faz parte do laudo, esta deve também ser arquivada por 5 anos. É muito importante lembrar que, havendo necessidade de se recuperar um laudo passado por uma demanda judicial, os documentos da qualidade deverão fazer parte do processo, e, portanto, se o controle desses documentos não estiver muito bem estabelecido, as provas do processo podem ser comprometidas.

Bibliografia Consultada

VALENSTEIN PN; STAANKOVIC AK; SOUERS RJ; SCHNEIDER F. Document Control Practices in 120 Clinical Laboratories. Arch Pathol Lab Med 2009;133.

47 Qual a sistemática para alteração da versão de um documento para diferenciar uma mudança simples de uma mudança de conteúdo, considerando o impacto da alteração (exemplo: mudança ortográfica e uma alteração de conteúdo)?

Derliane de Oliveira

Existem várias sistemáticas que o laboratório pode utilizar para diferenciar tais mudanças. Uma forma prática é atribuir uma codificação diferente entre uma mudança maior (conteúdo) e mudanças menores (ortografia, *layout*, alteração da redação sem mudar o conteúdo). Nesse caso, o laboratório pode definir que, quando é realizada uma mudança maior, altera-se o primeiro número da versão (versão 1.0, versão 2.0, versão 3.0), e quando é realizada uma mudança menor, alterá-se o segundo número (versão 1.1, versão 1.2, versão 1.3).

Outra forma é preconizar que para mudanças menores não é necessário mudar a versão, desde que assegure que os documentos que sofreram alteração sejam identificados como obsoletos e que todo o pessoal envolvido tenha acesso somente ao novo documento.

Independente da sistemática a ser adotada pelo laboratório, é fundamental que esta esteja claramente definida no procedimento de controle de documentos as mudanças de versões, aprovações e modificações de documentos e que todo o pessoal envolvido esteja treinado.

Quando se decide fazer uma mudança de *layout*, por exemplo, envolve todos os documentos e torna-se muito laboriosa a migração em curto tempo. Nesse caso, o laboratório pode estabelecer prazos de modificação por áreas, por tipo de documento ou, ainda, definir que serão realizadas gradativamente à medida que os documentos sofram revisões em seus conteúdos.

Bibliografia Consultada

Clinical and Laboratory Standards Institute – CLSI. Laboratory Documents: Development and Control. Approved Guideline. CLSI GP2-A5. 5th ed. Pennsylvania: Clinical and Laboratory Standards Institute, 2006.

ISO 10013:2001. Directrices para la documentación de sistemas de gestión de calidad. COPANT/ISO 10013-2002-NMX-CC-10013-IMNC-2002.

48 Como definir as pessoas do laboratório que podem escrever, revisar e aprovar documentos?

Ismar Venâncio Barbosa

Ao implantar um sistema de gestão da qualidade é importante que a direção do laboratório estabeleça formalmente os responsáveis pelas atividades críticas desse sistema e seus substitutos eventuais. Assim, deverão ser nomeados profissionais que exerçam funções de coordenação e supervisão dos setores técnicos e administrativos do laboratório. A redação dos documentos da qualidade transita por todos os profissionais envolvidos nos processos, e os profissionais que realizam as tarefas deveriam ser os responsáveis pela redação desses documentos, tomando como modelo o documento que estabelece a estrutura do primeiro documento do sistema de gestão da qualidade, que vamos aqui definir como controle de documentos do sistema da qualidade. Este documento define a estrutura mestra para a redação de todos os documentos do sistema. Assim, documentos técnicos, por exemplo, devem ser redigidos pelos profissionais que executam essas tarefas. Existem documentos que tangenciam todos os setores da empresa e devem ser redigidos por profissionais desses setores, com aprovação dos supervisores ou coordenadores. Alguns documentos como o citado anteriormente, elaboração e controle de documentos do sistema da qualidade podem ser redigidos pela gestão da qualidade com opinião da direção, para estabelecer, como citado, os critérios que nortearão a emissão de todos os documentos do sistema. Nesse documento, constarão os critérios de codificação, elaboração, aprovação e emissão, distribuição, treinamento, revisões e alterações, arquivo, documentos externos ao sistema e, por fim, controle de dados e registros do sistema da qualidade.

Como colocado anteriormente, documentos técnicos devem ser redigidos pelas equipes técnicas, aprovados pelos coordenadores e supervisores, e documentos administrativos, pelo pessoal da administração, com aprovação e assinatura de seus coordenadores ou supervisores. O manual da qualidade poderá ser redigido e aprovado pela direção, seu responsável técnico ou pelo gestor da qualidade, devendo ser aprovado pela direção do laboratório. A direção também assina documentos que estejam ligados ao nível estatégico da empresa, quando aplicável.

Bibliografia Consultada

ROTH E. Como Implantar a Qualidade em Laboratório Clínico – O Caminho das Pedras. Rio de Janeiro, 1998, p.422.

49 Como colocar em prática os documentos do sistema de gestão da qualidade?

Ismar Venâncio Barbosa

Antes do início de implantação de um sistema de gestão da qualidade é importante realizar treinamento para uma equipe de multiplicadores falando dos conceitos básicos de gestão da qualidade, controle de documentos e controle da qualidade analítica. As lideranças do laboratório deverão estar envolvidas no processo e ser agentes de constante monitoramento das ações que nortearão e consolidarão os processos.

Na contratação de novos profissionais, esses deverão passar por treinamento específico do sistema de gestão da qualidade do laboratório, além de treinamento nos documentos do setor onde irá desempenhar sua função.

Um programa contínuo de educação continuada, assim como uma boa gerência da lista mestra de documentos, permitirão que eles sejam atualizados na frequência definida e que os profissionais a que se aplica aquele documento sejam novamente treinados e que se proceda o registro desse e de outros treinamentos aplicados pelo laboratório.

Educação continuada é um capítulo especial dentro da gestão da qualidade no laboratório clínico. Colocar pessoas em primeiro lugar e objetivar a qualidade pessoal são conceitos definidos pela *Time Manager International* e suas respectivas filosofias, métodos e ferramentas, procurando dar um foco diferente para os processos da qualidade. É, antes de mais nada, uma nova forma de pensar a respeito da qualidade, não se concentrando apenas na qualidade do produto, mas também na qualidade dos esforços do indivíduo. Nosso desafio não é somente produzir resultados com qualidade e satisfazer as expectativas dos nossos clientes, mas também de inspirar pessoas a produzirem esses serviços e que façam da melhor forma possível. É, portanto, maximizar a qualidade através do desenvolvimento das pessoas. Este modo de pensar não anula ou substitui a sistematização dos processos de gestão da qualidade, mas sim completa e amplia o antigo, acrescentando novas dimensões à ideia de desenvolvimento da qualidade, melhorando as relações humanas, fortalecendo a comunicação e formando espírito de equipe com o propósito de manter altos padrões éticos.

É responsabilidade do laboratório oferecer programas de educação continuada para o pessoal técnico e administrativo e dever dos colaboradores participar de programas educacionais da instituição a que pertence, quando aplicável. Essa programação deve ser ampla para atender treinamentos técnicos, motivacionais e comportamentais, para maximizar a qualidade pelo desenvolvimento das pessoas.

Para colocar em prática os procedimentos, podem ser utilizadas técnicas, como simulação da atividade com o documento em mãos, discussão entre os colaboradores, apresentação de vídeos interativos etc. Independente da técnica utilizada, é importante que tenha uma linguagem fácil e uma avaliação posterior ao treinamento para assegurar que o conteúdo foi assimilado pelo pessoal.

Concluindo, deve ser estabelecida a cultura da educação continuada dentro do laboratório, assim como devem ser instituídos programas de treinamento nos documentos do sistema de gestão da qualidade, no processo de aprendizado de novas técnicas e metodologias de forma que sejam processados de forma contínua e com os resultados esperados.

Bibliografia Consultada

FINAMOR AL. Aspectos Comportamentais da Gestão de Pessoas. Rio de Janeiro: FGV, 2007, p. 84.

PESSOA C; OLIVEIRA D. Implementação da Norma PALC: Descrição de um caminho prático e eficiente para fins de Acreditação. In: Congresso Brasileiro de Patologia Clínica/Medicina LaboratoriaL, 45, 2011, Florianópolis. Livro de Resumos Florianópolis: Sociedade Brasileira de Patologia Clínica/Medicina Laboratorial, 2011. p. 331, ref. 170.

50 Como podemos garantir que todos os colaboradores estão cumprindo com as diretrizes estabelecidas nos documentos?

Cristina Pessoa

É uma questão difícil porque só a assinatura nos documentos não garante que os colaboradores estejam fazendo conforme definido.

O que dá mais resultado é o documento ser elaborado por quem realiza a atividade, onde a instrução é que as pessoas escrevam exatamente como executam. Não devemos nos preocupar se a forma escrita difere, pois isto não é o importante, ou seja, deixe livre para que usem expressões formais ou informais. Posteriormente, faz-se uma revisão da formatação e ortografia. Nos casos em que houver inadequação do conteúdo, deve-se negociar a alteração com o elaborador.

Outro ponto importante é a conscientização da necessidade de as pessoas executarem os procedimentos de acordo com o que já está escrito, independente de terem ou não sido elaborados por elas. Se for possível, promova debates com as pessoas envolvidas para que entendam os porquês e cheguem a um consenso das melhores práticas. É importante que as pessoas se sintam à vontade para sugerir alterações; assim os procedimentos serão delas também.

No caso de novos colaboradores, faça com que parte do treinamento seja o acompanhamento do processo com o documento em mãos e que haja comentários depois. Treinar somente com a leitura dos documentos fará com que seja mecanizado e pouco aproveitado.

O mais importante é que o laboratório elabore um plano para cada treinamento e defina metodologias de avaliação da eficácia do treinamento, por exemplo, acompanhando os colaboradores na realização das atividades para as quais foram treinadas. Isto pode ser feito por meio de um *checklist* ou mesmo acompanhando as etapas pelo respectivo documento (POP).

As auditorias periódicas também auxiliam no acompanhamento da rotina, porém não exclui a realização de uma avaliação da eficácia do treinamento (Fig. 1).

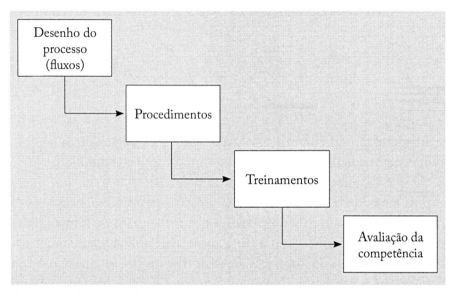

Figura 1 – Sequência de eventos para o desenvolvimento de programas de treinamento e avaliação de competência. Adaptado da CLSI GP2-A2.

Bibliografia Consultada

Clinical and Laboratory Standards Institute – CLSI. Training and Competence Assessment: Approved Guideline. CLSI GP21-A2. 2nd ed. Pennsylvania: Clinical and Laboratory Standards Institute, 2004, v. 4, nº 14.

VIII

INFRAESTRUTURA, EQUIPAMENTOS, REAGENTES E INSUMOS

51 Quais aspectos mínimos devem ser considerados para realizar a gestão de equipamentos de um laboratório clínico?

Helder José Celani de Souza

A gestão de equipamentos em um laboratório de análises clínicas deve abranger as etapas imprescindíveis que compõem o ciclo de vida de seus equipamentos, ou seja, uma atuação efetiva sobre estes desde o processo de aquisição até o descarte final. Além da criação de cultura e políticas voltadas à gestão de equipamentos no ambiente laboratorial, há pelo menos 10 aspectos a serem considerados para realizar uma gestão de excelência no laboratório clínico.

Validação de equipamentos

O processo de aquisição pressupõe fornecedores qualificados e um procedimento de interação entre o departamento de compras e a equipe técnica responsável pela gestão de equipamentos no laboratório. Para executar o processo completo de validação, a equipe especializada do laboratório tem os seguintes objetivos: definir os requisitos técnicos adequados de infraestrutura para a instalação física dos equipamentos, viabilizar um procedimento de instalação supervisionada, elaborar lista de verificação e testes, elaborar manual de operação e viabilizar a obtenção de resultados de desempenho. Usualmente, recomenda-se estabelecer e seguir três protocolos formais: um de instalação, outro de operação e manutenção e, por fim, um de desempenho. Um relatório final deverá ser emitido aprovando ou não o equipamento sob validação, devidamente assinado pelos responsáveis técnicos. Este processo deverá sempre ser repetido para as instalações definitivas dos equipamentos aprovados.

Procedimento de inclusão de equipamentos no sistema

A partir da aprovação e validação de um equipamento a ser inserido no fluxo produtivo do laboratório e da conclusão do processo de compra, a gestão de equipamentos deve prever o cadastro técnico (especificações técnicas), o cadastro administrativo (ativo fixo, dados de aquisição, valor e localização) e a criação de um código de manutenção, o qual contém uma informação alfanumérica que identifica o equipamento no laboratório.

Inventário de equipamentos

Processo de registro de ativo fixo e código de manutenção para o controle do parque de equipamentos no laboratório.

Categorização de equipamentos

Processo que define a categoria ou tipo de equipamento, como, por exemplo, de infraestrutura, para uso clínico, de suporte, operacional, para calibração e outras possíveis.

Ranqueamento ou análise de criticidade

Processo que define níveis de criticidade no processo do laboratório, contemplando fatores associados aos processos de produção, qualidade, meio ambiente e outros inerentes aos equipamentos.

Definição do tipo de manutenção a ser realizada por equipamento

Processo que define as manutenções programada e não programada a serem aplicadas a cada equipamento existente no laboratório. Por exemplo: manutenção emergencial, corretiva, preventiva, preditiva e reprojeto.

Planos de manutenção preventiva e preditiva

Planos que contêm as etapas e procedimentos técnicos a serem realizados para manutenção programada de acordo com uma periodicidade definida.

Sistema computadorizado de gerenciamento de manutenção

Sistema informatizado que permite cadastro de equipamentos, controle e registro de realização de serviços de manutenção programada ou não programada, controle de custos, orçamentos, arquivamento de laudos e documentação técnica, controle de peças sobressalentes e emissão de relatórios técnicos e administrativos para a gestão dos equipamentos.

Análise do custos de manutenção e ciclo de vida de equipamentos

Análise de custos de manutenção programada e não programada desde o início de operação até a decisão de descarte do equipamento, avaliando tempo de operação e taxa de falhas para decisão de investimentos.

Procedimento de descarte de equipamentos

Processo de baixa e eliminação do equipamento do parque existente no laboratório, mantendo internamente o histórico do equipamento sob descarte e respeitando regulamentações técnicas, ambientais e legais.

Bibliografia Consultada

Associação Brasileira de Normas Técnicas NBR ISO/IEC 9001, 2008.

Associação Brasileira de Normas Técnicas NBR ISO/IEC 17025, 2005.

SARKAR A; MOHAPATRA PKJ. Evaluation of supplier capability and performance: a method for supply base reduction. J Purch Supp Management 2006;12:148-63.

SUZUKI T. TPM in Process Industries. Japan Institute of Plant Maintenance, Productivity Press, 1992.

YAMAGUTI M. Proposta de um Processo de Qualificação de Fornecedores de uma empresa globalizada, 2008.

52 Que critérios devem ser considerados para qualificar e avaliar os fornecedores de reagentes, consumíveis e equipamentos de laboratório?

Cesar A. B. Sanches

Em linhas gerais, para qualificar um fornecedor, além da avaliação comercial, os pontos que devem ser considerados são:

- Qualidade do produto.
- Qualidade do atendimento.
- Condições de transporte e acondicionamento do produto durante o transporte.
- Assessoria científica.
- Assistência técnica.
- Entrega e tempo de validade do produto.

No tocante à qualificação de fornecedores de reagentes e equipamentos, além do que foi citado anteriormente, são muito importantes as referências técnicas, além de contatos profissionais e as publicações técnico-científicas. Os relatórios dos testes de proficiência podem conter informações valiosas para se escolher o reagente e o equipamento. Ao contatar o fornecedor, também é importante verificar qual o suporte oferecido para a validação do produto no laboratório, além de solicitar a ele ao menos três referências de clientes que podem ser contatados. Outro critério a ser considerado é a certificação do fornecedor, neste caso, a certificação ISO e/ou a certificação das Boas Práticas de Fabricação. Importante lembrar também que o fornecedor deve ter seus reagentes e equipamentos registrados na ANVISA/MS, de acordo com a legislação brasileira vigente.

A avaliação periódica do fornecedor é uma atividade exigida pelas normas de acreditação e assim o laboratório deve implantar um procedimento que estabeleça os critérios que serão avaliados, o período de avaliação e o mecanismo. Por exemplo, alguns aspectos, como qualidade do atendimento e condições de transporte e acondicionamento do produto, serão avaliados pelo almoxarifado, porém outros itens serão avaliados pelo setor que utiliza o produto ou equipamento.

Bibliografia Consultada

SANTINI MR; CAVALCANTI OA. Qualificação de Fornecedores na Indústria Farmacêutica. Infarma 2004;12:11-2.

53 Que critérios devem ser considerados para qualificar e avaliar os fornecedores de serviços?

Helder José Celani de Souza

O preço, a qualidade e a entrega sempre foram critérios fundamentais de seleção, qualificação e avaliação de fornecedores até o final de década de 1960. Na sequência, o desempenho e a capacidade incorporaram esta lista, e novos critérios qualitativos e quantitativos continuaram a ser adicionados, conforme mostrados na lista a seguir.

- Preço.
- Sistema de qualidade em operação.
- Capacidade de entregas no prazo.
- *Lead time* de entrega
- Consistência das entregas.
- Capacidade financeira.
- Confiabilidade dos produtos a serem fornecidos
- Capacidade tecnológica.
- Capacidade de fornecimento dos volumes necessários.
- Reputação pela integridade, credibilidade e honestidade.
- Imagem e idoneidade do fornecedor.
- Sensibilidade da gerência às especificações dos compradores.
- Existência de normas e sistemas de tecnologia de informação.
- Sistema de comunicação.
- Suporte pós-venda, serviços e assessoria técnica.
- Histórico de desempenho/prêmios de desempenho.
- Disponibilidade de suporte técnico.
- Sistema de tratamento de reclamações.
- Atendimento a procedimentos de licitação.
- Atendimento à legislação, normas e procedimentos.

- Conformidade da documentação.
- Lucratividade do fornecedor.
- Variedade das linhas de produtos.
- Localização geográfica.
- Modelo de gerenciamento e estrutura organizacional.
- Contribuição à produtividade.
- Capacidade de resolução de conflitos.
- Histórico de volume de negócios.
- Referências externas e de clientes.

Um sistema ponderado é usualmente adotado para realizar a qualificação e avaliação de fornecedores, cujos levantamentos são usualmente feitos por meio de questionários, uso de consultorias especializadas, pesquisas em instituições de fornecimento de informações de idoneidade de empresas e pessoas físicas, auditorias externas e apresentação de documentação.

Bibliografia Consultada

Associação Brasileira de Normas Técnicas NBR ISO/IEC 9001, 2008.

Associação Brasileira de Normas Técnicas NBR ISO/IEC 17025, 2005.

SARKAR A; MOHAPATRA PKJ. Evaluation of supplier capability and performance: a method for supply base reduction. J Purch Supp Manag 2006;12:148-63.

SUZUKI T. TPM in Process Industries. Japan Institute of Plant Maintenance, Productivity Press, 1992.

YAMAGUTI M. Proposta de um Processo de Qualificação de Fornecedores de uma empresa globalizada, 2008.

54 Qual a diferença entre calibração e verificação de equipamentos de medição?

Helder José Celani de Souza

Os termos calibração e verificação são de grande importância e constituem um conjunto de procedimentos essenciais nos processos de acreditação laboratorial e, principalmente, no controle da qualidade dos serviços prestados que devem gerar resultados precisos e corretos aos clientes. Infelizmente, há variadas opiniões e conceitos sobre estes termos, quer seja internamente nos laboratórios, quer seja entre fornecedores de serviços de calibração e mesmo no meio industrial.

Uma definição com base normativa e abrangente diz que a calibração é o processo de testar, ajustar se necessário, determinar a correlação entre valores e reportar os resultados de um instrumento de medição, para comparar um valor desconhecido de uma medição com um padrão de referência de alta precisão e rastreável, sob condições ambientais rigorosamente controladas e dentro de uma faixa de incerteza de medição.

Verificação é a confirmação, por meio do uso de uma evidência objetiva, de que requisitos especificados foram comprovados na sua totalidade, ou seja, é a comparação de resultados contra uma especificação técnica, usualmente oriunda do fabricante do instrumento ou de fontes conhecidas. Trata-se de um procedimento realizado antes do uso do instrumento e, havendo desvio, o procedimento completo de calibração é mandatório. Verificação também pode ser entendida como um atividade experimental, com características de uma calibração simplificada, que visa fornecer evidências sobre a manutenção ou não da conformidade do instrumento, cadeia, sistema ou processo de medição. Seu objetivo é a manutenção da confiança no resultado da calibração, até que nova calibração seja efetuada.

O quadro 1 mostra e sumariza os principais pontos de diferenciação entre calibração e verificação metrológica.

Quadro 1 – Princiais diferenças entre calibração e verificação.

Característica	Calibração	Verificação
Objetivo	Determinar os erros de um instrumento de medição e, portanto, das correções a serem aplicadas	Verificar se os erros do instrumento de medição estão alterando-se ao longo do tempo
Resultado	Deve ser registrado em um documento formal e emitir um certificado ou relatório de calibração	Não é necessário gerar certificado ou relatório. Um registro com os dados da verificação e um parecer do responsável é suficiente
Processo de medição	Envolve um trabalho de determinação de erros em vários pontos de calibração espalhados entre os limites mínimo e máximo da faixa de indicação. Requer a realização de vários ciclos de calibração	Em geral um ou três pontos de verificação entre os limites mínimo e máximo da faixa de indicação são suficientes. Uma medição em cada ponto é suficiente
Avaliação da incerteza de calibração	Mandatório	Não é necessário
Tempo de execução e custo	Processo relativamente demorado e de alto custo	Processo relativamente rápido e de baixo custo
Nível de conhecimento	Exige maior especialização do executante	Exige pouca especialização do executante
Padrões de calibração	Mandatório	Pode ser realizada com padrões ou não
Procedimentos	Exige procedimento de execução detalhado	Procedimento mais simples
Frequência de realização	Definida pelo usuário ou pelo fabricante	Definida pelo usuário. Maior frequência de realização em relação à calibração
Execução	Internamente, pelo fabricante ou por laboratórios externos	Geralmente é realizada internamente
Rastreabilidade metrológica	Mandatória	Verificação intermediária não fornece rastreabilidade metrológica

Bibliografia Consultada

Associação Brasileira de Normas Técnicas NBR ISO/IEC 9001, 2008.

Associação Brasileira de Normas Técnicas NBR ISO/IEC 17025, 2005.

SARKAR A; MOHAPATRA PKJ. Evaluation of supplier capability and performance: A method for supply base reduction. J Purch Supp Manag 2006;12:148-63.

SUZUKI T. TPM in Process Industries. Japan Institute of Plant Maintenance, Productivity Press, 1992.

YAMAGUTI M. Proposta de um Processo de Qualificação de Fornecedores de uma empresa globalizada, 2008.

55 Quais os equipamentos de medição utilizados no laboratório clínico que precisam ser calibrados ou verificados periodicamente?

Claudia Meira

Segundo a NBR ISO 9000:05, equipamento de medição é um instrumento de medição, programa de computador, padrão de medição, material de referência e/ou dispositivos auxiliares, ou uma combinação deles, necessários para executar um processo de medição e, geralmente, tem várias características metrológicas que podem estar sujeitas à aferição.

É importante garantir que um equipamento de medição esteja em condição de conformidade com os requisitos para seu uso pretendido, o que é denominado de comprovação metrológica.

A Pergunta 54 aborda com detalhes as diferenças conceituais e práticas de calibração e verificação periódica.

Não iremos abordar nesta Pergunta os equipamentos analíticos, pois eles deverão seguir as orientações dos fabricantes. Abordaremos apenas os equipamentos de medição, os quais são bem diversos em um laboratório clínico, por exemplo: termômetros, cronômetros, pipetadores, balanças, pHmetros etc.

O laboratório clínico deve providenciar equipamentos necessários para realizar todas as análises e ter procedimentos operacionais padrão (POPs) ou manuais do fabricante e documentos de suporte (por exemplo, registros de manutenção) que demonstrem e forneçam evidência de que todo equipamento está devidamente validado, operado, inspecionado, limpo, mantido, testado e padronizado para garantir a boa qualidade dos resultados do ensaio. Toda a manutenção preventiva e as calibrações deverão ser programadas e realizadas pelo menos na frequência sugerida pelos fabricantes do equipamento para garantir acurácia, precisão e durabilidade do equipamento.

Ao planejar o sistema de gestão de equipamentos do laboratório, é importante definir quais e quantos são os equipamentos de medição, marca, modelo e definir a periodicidade de calibração ou verificação para cada um deles. No entanto, nem todas as normas da qualidade definem a periodicidade de calibração ou verificação, ficando sob responsabilidade do laboratório esta definição. Ao se definir a periodicidade, deve-se avaliar:

- A exigência da norma da qualidade adotada pelo laboratório.
- Se existe norma técnica aplicável, deve ser cumprida na sua íntegra.
- Os manuais do fabricante, quando aplicável.
- O impacto de uso do instrumento de medição, ou seja, o quanto ele está sujeito à descalibração pela intensidade e frequência de uso.

Também devem-se definir os critérios de tolerância para aprovação de uma calibração ou verificação, ou seja, antes de recolocar o instrumento em uso, após uma aferição, devem-se avaliar os resultados obtidos diante de critérios preestabelecidos de tolerância de variação. Além dessa informação, o laboratório deve ficar atento às necessidades de ajustes realizados após calibração. Caso o ajuste tenha sido necessário (e é recomendado que conste no laudo e/ou o laboratório seja informado), verifique se há necessidade de diminuir o intervalo da periodicidade de calibração deste instrumento, avaliar seu uso adequado ou até mesmo realizar verificações periódicas entre as calibrações para avaliar se o instrumento se mantém calibrado. É recomendado verificar se houve alguma queda ou outro evento que possa ter interferido no desempenho do equipamento.

Seguem alguns exemplos de recomendações de periodicidade, lembrando que a norma definida pelo laboratório deve ser seguida, assim como as normas técnicas e/ou legislações vigentes aplicáveis. Algumas normas da qualidade aceitam que o laboratório realize apenas a verificação periódica, tendo como referência um instrumento de medição calibrado com padrões rastreáveis pela Rede Brasileira de Calibração e algumas também aceitam que o laboratório faça um estudo dos resultados de calibrações anteriores ao longo do tempo e avalie se houve necessidade de ajuste ou não, se o instrumento se mantém calibrado, sem necessidade de reajustes, podendo ampliar a periodicidade.

pHmetro – segundo a *World Health Organization* (WHO), é recomendado realizar:

- Diariamente: calibração utilizando uma solução de pH conhecida (um ponto de calibração).
- Mensalmente: manutenção básica dos eletrodos.
- Semestralmente: manutenção geral do *corpo* do equipamento.

Balança analítica – a calibração varia com a classificação: E1 e E2: anual, e F1, F2, M1 e M2, a cada 2 anos.

O *College of American Pathologists* (CAP) recomenda realizar uma calibração usando pesos calibrados, no mínimo, anualmente e sempre que uma nova balança é instalada e quando ela é movida de lugar.

Centrífuga – calibração anual, quando se deve avaliar diferentes parâmetros: velocidade, tempo, temperatura (quando aplicável ao modelo do equipamento), podendo a temperatura, segundo a WHO, variar ± 3°C e o tempo não mais que ± 10% do tempo programado. Algumas normas da qualidade aceitam que o laboratório realize a verificação entre as calibrações por meio de um tacômetro, termômetro e cronômetros calibrados. Por exemplo, o DAIDS (Divisão de AIDS do *National Institute of Allergy and Infectious Diseases*) recomenda calibrar a velocidade no mínimo anualmente e verificar a cada seis meses usando um tacômetro calibrado e rastreável pela Rede Brasileira de Calibração (RBC).

O *College of American Pathologists* (CAP) recomenda realizar uma verificação usando um padrão calibrado, no mínimo, anualmente, sendo que, para centrífugas que têm um mecanismo de segurança que impeça a abertura da tampa durante a operação, a verificação de rpm deve ser realizada apenas por um representante de serviço autorizado do fabricante ou por um engenheiro devidamente capacitado para este fim.

Pipetas automáticas ajustáveis e de volume fixo – verificar a precisão e a reprodutibilidade dos volumes antes de colocar em serviço e depois periodicamente, a intervalos definidos e especificados. O DAIDS recomenda uma calibração trimestral, sendo que deve-se verificar a precisão e a reprodutibilidade duas vezes internamente entre as calibrações. O *College of American Pathologists* (CAP) recomenda calibrar, no mínimo, anualmente.

Termômetros – verificar os termômetros anualmente usando um dispositivo termométrico padronizado e certificado, com padrões de medição rastreáveis a padrões de medição nacionais ou internacionais.

Cronômetro – verificar a precisão a cada seis meses, comparando com um padrão certificado pela Rede Brasileira de Calibração (RBC).

Também é recomendado calibrar sempre que exista alguma suspeita de funcionamento incorreto ou despois de ter sido submetido a temperaturas inadequadas ou a outra situação que se pense que pode comprometer o funcionamento.

Bibliografia Consultada

College American of Pathologists (CAP), Accreditation Program – Laboratory General Checklist – Test Method Validation, 2012.

DAIDS Guidelines for Good Clinical Laboratory Practice Standards, Versão 01 – Pharmaceutical Product Development – 30/06/2008.

World Health Organization (WHO), Maintenance Manual for Laboratory Equipment. 2nd ed., Pan American Health Organization, 2008.

56 Quais as vantagens e desvantagens de realizar calibração internamente (no próprio laboratório)?

Ivana Maria Pereima Brubaker

Realizar calibração internamente, ou seja, utilizando a própria infraestrutura do laboratório, arcando com as despesas, treinando e mantendo pessoal capacitado, mantendo o controle de demanda, tempo e necessidade de rastreabilidade a padrões de referência, é uma decisão da direção do laboratório.

Vantagens

- Transporte: tempo e custo são, na maioria das vezes, reduzidos, e contratos com *courriers*, não aplicáveis, uma vez que não há necessidade de envio dos instrumentos para empresa externa.
- Solução imediata: por tratar-se de um processo mais rápido, em caso de resultados de calibração não aceitáveis, a substituição do instrumento pode ser imediata.
- Custo operacional: na maioria das vezes, mais baixo.

Desvantagens

- Padrões de referência: aquisição, controle e manutenção.
- Infraestrutura: para a grande maioria dos instrumentos a serem calibrados, o processo de calibração requer estruturas física e ambiental especiais.
- Certificados de calibração: a menos que o laboratório tenha seu serviço certificado pela RBC, os certificados emitidos não apresentam reconhecimento oficial de qualidade de um laboratório de calibração.
- Custo operacional: na maioria das vezes, mais elevado.

Bibliografia Consultada

NBR ISO/IEC 17025 – Requisitos Gerais para a competência de laboratórios de ensaio e calibração, 2005.

57 Quais os requisitos mínimos necessários para que o laboratório possa realizar as calibrações e/ou verificações internamente?

Helder José Celani de Souza

Seguir rigorosamente a norma ABNT ISO/NBR 17025 é mandatório.

O local adequado para calibração e verificação de equipamentos é fundamental. Deve prover recursos técnicos de temperatura e umidade ambiente controladas, tensão estabilizada com equipamento de energia ininterrupta, gerador de energia, bancadas profissionais para a realização de procedimentos e armários apropriados para armazenamento de equipamentos e padrões.

O laboratório deve possuir equipamentos de medição com precisão superior aos equipamentos sob calibração e verificação e padrões calibrados e rastreados.

Os procedimentos de calibração e verificação devem ser elaborados e revisados anualmente, aprovados por profissionais responsáveis, disponibilizados e de fácil acesso pelos usuários.

As equipes de técnicos de calibração e verificação de instrumentos devem ser treinadas periodicamente e todo treinamento deve possuir registros documentados.

Um sistema de controle e gerenciamento dos serviços de calibrações deve ser implantado de modo a facilitar registros de ordem de serviços e armazenamento seguro de dados e informações das calibrações.

Ao término de cada calibração, é mandatória a emissão de um certificado, ou laudo, ou ainda relatório formal e oficial, contendo os resultados antes e depois da calibração. Para verificação, este laudo não é mandatório, bastando um registro no próprio equipamento, se possível, ou em um livro de registros do setor ou um apontamento no sistema de gerenciamento da manutenção.

Os padrões primários devem ser rastreáveis e, obrigatoriamente, possuir laudos ou certificados de calibração emitidos por órgão credenciado, rastreável e com padrões e equipamentos de maior precisão que os existentes no laboratório.

Um sistema de gerenciamento de documentações técnicas dos equipamentos deve ser implantado para todos os equipamentos sob calibração, com fluxo de revisões e aprovações, assim como fácil acesso aos usuários.

Um plano anual de calibrações e manutenções programadas, um plano de treinamento e reciclagem das equipes do laboratório e planos de ações devem ser elaborados, documentados e acompanhados pela gestão do laboratório.

Bibliografia Consultada

Associação Brasileira de Normas Técnicas NBR ISO/IEC 9001, 2008.

Associação Brasileira de Normas Técnicas NBR ISO/IEC 17025, 2005.

SARKAR A; MOHAPATRA PKJ. Evaluation of supplier capability and performance: A method for supply base reduction. J Purch Supp Manag 2006;12: 148-63.

SUZUKI T. TPM in Process Industries. Japan Institute of Plant Maintenance, Productivity Press, 1992.

YAMAGUTI M. Proposta de um Processo de Qualificação de Fornecedores de uma empresa globalizada, 2008.

58 Quais as centrífugas que realmente precisam ser calibradas/verificadas no laboratório? É necessário calibrar centrífugas que são utilizadas apenas na fase pré-analítica?

Nairo Massakazu Sumita

A centrífuga é utilizada no ambiente do laboratório clínico com a finalidade de acelerar a separação gravitacional, por meio da sedimentação de componentes de densidades distintos. A centrífuga é composta basicamente por um motor, o qual está instalado na base da unidade, um eixo que se estende verticalmente, e uma plataforma (rotor), o qual sustenta as caçapas onde são acondicionadas as amostras a serem centrifugadas. A separação ocorre em razão da força centrífuga, também denominada de força centrífuga relativa ou RCF (sigla na língua inglesa e que será adotada neste texto), que faz girar os materiais em uma velocidade relativamente elevada em torno de um polo central.

A separação eficiente e a preservação dos componentes presentes em uma amostra biológica dependem da aplicação de uma RCF adequada e individualizada para cada tipo de amostra. Assim, é imprescindível que todas as centrífugas do laboratório sejam periodicamente revisadas e calibradas para que se garanta seu funcionamento correto.

A RCF pode ser obtida com o uso de uma escala denominada nomograma de força centrífuga ou por uma equação matemática onde:

$$RCF = 1{,}118 \times 10^{-5} \times r \times n^2$$

sendo:

r = distância radial do centro do rotor da centrífuga à base do tubo (raio) em centímetros;

n = velocidade de rotação da centrífuga na unidade revoluções por minuto (rpm).

Um programa de gestão de equipamentos é fundamental para garantir o funcionamento das centrífugas nas condições ideais. A seguir, descrevemos um exemplo de lista de verificação para fins de manutenção preventiva, aplicado pelo Grupo de Gestão de Equipamentos do Núcleo de Gestão da Qualidade da Divisão de Laboratório Central do Hospital das Clínicas da Faculdade de Medicina da Universidade de São Paulo (DLC – HCFMUSP). Esta lista de verificação, aplicada para todas as centrífugas em uso na DLC – HCFMUSP, foi auditada e aprovada pelas seguintes normas: NBR ISO 9001, Programa de Acreditação para Laboratórios Clínicos (PALC–SBPC/ML), Programa de Acreditação Laboratorial do *College of American Pathologists* (CAP) e do *National Institute of Health* (NIH) dos Estados Unidos.

Quadro 1 – Manutenção de verificação que deve ser executada pela equipe.

Manutenção de verificação: executada pela equipe do laboratório
1. Verificar a posição correta das caçapas no rotor
2. Verificar a presença de vibração e ruído anormal
3. Verificar vedação da tampa
4. Realizar a limpeza interna e externa do equipamento
5. Registrar todas as quebras de tubos ocorridas durante o período

Quadro 2 – Manutenção trimestral recomendada para ser realizada por terceiros.

Manutenção trimestral: executada por terceiros
1. Efetuar a leitura com o tacômetro nas rotações de uso
2. Efetuar a leitura com cronômetro nos tempos de uso
3. Verificar o desgaste do carvão
4. Verificar a necessidade de manutenção corretiva
5. Preencher *check list* do plano de manutenção preventiva
6. Fixar etiqueta com a data da manutenção e retirar a obsoleta

Quadro 3 – Manutenção semestral recomendada para ser realizada por terceiros.

Manutenção semestral: executada por terceiros
1. Limpeza e lubrificação interna e externa
2. Limpeza dos pontos de contato elétrico
3. Verificar o sensor que detecta o desbalanceamento das caçapas
4. Verificar o motor, a trava da tampa e as teclas de controle
5. Verificar o sistema de refrigeração, quando aplicável
6. Realizar o plano de manutenção padrão conforme determinação do fabricante

Bibliografia Consultada

GUDER W et al. Diagnostic samples: from the patient to the laboratory. The impact of preanalytical variables on the quality of laboratory results. 4th ed. Weinheim: Wiley-Blackwell, 2009.

Sociedade Brasileira de Patologia Clínica/Medicina Laboratorial (SBPC/ML). Gestão da fase pré-analítica – Recomendações da Sociedade Brasileira de Patologia Clínica/Medicina Laboratorial. 2010. Disponível em: www.sbpc.org.br. Acessado em 07 jun 2012.

Sociedade Brasileira de Patologia Clínica/Medicina Laboratorial (SBPC/ML). Recomendações da Sociedade Brasileira de Patologia Clínica/Medicina Laboratorial para coleta de sangue venoso. 2009. Disponível em: www.sbpc.org.br. Acessado em 07 jun 2012.

YOUNG DS et al. Specimen collection and processing. In: Burtis CA et al. Tietz textbook of clinical chemistry and molecular diagnostics. 4th ed., St. Louis: Elsevier Saunders, 2006, p. 41-58.

59 Por que não se recomenda utilizar geladeiras *frost-free* para armazenamento de reagentes e amostras biológicas em laboratórios de análises clínicas?

Gustavo Aguiar Campana

Os refrigeradores *frost-free*, não possuem o gelo para o processo de refrigeração, porém apresentam maior oscilação na temperatura devido aos ciclos de degelo, e podem ocasionar que amostras em pequenos volumes fiquem secas.

Bibliografia Consultada

HOLLAND NT; SMITH MT; ESKENAZI B; BASTAKI M. Biological sample collection and processing for molecular epidemiological studies. Mut Res 2003;543:217-34.

MELO MR et al. Coleta, transporte e armazenamento de amostras para diagnóstico molecular. J Bras Patol Med Lab 2010;46(5).

60 Como realizar a desinfecção das bancadas e equipamentos em laboratórios clínicos?

Carmen Paz Oplustil

Uma das atividades mais importantes para manter a área física e os equipamentos em condições adequadas é a limpeza geral do laboratório. A limpeza inclui o cuidado com as superfícies e com o resíduo gerado dentro do laboratório.

Em geral, a responsabilidade da limpeza dos equipamentos é dos próprios analistas de laboratório porque são as pessoas que entendem do funcionamento dos equipamentos. A limpeza das bancadas, pias, capelas e fluxos deve ser realizada pelos analistas após cada utilização, como parte das boas práticas de laboratório. Os profissionais de limpeza geral são encarregados da limpeza das áreas comuns (pias, bancadas, piso, paredes) e devem receber treinamento específico para realizar essas tarefas. Eles devem fazer a limpeza e não a descontaminação das bancadas que deveria ter sido efetuada pelos profissionais.

Algumas definições importantes para o entendimento do processo de limpeza das áreas são:

- Esterilizar – processo que destroi qualquer tipo de microrganismo (vírus, protozoários, bactérias, micobactérias, esporos e fungos).
- Desinfecção – processo químico que visa destruir ou inativar irreversivelmente vírus, protozoários, bactérias e/ou fungos, mas não necessariamente esporos. A maioria dos desinfetantes não tem atividade esterilizante.
- Descontaminação – procedimento que diminui ou elimina a contaminação microbiana reduzindo o risco de transmissão da infecção.
- Antisséptico – substância química que inibe o crescimento e desenvolvimento de microrganismos sem necessariamente matá-los. Em geral, são utilizados sobre a pele ou tecido.
- Germicida – agente que mata microrganismos patogênicos ou não patogênicos em superfícies inanimadas.

Quadro 1 – Procedimentos e produtos utilizados para descontaminação de artigos e superfícies do laboratório.

Descontaminante	Concentração/ Procedimento	Tempo de contato	Atividade contra	Características importantes	Aplicação
Autoclave: 15psi Autoclave 27psi	Vapor saturado 121ºC Vapor saturado 132ºC	50-90min 10-20min	• Bactérias • Micobactérias • Esporos • Fungos • Vírus	Riscos de queimadura se operada inadequadamente	• Resíduos infectantes • Líquidos • Vidrarias
Incinerador elétrico de bancada	Aquecimento 600-900ºC	Mínimo de 5s e máximo de 30s	• Bactérias • Micobactérias • Esporos • Fungos	Riscos de queimadura	• Alças e fios bacteriológicos
Quaternário de amônio	0,1-2%	10-30min	• Bactérias (v) • Fungos (v) • Vírus lipofílicos (ex.: HIV, HBV)	• Tóxico se absorvido ou ingerido • Inativado por material orgânico	• Pisos, mobiliários e paredes
Fenóis	0,2-5%	10-30min	• Bactérias • Micobactérias • Fungos • Vírus hidrofílicos (v) • Vírus lipofílicos	• Efeito residual • Corrosivo • Efeito irritante de pele e olhos • Tóxico se absorvido ou ingerido	• Descontaminação ambiental, de bancadas, pisos e superfície contaminados com material infectante

Descontaminante	Concentração/ Procedimento	Tempo de contato	Atividade contra	Características importantes	Aplicação
Cloro e compostos clorados	0,1-2% (1.000 a 20.000ppm)	10-30min	• Bactérias • Micobactérias • Fungos • Esporos (v) • Vírus	• Inativados por matéria orgânica • Efeito residual • Corrosivos • Efeito irritante de pele, olhos e trato respiratório • Tóxico se absorvidos ou ingeridos	• Descontaminação ambiental de bancadas, pisos e superfícies contaminados com material infectante
Álcool etílico	70-85%	10-30min	• Bactérias • Micobactérias • Fungos • Vírus hidrofílicos (v) • Vírus lipofílicos	• Inativado por matéria orgânica • Efeito irritante de pele • Efeito irritante de olhos • Tóxico se absorvido ou ingerido	• Superfícies de equipamentos • Antissepsia de pele•

v = poder germicida variável

Bibliografia Consultada

Clinical and Laboratory Standards Institute – CLSI. Clinical Laboratory Safety. Approved Guideline. CLSI – GP17-A2. 2nd ed. Pennsylvania: Clinical and Laboratory Standards Institute, 2004.

Clinical and Laboratory Standards Institute – CLSI. Protection of Laboratory Workers from occupationally Acquired Infections. Approved Guideline. CLSI – M29-A3. 3rd ed. Pennsylvania: Clinical and Laboratory Standards Institute, 2005.

FLEMING DO; RICHARDSON JH; TULIS JJ; VESLEY D. Laboratory Safety – Principles and Practices. 2nd ed.Washington, DC: American Society for Microbiology, 1995.

OPLUSTIL OPL; ZOCCOLI CP; TOUBUTI CM; SINTO SI. Procedimentos Básicos em Microbiologia Clínica. 3ª ed. São Paulo: Sarvier, 2010.

61 Como garantir que as amostras e reagentes armazenados (setor técnico e suprimentos) estejam na temperatura adequada durante todos os períodos da semana?

Álvaro Pulchinelli

Essa Pergunta contempla um dos aspectos daquilo que se convencionou chamar de cadeia de frio. Este conceito de rede de frio ou cadeia de frio é o processo de armazenamento, conservação, manipulação, distribuição e transporte dos reagentes e amostras, e deve garantir as condições adequadas de refrigeração, desde a coleta das amostras até a liberação do resultado final.

O objetivo final da rede de frio é assegurar que todos os reagentes e amostras mantenham suas características inalteradas, para um resultado adequado, posto que analitos e reagentes são produtos termolábeis, isto é, deterioram-se quando expostos a variações de temperaturas inadequadas à sua conservação. É necessário, portanto, mantê-los constantemente refrigerados, utilizando instalações e equipamentos adequados em todas as bases de coleta e transporte. O manuseio inadequado, equipamento com defeito ou falta de energia elétrica podem interromper o processo de refrigeração, comprometendo o processo como um todo.

Os equipamentos básicos para essa finalidade são: câmara fria, congeladores e refrigeradores.

As câmaras frias são ambientes especialmente projetados para a armazenagem de produtos predominantemente em baixas temperaturas e em grandes volumes. Podem ser reguladas para trabalhar mantendo as mais diversas temperaturas, tanto positivas quanto negativas. As características básicas de uma câmara são:

- Isolamento das paredes internas do ambiente a ser refrigerado.

- Sistema de ventilação no interior da câmara, para facilitar a distribuição do ar frio pelo evaporador.
- Compressor e condensador dispostos na área externa à câmara, com boa circulação de ar.
- Antecâmara, com temperatura de +4°C, para auxiliar o isolamento do ambiente e prevenir a ocorrência de choque térmico.
- Alarmes de baixa e alta temperatura, para alertar a ocorrência de falta de energia elétrica.
- Alarme audiovisual indicador de abertura de porta.
- Dois sistemas independentes de refrigeração instalados: um em uso e outro reserva.
- Sistema de alarme com registrador de temperatura.

Os cuidados básicos na operação desse equipamento são:

- Fazer a leitura da temperatura interna, diariamente, no início da jornada de trabalho, no início da tarde e no final do dia. Outra forma é utilizar termômetros que possam avaliar a variação da temperatura, o que pode ser mais bem assegurado com o uso de termômetros que registram temperatura máxima e mínima durante um período de tempo, permitindo análise em todo o período entre as medições.
- Testar os alarmes diariamente.
- Usar equipamento de proteção individual para trabalhar dentro da câmara: calça, casaco com capuz, botas, luvas.
- Não deixar a porta aberta por mais de 1 minuto ao colocar ou retirar reagentes ou amostras. E somente abrir a câmara depois de fechada a antecâmara.
- Certificar-se periodicamente (no mínimo mensal) de que a vedação da porta da câmara está adequada, isto é, se a borracha não apresenta ressecamento, reentrância, ou abaulamento em suas bordas e a trava de segurança está em perfeito funcionamento.
- Observar para que a luz interna da câmara não permaneça acesa quando não houver pessoas trabalhando em seu interior.
- Certificar-se de que a porta da câmara esteja fechada corretamente.
- Fazer a limpeza da câmara e manutenção periodicamente.

Os congeladores (ou *freezers*) são equipamentos destinados, preferencialmente, para estocagem de amostras e reagentes a –20ºC. Sua instalação deve ser em local bem arejado, sem incidência da luz solar direta e longe de equipamentos que desprendam calor, uma vez que o condensador necessita dissipar calor para o ambiente. Os cuidados básicos do equipamento devem:

- Fazer a leitura da temperatura diariamente no início da jornada de trabalho da manhã, da tarde e no final do dia.
- Não deixar a porta aberta sem necessidade.
- Certificar-se de que a porta está vedando adequadamente. Uma dica é usar uma tira de papel com 3cm de largura, aproximadamente. Coloca-se a tira de papel entre a borracha da porta e a geladeira. Se ao puxar o papel a borracha apresentar resistência, a vedação está adequada, porém, se o papel sair com facilidade, pode ser indicativo da necessidade de se trocar a borracha. Esse teste deverá ser feito em vários pontos da porta, especialmente nos quatro ângulos.
- Fazer o degelo a cada 30 dias ou sempre que necessário; não deixar acumular gelo nas paredes, em espessura maior que 0,5cm, porque isto compromete a conservação, visto que o gelo é um material isolante e não deixa passar o frio.
- Usar tomada exclusiva para cada equipamento.
- As geladeiras (ou refrigeradores) são equipamentos destinados à estocagem em temperaturas positivas a +2ºC. Os cuidados são parecidos com os dos *freezers*, mas com algumas particularidades:
- Instalá-las em local arejado, distante de fonte de calor, sem incidência de luz solar direta, em ambiente climatizado, bem nivelada e afastada 20cm da parede e em ambiente até +18ºC.
- Não permitir armazenar outros materiais (alimentos, bebidas etc.).
- Certificar-se de que a porta está vedando adequadamente.
- Fazer o degelo a cada 15 dias ou quando a camada de gelo for superior a 0,5cm.
- Não colocar nenhum elemento na geladeira que dificulte a circulação de ar.

A esses cuidados somam-se o uso de um sistema da qualidade adequado às demandas do Serviço, para controlar a temperatura desses equipamentos.

Vários instrumentos estão disponíveis neste sentido. Vão desde termômetros simples analógicos até aparelhos digitais com alarme, memórias de temperatura e interfaceáveis. Os dados obtidos podem ser contínuos ou apenas registros de temperatura máxima e mínima, bem como aviso sobre interrupção do fornecimento de energia elétrica. Dispositivos portáteis, de uso autônomo (alimentados por baterias ou pilhas), também são úteis no acompanhamento das amostras de pontos de coletas distantes até o setor técnico.

Bibliografia Consultada

Ministério da Saúde, Fundação Nacional da Saúde. Manual de Rede de Frio. 3ª ed., 2001.

MCCOLLOSTER PJ. US vaccine refrigeration guidelines: loose links in the cold chain. Hum Vaccin 2011;7(5):574-5. Epub 2011 May 1.

IX

GESTÃO DE PESSOAS

62 Como podemos definir ("levantar") as competências necessárias dos colaboradores para cada cargo do laboratório?

Janete Ana Ribeiro Vaz

Para Resende (2001), as competências podem ser categorizadas da seguinte forma:

- **Técnicas** – domínio apenas de determinadas especialidades.
- **Intelectuais** – aplicações de aptidões mentais.
- **Cognitivas** – misto de capacidade intelectual com domínio de conhecimento.
- **Relacionais** – envolvem atividades práticas de relações e interações.
- **Sociais e políticas** – relações e participações na sociedade.
- **Didático-pedagógicas** – voltadas à educação e ao ensino.
- **Metodológicas** – técnicas e meios de organização de atividades e trabalhos.
- **Lideranças** – habilidades pessoais e conhecimentos de técnicas de influenciar e conduzir pessoas.
- **Organizacionais** – competências de organização e gestão empresarial.

Todas elas são levadas em consideração na avaliação de desempenho dentro da realidade e cultura da organização.

Rabaglio (2001) define significados para essas letras, assim como segue: a junção das três iniciais (CHA) conhecimentos, habilidades e atitudes (C + H + A) é tudo o que uma função/cargo de uma empresa exige para que o serviço/produto seja bem administrado e de boa qualidade.

- **C = saber** (conhecimentos adquiridos no decorrer da vida, nas escolas, universidades, cursos etc.).

- **H = saber fazer** (capacidade de realizar determinada tarefa, física ou mental).
- **A = querer fazer** (comportamentos que temos diante de situações do nosso cotidiano e das tarefas que desenvolvemos no nosso dia a dia).

Consideramos competências como a combinação sinérgica de conhecimentos, habilidades e atitudes capazes de gerar comportamentos que agreguem valor para o indivíduo e para a organização. A partir dessa perspectiva, vemos habilidade como compondo o "saber fazer", estando relacionada ao domínio psicomotor e à capacidade de realizar determinada tarefa física ou mental, fazendo uso real do conhecimento adquirido; e a atitude como compondo o "querer fazer", relacionada ao domínio afetivo e aos comportamentos que temos diante de situações do nosso cotidiano e das tarefas que desenvolvemos em nosso dia a dia. Seguindo os pressupostos acima, toda definição de cargos deve ser realizada com foco em competências, visando levantar quais são os conhecimentos, as habilidades e as atitudes necessárias ao colaborador para que desempenhe suas atividades com maestria, alcançando os resultados esperados pela empresa.

É fundamental que esta definição seja feita por um comitê de pessoas, com visões multidisciplinares sobre o trabalho, o cargo e até a cultura organizacional de cada empresa, afinal, fatores da cultura influenciam muito no "como fazer". Por isso, além dos especialistas de recursos humanos (RH), a participação da diretoria, dos gestores relacionados ao cargo e dos indivíduos que exercem o cargo dentro da organização são fundamentais no levantamento das competências de cada cargo. Esses diversos olhares, partindo de diferentes perspectivas e contribuições, são peças indispensáveis para que o levantamento das competências seja o mais completo e assertivo possível.

Bibliografia Consultada

RABAGLIO MO. Seleção por Competências. 2ª ed. São Paulo: Educator, 2001.

RESENDE E. O livro das Competências. Rio de Janeiro: QualityMarky, 2003.

63 Uma vez estabelecidas as competências necessárias para cada cargo e função, como o laboratório pode desenvolvê-las nos colaboradores que não as têm?

Dayse Fonseca Carnaval Ferreira

Consideramos como competências um conjunto de conhecimentos, habilidades e atitudes que sustentam o resultado do profissional em sua função/cargo na organização.

O desenvolvimento de competências de conhecimento é realizado por meio de ações de desenvolvimento – participação em treinamentos, visitas técnicas, cursos de especialização, treinamento *on the job*, participação em seminários e congressos, além de leitura de livros, manuais e revistas técnicas.

As competências de habilidades e atitudes podem ser desenvolvidas por meio do *feedback* do gestor, que orienta o colaborador na direção do comportamento esperado em função dos valores praticados pela organização e das demandas de clientes. Os aspectos comportamentais desejáveis precisam estar claramente explicitados e ser avaliados periodicamente pelo gestor, pelos colegas pares e pelos clientes – avaliação 360 graus ou multivisão.

Bibliografia Consultada

Baseada em experiência pessoal do colaborador.

64 Quando um candidato contempla parcialmente as competências necessárias para o cargo pretendido, o que pode ser feito?

Cássia Maria Zoccoli

No cenário atual do mercado de trabalho, onde a captação e a retenção de talentos representam dois grandes desafios para as empresas, quando o candidato contempla parcialmente as competências é necessário identificar o tipo de competência exigida para ocupar o cargo. Se for uma competência que possa ser desenvolvida internamente, o próprio processo de seleção identificará se ele tem potencial para desenvolvê-la. Testes de conhecimento, dinâmicas de grupo e a própria entrevista estão entre as ferramentas que irão lhe ajudar. Cabe salientar ao candidato quais são as necessidades da empresa e se ele tem interesse e deseja desenvolver-se para atender às exigências do cargo. Conforme exposto por Druker: "Com a rapidez das mudanças naquilo que se faz e em como se faz, não existe conjunto de habilidades que se encaixe em espectro de tarefas tão amplo e variável". Relata ainda que a primeira regra para a contratação é "examine numerosas pessoas potencialmente qualificadas". O autor indica que podemos desenvolver as competências necessárias. Explica na segunda regra "enfatize o que o candidato pode trazer para o cargo e para a organização, em vez de salientar as lacunas de habilidades e os pontos fracos dos currículos", bem como destaca na quinta e última regra " é muito mais fácil reavaliar o candidato depois que já está algum tempo na posição".

Os gestores possuem um papel importante no desenvolvimento das competências do novo colaborador. Um plano de treinamento deve ser elaborado e colocado em prática. A partir daí, deverá ser realizada a avaliação inicial da competência. Se ele demonstrar que desenvolveu a competência necessária, deve ainda ser avaliado após seis meses e, novamente, um ano depois, sempre oferecendo e buscando *feedback* para evidenciar a manutenção da competência. Chiavenato cita: "Muitas empresas estão partindo para universidades corporativas exatamente para disseminar competências, atitudes, habilidades e conhecimentos vitais para o sucesso de seu negócio".

Cabe salientar que o principal ingrediente nessa relação é o respeito. Tratar o candidato como se fosse um cliente que também tem suas necessidades e expectativas e que escolhe a organização com a qual irá fazer negócios.

"Se não podemos contratar gênios, podemos construir uma equipe genial". (Maria Rita Gramigna)

Bibliografia Consultada

CHIAVENATO I. Administração: teoria, processo e prática. 4ª ed. Rio de Janeiro: Elsevier, 2010. p. 389.

EDERSHEIM EH. A essência de Peter Drucker: uma visão do futuro. Tradução Afonso Celso da Cunha Serra. Rio de Janeiro: Elsevier, 2007, p. 144.

65 Como integrar um novo colaborador ao laboratório? Qual o conteúdo mínimo de capacitação e o tempo necessário?

Janete Ana Ribeiro Vaz

As empresas que adotam um modelo de excelência de gestão precisam incorporar o conceito de integração para alcançar seus objetivos.

As organizações que adotam essa prática ganham em produtividade e qualidade e diminuem riscos e falhas.

O plano de integração tem como objetivo a plena assimilação do novo colaborador à cultura organizacional, além de facilitar seu relacionamento com todas as áreas da empresa. Nesse treinamento introdutório, torna-se possível repassar ao novo colaborador a ideologia da instituição, assim como suas políticas internas e da qualidade.

Esse momento é ideal para repassar política de benefícios e o PDC (Plano de Desenvolvimento e Carreira), pois essa nova etapa de sua vida profissional, propicia um campo fértil ao incentivo pela busca do conhecimento, pelo engajamento nas novas funções.

A integração deve ser realizada nos primeiros 90 dias, período em que o profissional está em contrato de experiência.

É a oportunidade para treinar e mostrar ao novo contratado as diretrizes e políticas da empresa, conhecendo o processo, bem como os diferentes setores de trabalho e a equipe em que será integrado.

A empresa deverá fazer com que o novo colaborador, ao chegar, perceba que houve uma preparação para recebê-lo.

É importante ter uma política de boas-vindas. Antes mesmo de ser recebido, a empresa faz contato de boas-vindas por meio de uma carta nominal assinada pelo presidente que é enviada para a residência do novo contratado. Ser recebido com cartazes de boas-vindas contendo seu nome e cargo, espalhados por toda a empresa, oferecer um lanche especial com a presença da diretoria, fazer um *tour* e apresentação de todos os setores e equipes da empresa são opções de como iniciar o processo de integração.

Neste período deverá ser apresentado o histórico da organização, política da empresa, bem como o reforço da ideologia: o negócio, missão, visão e valores, organograma, políticas da qualidade; processos técnicos e analíticos, perfil do colaborador, código de conduta ética, procedimentos de saúde e segurança no trabalho, processos de treinamento e avaliação de desempenho e *feedback* no período de experiência, apresentação das ferramentas de comunicação interna, benefícios oferecidos pela organização e o PDC (plano de carreira).

O colaborador também recebe seu uniforme e crachá de trabalho na forma de um presente, para que entenda o valor daquela vestimenta e se sinta como parte do time. Após informações sobre a organização como um todo, será recebido em seu setor/área pelo seu líder imediato e colegas de equipe, que são responsáveis por dar continuidade aos treinamentos.

Outro momento importante, ainda como parte da integração, é proporcionar um encontro dos novos colaboradores com todos os gestores da empresa, para conhecer detalhadamente os processos das áreas. Esse momento costuma ser chamado de TBI (treinamento básico introdutório), realizado ainda no período de 90 dias.

Bibliografia Consultada

RABAGLIO MO. Seleção por Competências. 2ª ed. São Paulo: Educator, 2001.

RESENDE E. O livro das Competências. Rio de Janeiro: QualityMarky, 2003.

66 O que devemos considerar para elaborar um plano de educação continuada para um laboratório?

Dayse Fonseca Carnaval Ferreira

A educação continuada é construída a partir das demandas da organização e de sua visão de futuro. O investimento deve considerar a realidade presente e as necessidades do planejamento estratégico.

Com base nas demandas será elaborado e disponibilizado o conteúdo educacional apropriado. É fundamental considerar investimentos na preparação de pessoas para posições futuras visualizadas no plano estratégico da organização.

O conteúdo da educação continuada deve considerar investimentos em conhecimentos específicos e habilidades necessárias para o trato com o cliente e o exercício da função.

No caso de um laboratório clínico, podemos destacar alguns temas: legislação aplicável, biossegurança, gestão de resíduos, gestão da qualidade, gestão de riscos, controle da qualidade analítica, indicadores, entre outros.

Bibliografia Consultada

Baseada em experiência pessoal do colaborador.

67 Quais os critérios mínimos que devem conter uma avaliação de competências no laboratório e como aplicá-la?

Dayse Fonseca Carnaval Ferreira

Uma avaliação de competências precisa considerar os conhecimentos, as habilidades e as atitudes necessárias ao atingimento dos resultados esperados das pessoas na posição que ocupam na organização. O modelo de avaliação deverá ser construído especialmente para cada organização, uma vez que precisa estar calcado em sua cultura, valores, negócio, objetivos e metas.

As competências definidas devem estar classificadas como:

- Corporativas – a serem praticadas por todos da organização independente de sua posição.
- De gestão – direcionadas aos que ocupam posição de liderança de equipes.
- De funções técnicas – de aplicação para o corpo técnico, administrativo e da operação.

A aplicação do modelo considera a possibilidade de avaliação dos profissionais, *feedback* da avaliação e consequente definição de planos de desenvolvimento individuais e coletivos. A avaliação abre a possibilidade de visualização do comportamento das pessoas por diferentes observadores: gestor, colegas, clientes. Para os gestores também auxilia a visão de sua forma de atuação como líder por sua equipe de trabalho.

Bibliografia Consultada

Baseada em experiência pessoal do colaborador.

X

Sistema de Informação Laboratorial

68 Quais dados laboratoriais devem ser submetidos a *backup* e com que periodicidade?

Renato Casella

Distintos tipos de dados são mantidos por sistemas em geral e por sistemas laboratoriais em particular. A necessidade de realização de cópias de segurança (*backups*), assim como a periodicidade da sua realização, é decorrente diretamente da importância desses dados e da frequência de sua atualização.

- Para os dados de **movimento** (pacientes, pedidos, exames, resultados etc.), antes mesmo de se falar de *backup*, há que se adotarem mecanismos de redundância que permitam não se perderem dados quaisquer quando de um acidente, pois as consequências da necessidade de sua recuperação a partir de um *backup*, ainda que distante poucas horas do momento do acidente, podem significar um verdadeiro caos na operação do laboratório. Na existência desses mecanismos, o *backup* propriamente dito pode ser realizado em base diária, ou em periodicidade ainda menor, se possível. Dependendo do sistema de informação laboratorial (LIS) adotado, o sistema gerenciador de banco de dados pode ser capaz de realizar o *backup* "a quente", ou seja, com o sistema em operação normal, sem a necessidade de paralisação para sua realização e, portanto, capaz de ser realizado algumas vezes durante o dia, de forma incremental.
- Para os dados de **configuração** (tabelas, dicionários, regras de negócios etc.), a princípio só há necessidade de *backup* quando há alguma alteração. Como o monitoramento da ocorrência dessas alterações pode significar custo elevado diante da realização pura e simples dos *backups*, esta segunda opção é a geralmente adotada

pelas empresas. Em geral, a periodicidade diária é suficiente, considerando-se ser possível a reconstrução das configurações ocorridas no dia sem grande prejuízo para o laboratório.

- Para os dados de **rastreabilidade** (*logs*, *traces* etc.), o *backup* deveria acompanhar os dados de movimento, pois parte da rastreabilidade refere-se a eles. Na impossibilidade de assim proceder, que tenham *backup* diário ao menos.
- Os dados de **trabalho** (listas de trabalho, filas de pendências etc.) devem constar de *backups* apenas se constituírem evidências ou guardarem informações essenciais à rastreabilidade do processo, o que deve ser avaliado pelo laboratório caso a caso.

As recomendações acima estão sujeitas à capacidade do LIS de segregar tais dados em função de seus tipos, o que muitos sistemas não fazem. Assim, o administrador de dados do laboratório deverá adotar postura conservadora, estendendo as regras mais rigorosas a todas as categorias de dados.

Bibliografia Consultada

Baseada em experiência pessoal do colaborador.

69 Como garantir a segurança dos dados laboratoriais a um custo viável para o laboratório?

Roberto Góis dos Santos

O primeiro passo é entender quais são os dados laboratoriais que devem ser assegurados. Em geral, são considerados dados todas as informações dos pacientes e os dados de resultados gerados pelo laboratório ao executar os exames. Sabendo quais são os dados, deve-se fazer um levantamento de onde eles são gerados, se são gerados interna, externamente ou ambos. Mapeada a origem dos dados, é necessário estabelecer o ponto único de armazenamento, o qual chamamos de banco de dados. Esse armazenamento é realizado em um equipamento físico: servidor ou *storage*. E também é necessária uma aplicação para execução de *backup* desses dados. É importante, além de executar o *backup*, realizar testes para se certificar que os dados estão acessíveis, caso exista a necessidade de restaurá-los. Isso pode ser feito mediante um simples teste em que se solicita a equipe de TI (tecnologia da informação) responsável pelo banco de dados e *backup* que façam a restauração de determinados dados. Dessa forma, o processo de *backup* é validado.

Tudo isso deve ser feito com base em um política de gerenciamento de dados, que deve determinar por quanto tempo os dados devem ser guardados, quem são os responsáveis pela execução do processo, quem poderá solicitar *backup* e restauração de dados e de qual(is) dado(s).

Em suma, podemos afirmar que itens de tecnologia por si só nunca resolverão a questão totalmente sem que haja dedicação na confecção de um plano claro e objetivo. Dessa forma, a união desses itens certamente estabelecerá um padrão de qualidade diferenciado na gestão segura dos dados laboratoriais.

Bibliografia Consultada

http://libraries.mit.edu/guides/subjects/data-management/backups.html

70 Quais as mídias mais seguras para realizar o *backup* dos dados laboratoriais de forma a garantir a rastreabilidade e a acessibilidade aos dados?

Renato Casella

Em geral, as cópias de segurança (*backups*) são utilizadas para duas principais finalidades: a recuperação de um arquivo ou outro que se danificará ou se perderá pelas mais diversas causas cotidianas – dos pequenos acidentes à imperícia –, ou a reabilitação do sistema após um grave acidente (incêndio, roubo de equipamentos etc.). Como as soluções de *backup* adotadas para o segundo caso cobrem também o primeiro caso, indicamos que se adotem medidas suficientes para a recuperação do ambiente operacional diante de graves acidentes.

Como consequência dessa primeira premissa, fica claro que as mídias de *backup* não podem estar no mesmo local em que residem os servidores e depósitos de dados. Em outras palavras, tais mídias devem ser mantidas fora dessas instalações, em local seguro e distante, sendo trazidas apenas para a realização do *backup* e devolvidas a esse local seguro logo após sua conclusão. Esse local seguro será definido em função da política de segurança do laboratório, variando da casa do administrador a um depósito em outro prédio da empresa. Dependendo da opção adotada, o laboratório deverá considerar o uso de criptografia no *backup*, o que, embora aumente o tempo necessário à sua realização, evita o acesso não autorizado aos dados.

Outra premissa é de que todo e qualquer tipo de mídia está sujeito a falhas. Portanto, sua qualidade deve ser monitorada, da mesma forma e com a mesma responsabilidade com que os laboratórios monitoram a qualidade dos demais itens de sua operação. Portanto, o administrador de dados deve programar recuperações periódicas de cada mídia usada, certificando-se de que todos os dados arquivados foram recuperados integralmente. Essas recuperações devem seguir um procedimento operacional padrão (POP), descarregando os dados em um ambiente controlado e distinto do ambiente de produção. A verificação da qualidade tanto da gravação quanto da recuperação deve ser feita pelo próprio *software* de *backup*, que deverá ser escolhido levando-se em conta a necessidade de tais funcionalidades.

Um esquema simples, seguro e prático de *backup* pode ser estruturado em duas etapas. Na primeira, os dados são simplesmente replicados em discos rígidos e, na segunda, os dados desta cópia em disco são então copiados para as mídias removíveis. A primeira etapa garante que a eventual indisponibilidade dos sistemas para a realização do *backup* seja menor, uma vez que a cópia de disco para disco é muito mais rápida que a de disco para outras mídias. Além disso, a maioria das recuperações "do dia seguinte", que são as mais frequentes, pode ser feita diretamente dessa cópia em disco, não sendo necessária a solicitação da mídia arquivada, seu transporte, recuperação etc. Uma terceira justificativa para esse proceder é que, dessa forma, a cópia para fita pode ser realizada a qualquer hora do dia seguinte (supondo-se que o *backup* para disco seja feito à noite/madrugada), simplificando a atuação do administrador dos dados e da sua equipe.

Finalmente, quanto às mídias removíveis, ainda se consideram as fitas magnéticas como as mais "profissionais", quer pela especialização, quer pela portabilidade. As fitas LTO (*linear tape-open*) são muito usadas e têm boa relação custo/benefício. Apresentam baixos índices de falhas e têm vida útil de cerca de quatro anos.

As cópias de disco para fita devem ser realizadas em diferentes "níveis": diário, semanal e mensal, por exemplo. Todos os dias se realiza um *backup* em uma mídia distinta, que só voltará a ser usada passado todo o ciclo do seu nível. Exemplo: grava-se uma fita na segunda-feira, outra na terça-feira, e assim por diante; estas são as fitas diárias, sendo que a fita da segunda-feira só voltará a ser usada passadas duas semanas, supondo-se que o ciclo diário tenha fitas suficientes para duas semanas de *backup*. Da mesma forma, as fitas gravadas às sextas-feiras, por exemplo, podem ser de um nível distinto, o semanal; em outras palavras, uma fita de sexta-feira só voltará a ser gravada passadas oito semanas, supondo-se que o ciclo semanal tenha fitas suficientes para oito semanas de *backup*. Lógica semelhante pode ser usada para o nível mensal.

Bibliografia Consultada

http://en.wikipedia.org/wiki/Linear_Tape-Open. Acessado em 12/junho/2012.

71 Para garantir a segurança e rastreabilidade das informações laboratoriais, em uma hierarquia de ferramentas de sistemas disponíveis atualmente, quais são as mais recomendadas?

Roberto Góis dos Santos

Atualmente existem diversas opções para armazenar com segurança e rastreabilidade as informações. A mais comum e econômica utilizada atualmente é a armazenagem em disco externo (HD externo), pois garante a cópia dos dados em lugar apartado do servidor e com fácil manuseio, porém pode comprometer a continuidade de funcionamento, já que é um *hardware* bastante delicado. Outra alternativa é a armazenagem em fitas de *backup;* essa alternativa porém requer o auxílio da área técnica e um dispêndio financeiro maior, já que serão necessárias fitas de *backup* específicas dependente do modelo da unidade de fita que será adquirida, assim como um servidor para instalar essa unidade. Muito se fala da opção na "nuvem", ou seja, o chamado *cloud computer.* Realmente é uma opção interessante, mas o que deve ser entendido, e é importante frisar, que apesar do nome "nuvem" os dados ficarão armazenados em servidores fora da sua estrutura. Portanto, deve haver um plano de como essa transição de dados será feita. Imagine que haja a necessidade de restaurar os dados que estão guardados na "nuvem" e, por algum motivo, não há acesso à internet! Isso por si só já fará com que a solução seja demasiadamente questionada.

Portanto, podemos elencar como mais atrativas tanto do ponto de vista técnico quanto do ponto de vista de segurança de dados as seguintes opções:

1. Armazenamento em fita de *backup.*
2. Armazenamento em "nuvem".
3. Armazenamento em disco externo.

Lembrando que para qualquer uma das opções o que deve ser extremamente cuidadoso é o plano de colocar em prática qualquer uma das opções.

Bibliografia Consultada

http://libraries.mit.edu/guides/subjects/data-management/backups.html

http://www.jhi-sbis.saude.ws/ojs-jhi/index.php?journal=jhi-sbis&page=article&op=view&path[]=145&path[]=91

72 Existe legislação ou norma técnica que defina a estrutura física necessária para garantir a estabilidade dos servidores?

Roberto Góis dos Santos

Sim. Existem normas e legislações que definem as melhores práticas no manutenção de infraestrutura física. No Brasil o ABNT/CB-21 (Comitê Brasileiro de Computadores e Processamento de Dados) normatiza alguns itens. Internacionalmente, existe o ITIL (*Information Technology Infrastructure Library*), que é um conjunto de boas práticas para garantir a segurança e a continuidade do funcionamento de toda a infraestrutura tecnológica.

Em linhas gerais, as necessidades de estrutura física necessárias para garantir a estabilidade dos servidores são:

1. Sala exclusiva para o acondicionamento de servidores.
2. Temperatura ambiente entre 17 e 19°C.
3. Controle de acesso automático com crachá que permita rastrear entrada e saída.
4. Energia elétrica estabilizada (*no-break* ou gerador).
5. Cabeamento de rede estruturado e certificado.
6. Piso elevado com canaletas que separem o meio de distribuição de cabos elétricos e cabos de rede.

Atualmente há duas opções para montar uma sala para o acondicionamento dos servidores. Pode-se decidir montá-la internamente em um espaço próprio ou optar por terceirizar essa necessidade para empresas especializadas. Na opção de terceirização, deve-se considerar que será importante garantir o acesso ao ambiente externo ininterrupto, ou seja, com contingência de acesso.

Esses e outros itens podem e devem ser discutidos com a equipe de TI (tecnologia da informação) responsável, para que se encontre a melhor solução para atender essas necessidades.

Bibliografia Consultada

ANSI/TIA/EIA-942. Telecommunications Infrastructure Standard for Data-centers.

ABNT/CB-21. Comitê Brasileiro de Computadores e Processamento de Dados

ITIL – Information Technology Infrastructure Library. http:www.itil-offcialsite.com/

73 É necessário arquivar os dados brutos dos equipamentos que estão interfaceados? Neste caso, como proceder para garantir a segurança e a rastreabilidade dos dados?

Renato Casella

A manutenção de rotinas de *backup* de dados brutos dos equipamentos de automação laboratorial constitui proposição árdua e de resultados duvidosos, por diversos motivos. A começar pela disponibilidade desses dados, já que nem todos os equipamentos de automação dão acesso a eles. Além disso, como cada equipamento tem projeto de bases de dados próprio, há que se conhecer as entranhas de cada equipamento para se poder planejar o *backup*. Somem-se a estas considerações a dificuldade para a recuperação e análise de tais dados, a eventual dependência do fabricante para essa recuperação, assim como seu impacto na rotina cotidiana.

Há que se considerar, especialmente, que o dado que interessa do equipamento, para fins de rastreabilidade, é aquele que foi transmitido pelo equipamento, e não exatamente aquele que consta de sua base de dados, das telas do equipamento ou dos relatórios que emite. Assim sendo, é fundamental que o sistema de interfaceamento adotado tenha a capacidade de manter arquivos de auditoria da comunicação (conhecidos como *traces*), onde toda e qualquer mensagem trocada entre o equipamento e este sistema esteja registrada e disponível ao *backup*.

A título de exemplo, um problema frequente ocorre à atualização do *software* do equipamento, quando traz embutida alguma alteração no protocolo de comunicação ou no formato dos dados transmitidos. (Os fabricantes dos equipamentos geralmente dizem que nada mudou, que o interfaceamento é exatamente o mesmo...) Tal situação pode provocar erros graves, e a evidência das causas será necessariamente o *trace* de comunicação, pois é nele que constará o dado que foi entregue pelo equipamento.

Portanto, o *backup* dos dados brutos dos equipamentos pode ser útil como informação adicional no processo de auditoria de uma intercorrência, devendo ser obtido sempre que possível, sendo, entretanto, fundamental em processos de auditoria a disponibilidade dos *traces* de comunicação entre o sistema de interfaceamento e os respectivos equipamentos.

Bibliografia Consultada

Baseada em experiência pessoal do colaborador.

74 Quando o *backup* é realizado em fita *dat*, em CD ou em disco duro externo, onde deve ser armazenado e que pessoas do laboratório podem ser responsáveis por este armazenamento?

Cesar A. B. Sanches

Assim como em outros processos, o diretor do laboratório deve designar as pessoas que serão responsáveis pela guarda das informações e *backup*. Hoje em dia, há muitas alternativas para isso, inclusive empresas que podem armazenar informações. Há até laboratórios que fazem cópias dos seus sistemas em empresas de outros países. Com a tecnologia disponível hoje em dia, é possível replicar servidores, inclusive em outro lugar. Quando da utilização de dispositivos de *backups* como os mencionados, pode-se guardar uma cópia no laboratório e outra(s) ficar(em) sob a guarda de outras, formalmente aprovadas pela direção, tudo isto muito bem definido e documentado.

Bibliografia Consultada

Baseada em experiência pessoal do colaborador.

XI

Gestão de Riscos e Segurança do Paciente

75 Qual a relação entre sistema de gestão da qualidade e gestão de riscos?

Daniel Périgo

Um dos grandes objetivos do sistema de gestão da qualidade é a redução das falhas – sejam elas reais ou potenciais - na realização dos produtos e serviços por meio da avaliação dos controles dos processos e da implementação de melhorias nesse sentido. Por trazer esta preocupação, a implantação de um sistema de gestão da qualidade deve levar à diminuição dos riscos associados às atividades do laboratório, sejam eles legais, ocupacionais, assistenciais, financeiros ou ambientais etc., por meio da redução de desvios e incertezas que possam favorecer sua ocorrência, o que minimiza, dessa forma, impactos negativos à imagem e à reputação do laboratório. Por exemplo, a redução de falhas no processo de cadastramento de informações dos clientes reduz a possibilidade de coletas inadequadas e de reclamações que poderiam colocar em risco a imagem do laboratório; a redução de desvios relacionados aos processos de controle de qualidade analítico e de falhas em equipamentos, por sua vez, diminuem o risco de emissão de resultados incorretos, o que poderia acarretar impactos à confiabilidade da marca e mesmo processos judiciais. Devido a essas sinergias, é importante que a identificação e a avaliação dos riscos sejam consideradas na implantação do sistema de gestão da qualidade.

No entanto, para que se obtenha sucesso, é fundamental que os mecanismos de identificação e registro de ocorrências estejam devidamente implementados, e que o laboratório invista tempo na análise das causas e definição das ações corretivas e preventivas. O sucesso destas, por sua vez, está relacionado diretamente ao engajamento e à participação dos colaboradores envolvidos nesses processos.

Além disso, devemos considerar que grande parte dos organismos de acreditação e certificação têm incluído requisitos relacionados à gestão de riscos em seus manuais, tornando este assunto parte integrante do sistema de gestão da qualidade.

Bibliografia Consultada

CAP Laboratory General Checklist – College of American Pathologists – www.cap.org.

Manual Brasileiro de Acreditação – Organizações Prestadoras de Serviços de Saúde – versão 2010. Organização Nacional de Acreditação (ONA).

Padrões de Acreditação da Joint Commision International para Cuidados Ambulatoriais. 2ª ed. Consórcio Brasileiro de Acreditação (CBA).

Padrões de Acreditação da Joint Commision International para Hospitais. 4ª ed. Consórcio Brasileiro de Acreditação (CBA).

Programa de Acreditação em Laboratórios Clínicos (PALC) da Sociedade Brasileira de Patologia Clínica/Medicina Laboratorial, 2010.

76 Quais as metas de segurança do paciente e como o laboratório pode contribuir para cumpri-las?

Daniel Périgo

Grande parte dos organismos de acreditação e certificação possuem metas voltadas à segurança dos pacientes, estabelecidas a partir do entendimento de que erros laboratoriais e hospitalares podem colocar em risco a saúde e a integridade física dos pacientes. Dessa maneira, possuem como principal objetivo reduzir esse risco, aumentando a confiabilidade e a segurança dos processos laboratoriais. Internacionalmente, as mais conhecidas são as definidas pela *Joint Commission International* e pelo CAP (*College of American Pathologists*). Existem, ainda, os requisitos nacionais presentes nas normas de acreditação ONA e PALC. Embora existam variações entre elas, de maneira geral estão ligadas à garantia de comunicação de resultados críticos, identificação e rastreabilidade de amostras e pacientes, redução de fatores de risco e notificação da ocorrência de eventos adversos associados aos processos ou aos produtos médico-hospitalares utilizados. Os laboratórios podem contribuir de diversas maneiras com essas metas, por exemplo, utilizando identificadores únicos para os pacientes; implantando etapas de conferência e checagem da identificação das amostras; estabelecendo processos estruturados e registrados de comunicação de valores críticos; definindo processos de notificação e tratamento de eventos adversos; participando dos sistemas de notificação de eventos adversos relacionados aos produtos médico-hospitalares (Sistema de Notificações em Vigilância Sanitária – Notivisa, por exemplo); estabelecendo mecanismos de mapeamento e prevenção dos riscos laboratoriais; definindo e analisando bons indicadores voltados à segurança dos processos, ao controle de qualidade e à manutenção de equipamentos; reduzindo a ocorrência de desvios de processos por meio da implantação de ações corretivas e preventivas eficazes. Tais medidas contribuem para a garantia da integridade física do paciente e para a confiabilidade e acurácia dos resultados.

Bibliografia Consultada

CAP Laboratory General Checklist – College of American Pathologists – www.cap.org

Manual Brasileiro de Acreditação – Organizações Prestadoras de Serviços de Saúde – versão 2010. Organização Nacional de Acreditação (ONA).

Padrões de Acreditação da Joint Commision International para Cuidados Ambulatoriais. 2ª ed. Consórcio Brasileiro de Acreditação (CBA).

Padrões de Acreditação da Joint Commision International para Hospitais. 4ª ed. Consórcio Brasileiro de Acreditação (CBA).

Programa de Acreditação em Laboratórios Clínicos (PALC) da Sociedade Brasileira de Patologia Clínica/Medicina Laboratorial, 2010. www.sbpc.org.br

Sistema de Notificações em Vigilância sanitária (Notivisa): www.anvisa.gov.br

77 Qual a diferença entre incidente e acidente?

Daniel Périgo

Um incidente é um episódio causal, imprevisto, geralmente sem consequências maiores, mas que pode afetar ou diminuir a eficiência operacional de um processo. Quando não devidamente tratado, pode levar à ocorrência de acidentes. Exemplo: quebras de equipamentos; rupturas de estoques de produtos etc.

O acidente é um evento que resulta em um dano – muitas vezes à função humana – ou em uma situação desastrosa, catastrófica ou de maiores consequências. Muitas vezes não é obra do acaso, podendo ser evitado. Exemplos: acidentes ocupacionais com perfurocortantes, situações de incêndio etc.

Um evento adverso é um acontecimento não intencional ocorrido no processo de cuidado e atenção ao paciente, geralmente não relacionado a uma condição clínica preexistente, e que pode ocasionar dano a sua saúde e integridade física. Pode ser evitável ou não. Exemplos: trocas de medicações ou dosagens de medicamentos, reações alérgicas, quedas, queimaduras, escoriações etc.

Já o evento sentinela é definido pela Organização Nacional de Acreditação (ONA) como uma ocorrência inesperada ou uma variação do processo envolvendo óbito, lesão física ou psicológica ou risco de sua ocorrência. Geralmente é classificado de acordo com sua gravidade, em uma escala de I a IV, e em algumas situações demanda ações imediatas e notificação obrigatória. Exemplos: morte, danos permanentes à saúde, lesões temporárias etc.

Bibliografia Consultada

FELDMAN LB. Gestão de Risco e Segurança Hospitalar. São Paulo: Martinari, 2008.

Manual Brasileiro de Acreditação - Organizações Prestadoras de Serviços de Saúde – versão 2010. Organização Nacional de Acreditação (ONA).

78 Como classificar os eventos adversos para contribuir com o sistema de gestão de riscos?

Claudia Meira

O maior objetivo de um sistema de gestão de riscos é prevenir os riscos, ou seja, atuar de forma preventiva para evitar que eles ocorram, por isso a metodologia de gestão de riscos pode auxiliar na definição dessas ações.

Um tipo de evento que ocorre e nem sempre se dá a devida atenção é o *near miss* (erro adverso potencial). Segundo a *Clinical and Laboratory Standards Institute* (CLSI), é o evento que, embora não tenha resultado em efeito adverso, acidente, dano ou doença, poderia ter causado se não tivesse sido interrompido por uma intervenção a tempo. Qualquer variação no processo que não tenha afetado o cliente, mas que caso seja recorrente, tem probabilidade significativa de evoluir para um resultado adverso sério.

Já o evento adverso, segundo a CLSI, é um incidente inesperado, desagradável, erro terapêutico, iatrogenia ou outros eventos associados com o prover cuidados ou serviços de saúde dentro de um ambiente de saúde (hospitalar, ambulatorial) ou outros ambientes, decorrentes de ações ou omissões.

Portanto, na gestão de riscos, devemos registrar os eventos adversos que ocorreram de fato, assim como os eventos com potencial de ocorrer.

Classificar os tipos de eventos adversos pode nos auxiliar na investigação da frequência com que ocorrem, as principais causas de sua ocorrência, em que fases ou processos ocorrem de forma a auxiliar na identificação dos riscos e definir ações preventivas, com foco em eliminar (mitigar) e minimizar os riscos e suas consequências, principalmente evitando risco de dano ao paciente por problemas que poderiam ser evitados.

O laboratório deve criar um registro de notificação de eventos adversos, contendo informações mínimas e definir os critérios de notificação. O laboratório deve também considerar as informações provenientes do relatório de gestão de risco do hospital, relacionados aos serviços do laboratório, caso esteja dentro de uma unidade hospitalar.

No registro de notificação de evento adverso deve constar, no mínimo, as seguintes informações: 1. localização do paciente envolvido no incidente, por exemplo, unidade de terapia intensiva; 2. um resumo do incidente; 3. as principais conclusões da investigação das causas do incidente; 4. a(s) ação(ões) corretiva(s) relacionada(s) com o incidente; e 5. avaliação do impacto no paciente.

Recomenda-se que o registro tenha a seguinte classificação:

a) A fase do ciclo analítico (fase pré, pós ou analítica).
b) A origem (se interno ou externo ao laboratório).
c) A responsabilidade pela sua ocorrência (se do laboratório ou outro setor, por exemplo, unidade de terapia intensiva).
d) O tipo de erro (evento): potencial (latente) ou ativo (real, que ocorreu) ou ambos.
e) A possibilidade de minimização, redução ou prevenção (se erro cognitivo, não cognitivo, ambos ou se não há como determinar).
f) O impacto no cuidado ao paciente:
   – nenhum;
   – atraso de diagnóstico/tratamento;
   – ocasionador de tratamento ou diagnóstico impróprio;
   – dano transitório ou permanente;
   – óbito.

Lembrar que, segundo a norma PALC, "erro cognitivo" é o erro ocasionado por escolha incorreta, decorrente de conhecimento insuficiente, de má interpretação de uma informação disponível ou de aplicação da regra cognitiva errada. "Erro latente" é uma falha ou defeito no projeto, organização, treinamento ou manutenção que pode, potencialmente, levar o operador ao erro e cujos efeitos tipicamente permanecem adormecidos no sistema por longos períodos.

A importância da distinção entre erros cognitivos e "erros não cognitivos" reside nas ações que serão recomendadas para os diferentes tipos de erros. Proteção contra erros não cognitivos normalmente exige o uso de listas de verificação, a introdução de automação dos equipamentos e outras estratégias para evitar os lapsos isentos de concentração e de vigilância que caracterizam o comportamento humano. Por outro lado, as estratégias para redução de "erros cognitivos" geralmente envolvem treinamento ou mudanças na metodologia do treinamento ou supervisão direta. Algumas vezes, podem ocorrer os dois erros associados em um só evento.

O estudo de Astion et al. reforça a importância da classificação e a pesquisa das causas, pois foi observado que 95% dos casos estudados eram eventos adversos potenciais, 60% dos casos ocorreram devido a processos do laboratório, sendo que, destes, 71% ocorreram na fase pré-analítica, 16% na analítica, 13% na pós-analítica e 4% em mais de uma fase ou não foi possível identificar. Dos casos estudados, 50% foram provenientes de erros não cognitivos, 23% erros cognitivos e o restante não identificado.

Bibliografia Consultada

ASTION ML et al. Classifying Laboratory incident reports to identify problems that jeopardize patient safety. Am J Clin Pathol 2003;120:18-26.

Clinical and Laboratory Standards Institute – CLSI. Management of Nonconforming Laboratory Events: Approved Guideline. CLSI GP32-A. Pennsylvania: Clinical and Laboratory Standards Institute, 2007, v. 27, nº 27.

Programa de Acreditação em Laboratórios Clínicos (PALC) da Sociedade Brasileira de Patologia Clínica/Medicina Laboratorial, 2010.

79 Quais os principais eventos adversos que podem ocorrer no laboratório, suas consequências e como evitá-los?

Eduardo Ramos Ferraz

Evento adverso – definido como uma lesão não intencional que resulta em incapacidade temporária ou permanente, morte ou internação prolongada, e é causada por procedimentos assistenciais e não pelo processo de doença subjacente.

Near miss – termo usado na literatura internacional para designar o erro que não causa dano, ou seja, o erro que efetivamente ocorreu mas que não afetou negativamente o paciente.

Queixa técnica – entendida como qualquer notificação de suspeita de alteração ou irregularidade de um produto ou empresa, relacionada a aspectos técnicos ou legais que poderá ou não causar dano à saúde individual ou coletiva.

Considerando que na perspectiva sanitária o propósito é evitar o prejuízo às pessoas, podemos citar como eventos adversos que podem ocorrer no laboratório: troca de laudos, exames liberados errados, atraso na liberação de laudos, ineficiência na comunicação de resultados críticos, erros de dose/via de administração e troca de medicamentos nas provas funcionais, troca de amostras coletadas de pacientes, hematoma ou flebite durante a coleta de amostras biológicas, troca de exames de pacientes durante a realização das análises laboratoriais e outros. Todos os citados podem ser transformados em indicadores, como percentual de laudos retificados, de laudos atrasados e de falha na comunicação de resultados críticos.

As consequências que podem ocorrer são listadas conforme a definição da ANVISA, de acordo com os critérios de gravidade:

- Óbito – investigação obrigatória de uma notificação (caso isolado).

- Lesão permanente – investigação obrigatória de uma notificação (caso isolado).
- Lesão temporária grave – investigação obrigatória de uma notificação (caso isolado).
- Lesão temporária não grave – investigação por agrupamento de notificações.

Na ocorrência de eventos adversos e/ou queixas técnicas, o laboratório deve designar imediatamente um ou mais colaboradores para que efetuem uma análise das causas e apresentem um plano de ação para correção das anomalias detectadas (ver Perguntas 41 e 42). Ações de correção devem ser aplicadas para dar suporte ao paciente/cliente envolvido e ações corretivas devem ser definidas para que o evento não se repita com outros pacientes/clientes (extensão do evento ou não conformidade).

A melhor forma para evitar os eventos adversos é implantar uma boa metodologia para a gestão de riscos. Risco é o efeito da incerteza sobre os objetivos. A atividade de saúde, por sua natureza, oferece riscos, mas é possível ter gerência sobre eles reduzindo ou, em alguns casos, eliminando sua ocorrência. O principal objetivo da gestão de riscos na área de saúde é a redução dos eventos adversos que podem causar danos aos pacientes. Esses eventos são provocados durante os processos de assistência à saúde e não no processo natural da doença. A cultura da gestão de riscos deve envolver todos os colaboradores da instituição em todos os níveis hierárquicos. Quando você se propõe a realizar um processo, atividade ou projeto, qualquer situação que desvie do objetivo pode ser considerada um risco. Estes desvios podem ser ameaças, mas podem gerar oportunidades. A atividade de saúde tem riscos inerente e atribuível. O risco atribuível é aquele sobre o qual temos gerência e, portanto, pode ser eliminado ou reduzido o risco residual. Cabe à instituição, diante do contexto no qual está inserida, identificar quais são as naturezas dos riscos aos quais ela está exposta. Estes podem ser, entre muitos outros, riscos estratégicos, ambientais, sociais, civis, ocupacionais, de imagem, fiscais, financeiros e sanitários.

O principal objetivo da gestão de riscos na área de saúde é a redução dos eventos adversos que podem causar agravos nos pacientes, ou seja, evitar lesões não intencionais que resultam em incapacidade temporária ou permanente, morte ou prolongamento da internação, que tenham causa na assistência à saúde e não no processo propriamente dito da doença. A Organização Mundial da Saúde (OMS) tem-se esforçado para promover campanhas e treinamentos dos profissionais para aumentar a segurança dos pacientes. O risco de um evento adverso na saúde, segundo a OMS, é de uma ocorrência para 300 atendimentos. As normas usadas para gestão de riscos não são específicas para a saúde, mas são aplicáveis ao segmento, inclusive para os laboratórios clínicos. A ISO 31000:2009 foi elaborada por um grupo de especialistas em riscos e tem como objetivo harmonizar a gestão de riscos nas organizações, considerando que todas as atividades de uma organização envolvem riscos. Outras normas também são aplicáveis, tais como: norma Australiana e Neozelandeza ASNZS 4360:2004, EFQN (*Framework for Risk Management*) e outras. O objetivo da ANVISA é focado diretamente na identificação e controle dos riscos e, no caso do laboratório, a RDC 302:2005 foca nos riscos das fases pré-analítica, analítica e pós-analítica. O laboratório, ao cumprir as legislações aplicáveis, já realiza um gerenciamento dos riscos, apesar de não adotar uma metodologia própria que o ajudaria a gerir de forma completa. Pensar em gestão de riscos no laboratório é ir além dos riscos diretamente relacionados a biossegurança, Programa de Prevenção de Riscos Ambientais (PPRA), Programa de Controle Médico de Saúde Ocupacional (PCMSO) e Programa de Gerenciamento em Resíduos do Serviço de Saúde (PGRSS). O processo inclui:

- Mapear os processos e as suas atividades críticas.
- Identificar os riscos nas várias naturezas aplicáveis.
- Definir a gradação dos níveis de riscos (probabilidade × gravidade).
- Definir as medidas preventivas para cada risco identificado.
- Definir as medidas corretivas para cada risco identificado.
- Estabelecer indicadores ou outras formas para o monitoramento do risco.
- Analisar o impacto das medidas de controle implementadas.
- Planejar ações de melhoria, quando necessário, não esquecendo da comunicação contínua com as partes interessadas.

A CLSI EP18-A2 (*Risk Management Techniques to Identify and Control Laboratory Error Sources*) descreve um modelo de mapeamento bem interessante que divide da seguinte forma:

- Fonte de falha: fase ou componente em que a falha ocorre, descrição da falha, causa e seu efeito.
- Criticidade: gravidade × probabilidade.
- Ações recomendadas pelo fabricante.
- Ações para o controle da falha: prevenção, detecção e correção.
- Sistemática de monitoramento.

Notificar evento adverso e queixa técnica associados aos produtos para saúde significa comunicar agravo à saúde dos pacientes ou usuários, efeito inesperado ou indesejável, ou falha, entre outros fatos, que comprometem a segurança sanitária do produto, ou seja, deve haver alguma suspeita da relação de causa e efeito entre o produto para a saúde e o incidente ocorrido. O Notivisa foi desenvolvido nos anos de 2005 e 2006, sob a coordenação da ANVISA, por meio de seu Núcleo de Gestão do Sistema Nacional de Notificação e Investigação em Vigilância Sanitária (Nuvig), e foi implantado como sistema de informação oficial da Vigipós no Brasil em dezembro de 2006, permitindo a notificação eletrônica dos eventos adversos e queixas técnicas relacionados a produtos sob vigilância sanitária, por meio do *site* ANVISA. Portanto, é uma excelente ferramenta de comunicação (instituições, profissionais de saúde e empresas) para notificação e investigação de ocorrências (evento adverso ou de queixa técnica) relacionadas à saúde.

Bibliografia Consultada

Manual de Tecnovigilância: abordagem de Vigilância Sanitária de produtos para saúde comercializados no Brasil – Agência Nacional de Vigilância Sanitária, 2010.

Manual do Programa de Acreditação para Laboratórios Clínicos da SBPC – PALC.

Manual ONA (Organização Nacional de Acreditação) para as organizações prestadoras de serviços de saúde, 2010.

Norma ISO 31000/2009. Gestão de Riscos – Princípios e Diretrizes.

Norma ISO 9000:2000. Sistema de Gestão da Qualidade – Fundamentos e Vocabulário.

Norma ISO 9001:2008. Sistemas de Gestão da Qualidade – Requisitos.

OLIVEIRA CA; BERLITZ FA. Gestão da Fase Analítica do Laboratório: como assegurar a qualidade na prática. Rio de Janeiro: ControlLab, 2011.

RDC 302/2005. Requisitos mínimos para o funcionamento dos Laboratórios Clínicos.

RDC 63/2011. Boas práticas para funcionamento de serviços de saúde, fundamentados na qualificação, na humanização da atenção e gestão, e na redução e controle de riscos aos usuários e meio ambiente.

Técnicas Básicas para a Implantação da Acreditação – IAG Saúde.

80 Como definir uma política de gestão de riscos?

> Claudia Meira

Segundo a ISO 31000, para que o gerenciamento de risco seja eficaz, uma organização em todos os níveis deve respeitar alguns **princípios**:

a) Gestão de riscos cria e protege valores – a gestão de riscos contribui para atingir os objetivos e a melhoria do desempenho, por exemplo, na saúde humana e segurança, requisitos legais e regulamentares, reconhecimento público, proteção ambiental, qualidade de produto, gerenciamento de projeto, eficiência nas operações, governança e reputação.

b) Gestão de riscos é parte integrante de todos os processos organizacionais – a gestão de risco não é uma atividade autônoma, separada das principais atividades e processos da organização. Ela faz parte das responsabilidades da gestão e parte integrante do todos os processos organizacionais, incluindo o planejamento estratégico, todos os projetos e mudanças na gestão de processos.

c) Gestão de riscos é parte do processo decisório – gestão de risco ajuda os tomadores de decisão a fazer escolhas informadas, priorizar ações e distinguir entre ações alternativas e prioridades.

d) Gestão de riscos aborda explicitamente a incerteza – a gestão de riscos considera explicitamente a incerteza, a natureza dessa incerteza, e como ela pode ser abordada.

e) A gestão de riscos é sistêmica, estruturada e oportuna – uma abordagem sistêmica, oportuna e estruturada da gestão de riscos contribui para a eficiência, resultados consistentes, confiáveis e comparáveis.

f) Gestão de risco é baseada na melhor informação disponível – as entradas para o processo de gerenciamento de riscos são baseadas em fontes de informação, tais como dados históricos, experiência, *feedback* dos interessados, observação, previsão e julgamento de especialistas. Contudo, quem decide deve informar-se e levar em conta as limitações dos dados, o modelo utilizado ou a possibilidade de divergência entre os especialistas.

g) Gestão de riscos é feita sob medida – a gestão do risco está alinhada com o contexto externo e interno da organização e perfil de risco.

h) Gestão de riscos leva em conta fatores humanos e culturais – a gestão de risco reconhece as capacidades, as percepções e as intenções de pessoas nos ambientes interno e externo que podem facilitar ou dificultar a realização dos objetivos da organização.

i) Gestão de risco é transparente e inclusiva – a apropriada e oportuna participação dos interessados e, em particular, os tomadores de decisão em todos os níveis da organização garantem que a gestão de risco continua a ser pertinente e atualizada. A participação também permite que as partes interessadas sejam devidamente representadas e que suas opiniões sejam consideradas na determinação dos critérios de risco.

j) Gestão de risco é dinâmica, interativa e sensível a alterações – a gestão de riscos continuamente percebe e responde à mudança. Como eventos externos e internos, contexto e mudança de conhecimentos acontecem, surgem novos riscos, alguns mudam e outros desaparecem, o monitoramento e a revisão dos riscos precisam ser realizados.

k) A gestão de risco facilita a melhoria contínua da organização. As organizações devem desenvolver e implementar estratégias para melhorar sua maturidade de gestão de riscos juntamente com todos os outros aspectos de sua organização.

Para que estes princípios sejam integrados à cultura do laboratório, a direção do laboratório deve definir a política de gestão de riscos, a qual deve estar integrada com os objetivos e políticas da organização.

A política de gestão de riscos consiste na declaração de intenções e diretrizes globais de uma organização relacionada com a gestão de risco e deve indicar claramente o empenho da direção do laboratório, definindo objetivos e metas, incluindo os riscos à segurança dos pacientes, dos seus colaboradores e da comunidade.

A política de gestão de riscos deve:

- Integrar as responsabilidades da direção e influir nos processos decisórios.
- Ser integrada a todos os processos do laboratório.
- Contribuir para eliminar ou minimizar os riscos.
- Cumprir os requisitos legais e regulamentares.

A direção deve atuar diretamente na gestão de riscos ou designar formalmente um responsável, definido as responsabilidades e competências necessárias e garantindo o compromisso de disponibilização dos recursos necessários para prestar assistência ao gestor e responsáveis pelo gerenciamento de riscos.

A gestão de riscos deve contemplar ações coordenadas com outros serviços nos quais esteja inserida, buscando alinhamento dessas ações em prol da segurança do paciente.

A direção deve instituir e disseminar a cultura da gestão de riscos, baseada na confiança mútua e transparência, na busca da melhoria contínua e segurança dos processos e da assistência.

Também deve ser definido como o desempenho da gestão de riscos será medido e relatado, assim como as ações de melhorias tomadas, com o compromisso de rever e melhorar a política de gestão de risco periodicamente.

Bibliografia Consultada

Clinical and Laboratory Standards Institute – CLSI. Risck Management Techniques to Identify and Control Laboratory Erros Sources: Approved Guideline. CLSI EP18-A2. 2nd ed. Pennsylvania: Clinical and Laboratory Standards Institute, 2009, v. 29, nº 26.

ISO 31000:09 – Risk Management – Principles and Guidelines –- 15/11/2009.

Programa de Acreditação em Laboratórios Clínicos (PALC) da Sociedade Brasileira de Patologia Clínica/Medicina Laboratorial, 2010.

Série Risk Management – Gestão de Riscos – A Norma AS/NZS4360:2004, 2ª ed. dezembro de 2004.

81 Como implementar um sistema de gestão de riscos em um laboratório?

Claudia Meira

Um sistema de gestão de riscos deve ser desdobrado em prática para auxiliar na mitigação (eliminação) e minimização dos riscos do laboratório e, portanto, ser de conhecimento de todos os colaboradores e desdobrado em ações efetivas.

Alguns passos podem auxiliar na implementação:

- O primeiro passo é a direção do laboratório definir a política de gestão de riscos, que pode ser vista com detalhes na Pergunta 81. A política é que definirá as diretrizes para os próximos passos.
- Definir a metodologia e descrevê-la como um procedimento da qualidade.
- Conhecer e descrever os principais processos do laboratório, seja da fase pré-analítica, seja analítica, pós-analítica e até mesmo os processos de apoio que impactam nas atividades do laboratório.
- Formar grupos multidisciplinares e treinar a equipe na metodologia.
- Identificar os riscos inerentes a todos os processos e atividades do laboratório.
- Identificar as causas e consequências dos riscos identificados.
- Analisar os riscos quanto à gravidade e à probabilidade de ocorrência da falha e classificar os riscos. Pode-se também incluir a avaliação da capacidade de detecção da falha (barreiras de contenção) ver Pergunta 82.
- Com base na classificação de risco, definir ações preventivas para eliminar ou minimizar os riscos identificados.
- Definir também ações corretivas, caso o evento de risco (o problema) ocorra.

- Avaliar nos documentos da qualidade se as ações preventivas foram contempladas e se há definição do que fazer caso o problema ocorra.
- Definir formas de monitoramento, que pode ser qualitativa ou quantitativa (indicadores).
- Definir a matriz de riscos para a tomada de ações.
- Treinar todos os colaboradores nos riscos e ações preventivas e corretivas.

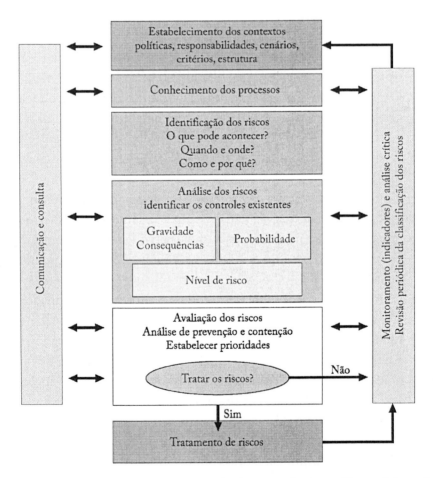

Figura 1 – Processos para estabelecimento de gestão de riscos. Fonte: Adaptado da ISO 31000 – Risk management principles and guidelines, 15/11/2009.

- Fazer a gestão dos riscos – monitorar os eventos adversos potenciais e reais (ativos) para retroalimentar o sistema de gestão de riscos por meio de análise crítica periódica, incluindo a revisão periódica da política e da classificação dos riscos e suas causas, com foco na prevenção.

Bibliografia Consultada

Clinical and Laboratory Standards Institute – CLSI. Management of Nonconforming Laboratory Events: Approved Guideline. CLSI GP32-A. Pennsylvania: Clinical and Laboratory Standards Institute, 2007, v. 27, nº 27.

Clinical and Laboratory Standards Institute – CLSI. Risck Management Techniques to Identify and Control Laboratory Erros Sources: Approved Guideline. CLSI EP18-A2. 2nd ed. Pennsylvania: Clinical and Laboratory Standards Institute, 2009, v. 29, nº 26.

ISO 31000:09. Risk Management – Principles and Guidelines – 15/11/2009.

Série Risk Management – Gestão de Riscos – A Norma AS/NZS4360:2004, 2ª ed., dezembro de 2004.

82 Quais ferramentas podem ser utilizadas, de forma prática, para gerenciar os riscos no laboratório?

Daniel Périgo

O risco é algo inerente a todos os processos de um laboratório. Ele é definido como o efeito da incerteza sobre os objetivos de uma organização, ou seja, a ocorrência de um possível evento que possa impactar negativa ou positivamente um objetivo a ser alcançado. Gerenciar os riscos significa criar processos estruturados, utilizando métodos lógicos e sistemáticos, que permitam identificar e tratar os riscos do laboratório, criando uma cultura organizacional propícia ao seu gerenciamento. Algumas normas de referência podem orientar a criação de uma estrutura neste sentido, tais como as diretrizes do COSO (*Committee of Sponsoring Organizations of the Treadway Commission*) e a ISO31000:2009.

A criação de uma estrutura de gerenciamento de riscos envolve a definição dos objetivos e da política do laboratório neste sentido, a utilização de ferramentas de identificação e avaliação dos riscos, os processos de treinamento e comunicação continuados e a análise crítica e melhoria periódica desse processo.

A fim de gerenciar adequadamente os riscos, podem ser utilizadas ferramentas de referência. Na etapa de identificação de riscos, as mais utilizadas são a APR (Análise Preliminar de Riscos), utilizada quando se pretende obter uma visão geral dos processos da empresa, e o FMEA (*Failure Mode and Effect Analysis*, ou Análise de Modo e Efeito de Falha), útil para se compreender os riscos de uma área de modo mais detalhado. Outra técnica que pode ser utilizada é o HAZOP (*Hazard and Operability Studies*), que envolve o uso de palavras-chave e a formação de equipes multidisciplinares. Já a avaliação dos riscos pode ser feita pela aplicação de critérios de priorização, classificando-os em uma matriz de riscos e controles que permita a aplicação de critérios qualitativos, tais como a probabilidade e o impacto de sua ocorrência, ou ainda sua abrangência, geralmente associados a uma escala numérica. Podem ser aplicados, ainda, critérios quantitativos relacionados ao número de falhas ou perda financeira associada à ocorrência do risco. O cruzamento da nota atribuída a estas variáveis define a prioridade do risco. Nesse sentido, é importante avaliar também os controles já existentes em um processo e sua eficácia na contenção dos riscos.

O FMEA tem sido a ferramenta mais utilizada na identificação de riscos assistenciais, voltados à segurança dos pacientes. Ele utiliza como princípio o desdobramento das atividades de um processo e a identificação das possíveis falhas e riscos relacionados por meio de etapas de mapeamento e *brainstorming* em grupo. Cada risco identificado é, então, avaliado quanto aos aspectos citados no quadro 1.

A classificação segue uma escala numérica definida pelo próprio laboratório, podendo ser qualitativa ou quantitativa, mas que geralmente atribui números de 1 a 5 (Quadro 2).

O estudo conjugado desses elementos define o quanto o laboratório está exposto à ocorrência de um determinado risco.

Quadro 1 – Aspectos para identificação dos riscos.

Aspecto avaliado	Parâmetro de avaliação
Efeito potencial	Gravidade da ocorrência da falha
Causa potencial	Probabilidade de ocorrência da falha
Controles do processo	Capacidade de detecção da falha

Quadro 2 – Exemplo de classificação dos riscos quanto a gravidade, probabilidade de ocorrência e detecção do risco.

Escala	Gravidade	Ocorrência	Detecção
1	Insignificante	Mínima	Certa
2	Baixa	Baixa	Quase certa
3	Moderada	Moderada	Alta
4	Alta	Alta	Moderada
5	Muito alta/perigosa	Muito alta	Baixa

Todo esse processo é aplicado a fim de orientar a tratativa a ser dada ao risco em questão, tal como a decisão quanto a eliminação de sua fonte, compartilhamento (inserção de cláusulas contratuais acordadas com os fornecedores, por exemplo) ou financiamento do risco (por meio de seguradoras), ou ainda a minimização de sua probabilidade de ocorrência ou impacto. De acordo com essa decisão, são estabelecidos planos de ação e também priorizados os investimentos para a melhoria dos processos.

Bibliografia Consultada

COSO Enterprise Risk management – Application Techniques, September, 2004. www.coso.org.

COSO Enterprise Risk Management – Integrated Framework (Executive Summary and Framework), September, 2004. www.coso.org.

Gestão de Riscos – Diretrizes para a Implementação da ISO 31000:2009 – Série Risk Management – Coleção Risk Tecnologia. www.qsp.org.br.

NBR ISO 31000:2009. Gestão de Riscos – Princípios e diretrizes.

NBR ISO/IEC 31010:2012. Gestão de Riscos – Técnicas para o processo de avaliação de riscos.

83 Quando há um resultado crítico e não se consegue notificar o médico, o que fazer?

Adagmar Andriolo

Em algumas situações, o resultado de exame laboratorial pode sugerir ou mesmo evidenciar um risco iminente de morte para o paciente. Evidentemente, a primeira ação do laboratório é procurar comunicar o fato ao médico solicitante, considerado o responsável pelo atendimento ao paciente.

Não sendo possível esse contato, cabe ao laboratório a responsabilidade de notificar o próprio paciente ou seu representante legal, se for o caso. Se esta alternativa também se mostrar inviável, o laboratório deve tentar contato com algum parente ou pessoa que possa assumir a tarefa de tomar as medidas pertinentes. Em última instância, o laboratório deve acionar o poder público, via serviços de emergência, para garantir que o paciente receba a atenção necessária.

Esta questão justifica o cuidado que o laboratório deve ter na recepção, procurando obter dados não só sobre a identidade do paciente, mas também de eventuais pessoas que possam ser contatadas, em situação de emergência.

Bibliografia Consultada

DIGHE AS; RAO A; COAKLEY AB; LEWANDROWSKI KB. Analysis of laboratory critical values reporting in a large academic medical center. Am J Clin Pathol 2006;125:758-64.

KEEN CE. Critical results reporting software is promising, challenging. http://www.auntminnie.com/index.aspx?Sec=sup&Sub=ris&Pag=dis&ItemId=82463&wf=2716&d=1. Acessado em 06 de junho de 2012.

84 Quais as principais fontes de erros no laboratório?

Gustavo Aguiar Campana

Os processos laboratoriais são fontes bastante seguras e com grande representatividade nas decisões clínicas.

A fase pré-analítica é a de maior absorção de erros em medicina laboratorial, com dados de literatura variando de 23,5 a 84,5% do total de erros, tendo a maioria dos artigos publicados dados maiores que 60%. Os principais tipos de erros envolvidos referem-se à qualidade da amostra (presença de hemólise, lipemia, icterícia), à identificação do paciente e qualidade da informação, à quantidade de amostra coletada, à perda de amostras durante o processo etc. Sua maior absorção de erros deve-se, principalmente, pelo grande número de variáveis presentes.

Segundo Plebani et al. e Sol, 74% dos erros laboratoriais não afetam o desfecho clínico. Do restante, 19% geram investigações subsequentes desnecessárias, aumentando o desperdício e o custo em saúde e 6,4% estão associados a condutas inadequadas. A fase analítica é o processo laboratorial de menor absorção de erros, variando de 7 a 13% do total de erros devido principalmente aos maiores investimentos e evolução tecnológica, assim como ser esta a fase de maior conhecimento e estudos em medicina laboratorial.

Bibliografia Consultada

AKAN OA et al. Evaluation of preanalytic errors in clinical laboratory practice. Labmedicine 2006;37:8.

NARAYANAN S. The Preanalytic Phase: An an Important Component of Laboratory Medicine. Am J Clin Pathol 2000;113:429-52.

PLEBANI M. Errors in a stat laboratory: types and frequencies 10 years later. Clin Chem 2007;53(7):1338-42.

SOL G. Improving the preanalytical process: the focus on specimen quality, JMB 2008;27:343-7.

85 Quando o sistema de gestão da qualidade identifica que, na investigação de causas de não conformidades ou eventos adversos, o "erro não cognitivo" está ocorrendo com muita frequência e em diferentes setores, como gerenciar estes erros e o que fazer para diminuir sua recorrência?

Janete Ana Ribeiro Vaz

Erros cognitivos – são erros que acontecem a todo o momento e normalmente sempre visam o lado negativo da situação. Ocorrem ao pensarmos.

Erros não cognitivos – são erros que ocorrem devido a procedimentos ou tomadas de decisão, mesmo que quem o cometeu detenha o conhecimento e informação pertinente.

A investigação de causas raiz de não conformidades e eventos adversos, acidentes, incidentes, riscos potenciais é realizada na rotina do sistema de gestão da qualidade de empresas certificadas, acreditadas ou daquelas que desejam implementar um sistema da qualidade. O monitoramento e o gerenciamento de indicadores estruturados por meio de instrumentos que refletem todas as áreas da empresa têm impulso com a implantação de sistema integrado de gestão e desenvolvimento de pessoas. Quando indicadores da qualidade apontam para o aumento da frequência de erros não cognitivos em diferentes setores e processos, significa que existem falhas em procedimentos, requisitos, subprocessos que prejudicam fluxos, rotinas e resultados, necessitando de tomadas de ações imediatas.

A diretriz da gestão da qualidade é o envolvimento de todos os setores afetados na identificação e investigação de causas de falhas e erros não cognitivos e cognitivos seguindo os passos:

- Mapeamento de processos, análise de rotinas, revisão de fluxos, detecção e estudo de desvios são realizados nas rotinas diárias dos processos, em auditorias internas, em investigação e análise crítica de controles, na gestão de não conformidades, na avaliação de treinamentos, no ajuste de rotinas, no perfil e desempenho funcional de colaboradores e na análise de erros não cognitivos estabelecendo as correções devidas e implantações de projetos de melhoria com gestão de indicadores (desempenho, produtividade, reincidência de erros, indução não intencional de erros e desvios).
- O investimento em treinamentos e tratamento de ocorrências diversas que possam reduzir ou eliminar retrabalhos, melhorando o desempenho da gestão da qualidade e reduzindo custos, é com certeza o caminho da busca pela excelência.
- O aprendizado institucional é estratégico para o laboratório, que é alimentado pela melhoria contínua dos processos, traduzido em credibilidade e excelência dos serviços e aliado ao desenvolvimento de pessoas.

Bibliografia Consultada

RABAGLIO MO. Seleção por Competências. 2ª ed. São Paulo: Educator, 2001.

RESENDE E. O livro das Competências. Rio de Janeiro: QualityMarky, 2003.

XII

Pré-Analítico: Atendimento, Coleta e Transporte de Amostras

86 Quais documentos são recomendados e quais são obrigatórios no momento do atendimento laboratorial de forma a garantir a segurança do paciente e a rastreabilidade das informações?

Cristina Khawali

Para garantir a segurança do paciente durante o atendimento laboratorial é recomendado que ele entregue ao recepcionista um pedido médico legível, discriminando os exames solicitados pelo médico assistente e um documento de identidade com foto, como, por exemplo, a carteira de identidade ou a carteira de habilitação.

Para se realizar o cadastro do paciente é obrigatório este apresentar um documento que comprove sua identificação, como, por exemplo, certidão de nascimento no caso de crianças, carteira de identidade ou carteira de habilitação. O cadastro em questão deve conter as seguintes informações: número interno de identificação do paciente no laboratório, nome do paciente, idade ou data de nascimento, procedência (se paciente ambulatorial ou hospitalar), telefone, endereço, data e horário de cadastro, nome do profissional solicitante, exames solicitados e tipo de amostra.

De acordo com os exames a serem realizados, outras informações podem tornar-se relevantes, como o uso de medicações, o período do ciclo menstrual, outras observações clínicas e indicação de urgência se aplicável.

No caso de menores de 16 anos de idade, ou incapazes, devem ser anotados o nome e o contato do responsável.

O laboratório clínico é obrigado a oferecer ao paciente, ou ao responsável, um comprovante de atendimento com o número de registro, nome do paciente, data prevista para entrega dos resultados, relação de exames solicitados e dados para contato com o laboratório.

No caso de exames realizados durante a internação, ou no serviço público, em que os resultados vão direto para o prontuário do paciente, uma cópia do resultado deve ser fornecida ao paciente no momento da alta, ou após a realização da consulta, ou ainda um comprovante que também permita ao paciente ter acesso aos seus resultados.

Bibliografia Consultada

Programa de Acreditação em Laboratórios Clínicos (PALC) da Sociedade Brasileira de Patologia Clínica/Medicina Laboratorial, 2010. www.sbpc.org.br

Resolução da Diretoria Colegiada – RDC Nº 302, de 13 de outubro de 2005. Dispõe sobre Regulamento Técnico para funcionamento de Laboratórios Clínicos.

87 Para garantir a segurança na identificação do paciente no laboratório de análises clínicas, quais cuidados devem-se ter?

Cristina Khawali

Para realizar o cadastro do paciente é obrigatório solicitar-lhe um documento que comprove sua identificação. O cadastro em questão deve conter as seguintes informações: número interno de identificação do paciente no laboratório, nome do paciente, idade ou data de nascimento, procedência (se paciente ambulatorial ou hospitalar), telefone, endereço, data e horário de cadastro, nome do profissional solicitante, exames solicitados e tipo de amostra.

Quando encaminhado para coleta, o paciente ambulatorial deve, novamente, apresentar o documento que comprove sua identificação. O coletador deverá fazer uma ou duas perguntas confirmando dados como data de nascimento e nome da mãe ou do pai (dupla checagem). Ainda no momento da coleta, o paciente deve conferir seus dados e assinar a ficha de coleta. O coletador deve imprimir sua identificação nesta ficha de coleta, que poderá ser seu nome, ou um código, ou sua senha (em caso de prontuário eletrônico), além de anotar o horário da coleta, ou do recebimento de material coletado fora do laboratório.

As amostras devem ser identificadas no momento da coleta, ou da sua entrega, quando a coleta foi realizada fora do laboratório clínico. Esta identificação deve ocorrer na frente do paciente e ser solicitada a conferência dele.

Quando o paciente está internado, o coletador pode confirmar os dados de identificação no prontuário médico, devendo fazer uma segunda checagem com a enfermagem do andar, ou com familiares que estejam acompanhando o paciente. Estas duas últimas condutas são, particularmente, importantes em pacientes internados em unidade de terapia intensiva, ou quando inconscientes. O número do leito nunca deve ser utilizado como critério de identificação, pois é comum a troca de leitos entre pacientes em uma mesma unidade. A utilização da pulseira de identificação, para conferir a identidade do paciente, é fortemente recomendada e deve ser utilizada pelo coletador como forma de garantir que realizará a coleta do paciente correto.

A identificação dos pacientes é considerada fundamental para se elevar a segurança do paciente e consiste na utilização de tecnologias, como, por exemplo, as pulseiras de identificação, essenciais para prevenção de erros durante o cuidado à saúde, não somente de pacientes hospitalizados, mas também para pacientes em observação em unidades de pronto atendimento e sob qualquer condição de assistência à saúde, como para a realização de exames ambulatoriais.

No Estado de São Paulo, a identificação do paciente está prevista em lei, que prevê que o paciente tem o direito de ser identificado e tratado pelo seu nome e sobrenome, não devendo ser identificado somente por números ou códigos.

Para garantir a segurança da amostra, essa deve ser primária, ou seja, não se deve aliquotar a amostra para que seja encaminhada a diversos setores do laboratório.

Se necessário aliquotagem, ela deve ser feita em ambiente calmo, e com imediata identificação com nova etiqueta, verificando o nome e/ou número do paciente na etiqueta da amostra aliquotada com a amostra primária.

Caso haja a necessidade de se reetiquetar um tubo, a etiqueta original não deve ser retirada.

Bibliografia Consultada

Lei Nº. 10.241, de 17 de Março de 1999, São Paulo.

Programa de Acreditação em Laboratórios Clínicos (PALC) da Sociedade Brasileira de Patologia Clínica/Medicina Laboratorial, 2010. www.sbpc.org.br

Resolução da Diretoria Colegiada – RDC Nº 302, de 13 de outubro de 2005. Dispõe sobre Regulamento Técnico para funcionamento de Laboratórios Clínicos.

88 As amostras devem ser centrifugadas nas unidades de coleta ou podem ser enviadas para a unidade processadora sem centrifugação?

Nairo Massakazu Sumita

A estabilidade da amostra e o intervalo de tempo entre a coleta e a centrifugação dos tubos coletados são os fatores que determinarão se o material deverá ser rapidamente centrifugado na própria unidade de coleta ou encaminhado para a unidade central do laboratório.

O documento do CLSI/NCCLS H18-A4, *Procedures for the Handling and Processing of Blood Specimens for Common Laboratory Tests; Approved Guideline – Fourth Edition* recomenda que o soro ou plasma seja separado fisicamente do contato com as células do sangue no menor intervalo possível, a menos que existam evidências de que o tempo prolongado não contribua para a ocorrência de erros no parâmetro laboratorial a ser avaliado.

A definição acerca do tempo ideal desde o momento da coleta até a separação do soro ou plasma ainda é uma questão que divide opiniões na literatura. No entanto, de modo geral, este intervalo estaria entre 1 e 2 horas. Deve-se evitar uma centrifugação prematura, por exemplo, para a obtenção de soro, pois pode ocorrer a formação contínua de fibrina que irá obstruir o dispositivo de pipetagem (*probe*) do equipamento. Habitualmente, o processo de coagulação completa-se em um intervalo de 30 a 60 minutos, na dependência do tipo de tubo utilizado, a temperatura ambiente de 22 a 25°C. Atualmente, a incorporação de substâncias denominadas de ativadores ou aceleradores da coagulação nos tubos de coleta permite que o processo se complete em um intervalo de 15 a 30 minutos.

O documento do CLSI/NCCLS H18-A4 também descreve diversos trabalhos demonstrando que vários parâmetros laboratoriais se mantiveram estáveis mesmo após 24 a 48 horas após a coleta, sem centrifugação, e outros que preservaram a estabilidade por mais de 48 horas, mesmo em temperatura ambiente. Em um dos trabalhos citados nesse documento, Laessig et al. avaliaram 17 parâmetros laboratoriais (ácido úrico, albumina, AST, bilirrubinas, cálcio, CK total, colesterol, creatinina, fosfatase alcalina, fósforo, magnésio, proteína total, sódio, T_3, T_4, triglicérides, ureia), os quais não apresentaram variação nos resultados mesmo após 48 horas, sem centrifugação e mantidos à temperatura ambiente. No entanto, alguns parâmetros já apresentaram alteração após 2 horas: glicose (diminuição), potássio (elevação), desidrogenase láctica (elevação). O ferro apresentou elevação significativa após 8 horas. Finalmente, o CLSI/NCCLS recomenda que cada laboratório estabeleça o tempo de estabilidade das amostras conforme o tipo de analito, baseado nas recomendações dos fabricantes dos conjuntos diagnósticos, nas instruções contidas nos dispositivos de coleta, nos dados de literatura e por ocasião da validação do método no ambiente laboratorial.

Bibliografia Consultada

Clinical and Laboratory Standards Institute – CLSI. Procedures for the Handling and Processing of Blood Specimens; Approved Guideline. CLSI/NCCLS H18-A4. 4th ed. (Replaces H18-A3 Vol. 24 Nº 38). Pennsylvania: Clinical and Laboratory Standards Institute, 2010, v. 30, nº10.

GUDER W et al. Diagnostic samples: from the patient to the laboratory. The impact of preanalytical variables on the quality of laboratory results. 4th ed. Weinheim: Wiley-Blackwell, 2009.

LAESSIG RH et al. Changes in serum chemical values as a result of prolonged contact with the clot. Am J Clin Pathol 1976;66(3):598-604.

Sociedade Brasileira de Patologia Clínica/Medicina Laboratorial (SBPC/ML). Recomendações da Sociedade Brasileira de Patologia Clínica/Medicina Laboratorial para Coleta de Sangue Venoso. 2009. Disponível em www.sbpc.org.br. Acessado em 07 junho 2012.

YOUNG DS et al. Specimen collection and processing. In: Burtis CA et al. Tietz textbook of clinical chemistry and molecular diagnostics. 4th ed. St. Louis: Elsevier Saunders, 2006. p. 41-58.

89 Quais os impactos que a temperatura de transporte e o tempo entre coleta e a realização dos exames têm sobre as amostras biológicas para exames de urina e o que fazer para diminuí-los?

Adagmar Andriolo

Condições inadequadas de transporte da urina e tempo prolongado entre a coleta e a realização do exame de urina de rotina propiciam alterações significativas em seus constituintes, podendo comprometer a qualidade do resultado final. Em relação ao aspecto, em geral, ocorre turbidez, seja por precipitação de formações amorfas, seja por proliferação bacteriana; o pH tende a aumentar pela produção de amônia por bactérias produtoras de urease e pela perda de CO_2; a concentração de glicose tende a diminuir pelo consumo por leucócitos e bactérias eventualmente presentes; a concentração de corpos cetônicos tende a diminuir por volatilização da acetona e pelo metabolismo bacteriano; ocorre proliferação bacteriana, fato que pode causar a degeneração celular e o aumento na concentração de nitrito. A degeneração celular influencia na identificação e contagem ao exame microscópico, não só de leucócitos, mas também de hemácias, as quais podem lisar, liberando hemoglobina e transformando-se em células-fantasma.

Para minimizar essas alterações, a amostra que não for examinada em pelo menos 2 horas após a coleta deve ser resfriada. É importante lembrar que a amostra não deve ser mantida em contado direto com as embalagens de gelo utilizadas para evitar seu congelamento, pois isso destruirá os elementos celulares e inviabilizará a realização do exame.

Conservantes devem ser adicionados apenas a amostras que permanecerão por períodos maiores que 12 horas antes de serem examinadas.

Bibliografia Consultada

STRASINGER SK; DI LORENZO MS. Análise química da urina. In: Strasinger SK; Di Loenzo MS (eds.) Urinálise e Fluidos Corporais. 5ª ed., São Paulo: LPM Editora, 2008, p. 57-87.

90 Quais os impactos que a temperatura de transporte e o tempo entre a coleta e a realização dos exames têm sobre as amostras biológicas para culturas e o que fazer para diminuí-los?

Cássia Maria Zoccoli

Coleta, armazenamento, tempo e temperatura de transporte inadequado podem ocasionar falhas no isolamento do agente etiológico causador da infecção, como favorecer o desenvolvimento da flora contaminante do sítio anatômico coletado ou alterar o resultado das contagens de colônias nas culturas quantitativas, muitas vezes induzindo a um tratamento inadequado. Portanto, a qualidade do resultado liberado pelo laboratório de microbiologia está diretamente relacionada à qualidade da amostra biológica recebida e à sistemática de armazenamento e transporte utilizada.

Para minimizar esses impactos, o manual de procedimento de coleta das amostras biológicas deve contemplar instruções claras sobre:

1. Materiais de coleta: as amostras biológicas devem ser coletadas e enviadas ao laboratório em meios de transporte e/ou frascos adequados de acordo com o material e exame solicitado. Alguns exemplos são:
   - Frascos de coleta com boca larga e com tampa de rosca para a coleta de amostras de escarro, fezes ou urina.
   - *Swabs* com meio de Stuart ou Amies de boa procedência para isolamento de bactérias aeróbias e anaeróbias facultativas.
   - Meio de Cary-Blair: conservante de fezes para isolamento de enteropatógenos.
   - Meio de transporte pré-reduzido: para isolamento de bactérias anaeróbias.

Quadro 1 – Meios de coleta/transporte, tempo, temperatura de transporte e estabilidade de algumas amostras para exames microbiológicos.

Tipo de amostra biológica	Material de coleta	Tempo e temperatura de envio até o laboratório	Estabilidade da amostra	Temperatura de transporte
Aspirado e exsudatos	Seringa	≤ 2h, TA	≤ 24h, refrigerada	TA
	Swab* com meio de transporte e lâmina para Gram	≤ 8h, TA	≤ 24h, refrigerada	TA
	Swab* sem meio de transporte e lâmina para Gram	imediatamente	Não aplicável	TA
Escarro	Frasco estéril	≤ 2h, TA	≤ 24h, refrigerada	TA
Secreção traqueal	Frasco estéril	≤ 2h, TA	≤ 24h, refrigerada	TA
Lavado broncoalveolar	Frasco estéril	≤ 2h, TA	≤ 24h, refrigerada	TA
Trato respiratório superior (orofaringe, nasal, nasofaringe)	Swab* com meio de transporte e lâmina para Gram	≤ 12h, TA	≤ 24h, TA	TA
Líquidos orgânicos (pleural, peritoneal, ascítico, diálise, pericárdico, sinovial)	Tubo estéril	≤ 2h, TA	≤ 24h, refrigerada	TA
	Frasco para hemocultura Técnica automatizada	≤ 12h, TA	≤ 24h, TA	TA
Sangue e medula óssea	Frasco para hemocultura Técnica automatizada	≤ 12h, TA**	≤ 12h, TA	TA
Fragmentos de biópsia, tecido e osso	Tubo ou frasco contendo solução fisiológica estéril	≤ 2h, TA	≤ 24h, refrigerada	TA
Fezes	Frasco estéril seco	≤ 1h, TA	≤ 24h, refrigerada se colocada em meio conservante	TA

Tipo de amostra biológica	Material de coleta	Tempo e temperatura de envio até o laboratório	Estabilidade da amostra	Temperatura de transporte
	Com conservante	< 12h TA ou 24h refrigerada	≤ 48h refrigerada	TA
Liquor	Tubo estéril	Imediatamente, TA	≤ 24h, refrigerada	TA
Cateter (central, periférico, arterial, Swan-Ganz e Hikman)	Tubo estéril	≤ 1h, TA	≤ 12h, refrigerada	TA
Secreção ou raspado da conjuntiva	*Swab** fino com meio de transporte	≤ 2h, TA	≤ 24h, TA	TA
Urina de jato médio	Frasco estéril	≤ 2h, TA ≤ 1h, TA até 12h refrigerada	≤ 24h, refrigerada	Refrigerada
	Amostra em meio de cultura apropriado	≤ 6h, TA ou a 35 ± 2°C	≤ 24h, TA	TA
	Frasco ou tubo estéril contendo preservativo (ácido bórico)	≤ 24h, TA	≤ 24h, TA	TA
Urina de 1º jato	Frasco estéril	≤ 2h, TA	≤ 24h, refrigerada	Refrigerada
Secreções genitais (vaginal, cervical, uretral e lesão)	*Swab** (Amies com ou sem carvão)	≤ 12h, TA	≤ 24h, TA	TA
Secreção prostática, esperma	Frasco estéril	≤ 2h, TA	≤12h, refrigerada	TA

TA = temperatura ambiente (20-25°C); refrigerado (4-8°C).

*Swab de Dacron, rayon ou algodão com cabo plástico ou de alumínio são os mais aceitáveis. Swabs com alginato de cálcio ou swab com cabo de madeira não são recomendados.

** O tempo irá variar dependendo do método automatizado utilizado.

Adaptado de Oplustil et al., 2010.

Quadro 2 – Guia simplificado de materiais de coleta, tempo e temperatura de envio ao laboratório e estabilidade das amostras biológicas para isolamento de bactérias aeróbias e anaeróbias facultativas.

Tipo de amostra biológica	Material de coleta	Tempo e temperatura de envio até o laboratório	Estabilidade da amostra	Temperatura de transporte
Micoplasma/ ureaplasma urogenital	Tubo com meio de transporte específico	≤ 12h refrigerada	≤ 24h refrigerada	Refrigerada
Cultura de anaeróbio	Volume maior que 2mL, seringa com ponta bloqueada, sem bolha de ar	≤ 3h, TA	≤ 12h, refrigerada	TA
	Frasco para hemocultura Técnica automatizada	≤ 12h, TA	≤ 24h, TA	TA
	Frasco para hemocultura Método manual	≤ 2h, TA ou 12h a 35 ± 2°C	≤ 12h, TA	TA
	Volume menor que 1mL, seringa com ponta bloqueada, sem bolha de ar	≤ 30min, TA	≤ 1h, refrigerada	TA
Leptospira (urina)	Frasco estéril, volume de 20mL, neutralizada com bicarbonato de sódio a 8,4%	Refrigerada	≤ 24h, refrigerada	Refrigerada
Streptococcus grupo B (introito vaginal e anal)	*Swab** com meio de transporte	≤ 2h, TA	≤ 24h, TA	TA

TA = temperatura ambiente (20-25°C); refrigerado (4-8°C).
* *Swab* de Dacron, *rayon* ou algodão com cabo plástico ou de alumínio são os mais aceitáveis. *Swabs* com alginato de cálcio ou *swab* com cabo de madeira não são recomendados.
** O tempo irá variar dependendo do método automatizado utilizado.
Adaptado de Oplustil et al., 2010.

2. Tempo e temperatura de armazenamento entre a coleta até o envio ao laboratório para processamento inicial dos diversos materiais biológicos.

3. Temperatura de transporte: temperatura ambiente (TA – enten-de-se como temperatura ideal entre 20 e 25°C) ou refrigerada (4 a 8°C), dependendo do material, distância e tempo de transporte, principalmente quando a coleta é realizada em uma unidade distante da área responsável pelo processamento das amostras, prática muito utilizada pelos laboratórios brasileiros. Conceitos preestabelecidos para o transporte de microrganismos à TA devem ser reavaliados, uma vez que no Brasil essa temperatura pode ultrapassar 25°C na maioria dos meses.
4. Estabilidade das amostras: refere-se ao tempo que a amostra se mantém viável para eventual análise posterior, caso necessário, já que entendemos que elas devem ser processadas o mais breve possível dentro do fluxo de trabalho do laboratório, priorizando as amostras com menor estabilidade.

Outro fator importante para o sucesso das análises microbiológicas é a capacitação dos colaboradores envolvidos nas etapas de coleta e transporte do processo pré-analítico. Um plano de treinamento, avaliações periódicas das competências dos processos que executam e educação continuada são fundamentais para manter a garantia da qualidade dos serviços prestados.

Bibliografia Consultada

MENDES CMF; OPLUSTIL CP; ZOCCOLI CM; SINTO SI. Microbiologia Clínica: 156 perguntas e respostas. São Paulo: Sarvier, 2005.

OPLUSTIL CP; ZOCCOLI CM; TOBOUTI NR; SINTO SI. Procedimentos Básicos em Microbiologia Clínica. 3ª ed. São Paulo: Sarvier, 2010.

VERSALOVIC J; CARROLL KC; FUNKE G; JORGENSEN JH, LANDRY ML; WARNOCK DW. Manual of Clinical Microbiology. 10th ed. Washington, D.C: American Society for Microbiology, 2011.

91 Quais os impactos que a temperatura de transporte e o tempo entre a coleta e a realização dos exames têm sobre as amostras biológicas de parasitologia e o que fazer para diminuí-los?

Vera Lucia Pagliusi Castilho

A amostra fecal é biodegradada rapidamente em temperaturas acima de 25°C. Ocorre maior proliferação de bactérias e fungos. Este fator impacta na realização do exame protoparasitológico, interferindo no preparo e na pesquisa microscópica dos parasitas. Junto com a temperatura temos outros impactos, como o fator tempo, entre a coleta e o processamento do exame, os interferentes e o número de amostras coletadas. Poucos estudos foram realizados sobre os efeitos da temperatura na amostra fecal e a literatura mostra o que a prática nos ensina na realização destes exames. A amostra fecal deve ser tratada como um material nobre, de difícil obtenção, ser transportada de forma cuidadosa e diferenciada com os cuidados de biossegurança. Esta coleta geralmente ocorre em domicílio e o paciente deve ter as orientações por escrito. A coleta pode ser feita diretamente no frasco, tendo sempre o cuidado de não contaminar com água do vaso sanitário ou urina e após deve ser cuidadosamente transferida para um frasco coletor universal. Atualmente no mercado existem dispositivos que forram a tampa do vaso sanitário com um plástico biodegradável e permite que as fezes sejam recolhidas dali para o coletor. Não se permite contato com a água, pela contaminação com amebas de vida livre que interferem no exame. A urina inibe ou destrói a mobilidade dos trofozoítos. O frasco coletor com a amostra deve ser colocado dentro de um saco plástico e enviado, o mais rápido possível, ao laboratório. Lembrar sempre que todo material biológico contém agentes potencialmente infectantes, como vírus, bactérias, fungos e parasitas. O tempo de entrega da amostra está ligado a sua consistência ou à urgência do exame.

Em fezes diarreicas ou liquefeitas, contendo ou não muco e sangue, encaminhar ao laboratório em até 30 minutos após a coleta, sendo mantida em temperatura ambiente. Estas amostras poderão conter formas trofozoíticas de protozoários que são facilmente identificáveis por sua movimentação e características. Após 30 minutos, estes trofozoítos perdem sua motilidade e a identificação poderá ser dificultada. O resultado poderá ser um falso-negativo. Nas fezes pastosas, o mandatório é o exame ser realizado em até 1 hora após a coleta para que possam ser mais bem identificadas as formas císticas e trofozoíticas. Fezes formadas ou endurecidas poderão aguardar até 24 horas para o exame. Casos em que o paciente faz a coleta fora do horário da entrega da amostra ou à noite, recomenda-se manter a amostra em temperatura ambiente, em local fresco, não deixar em local quente e não há necessidade de refrigerar. Há recomendações de que as amostras fecais sejam refrigeradas para o transporte. É recomendável, mas não necessário. Em postos de coleta situados em regiões muito quentes ou distantes, podem conservar estas amostras em maletas térmicas para o transporte, mantendo temperaturas de 4 a 8°C, até chegarem ao local do preparo. Esta é uma recomendação que não se deve dar ao paciente, ou seja, ele não deve colocar a amostra na geladeira.

Assim, se não houver a possibilidade de as amostras serem enviadas no prazo estabelecido, devem-se usar os conservadores. Eles diminuem o impacto do tempo e temperatura sobre as amostras e o laboratório pode fornecer esses frascos com soluções conservadoras. Existem várias no mercado. As mais utilizadas são o formol tamponado a 5 ou 10%, o SAF (solução com acetato de sódio, ácido acético, formalina e água), o MIF (timerosal, iodo, formalina, glicerina e água), o PAV (uma resina plástica muito utilizada nos EUA, contendo etanol, ácido acético, glicerina e cloridrato de mercúrio), pouco utilizado aqui no Brasil. Também para as coletas de amostras múltiplas ou seriadas, a coleta de 3 amostras em dias alternados no prazo de 10 dias, utilizar as soluções conservadoras, facilita os prazos de entrega e minimiza o efeito de temperaturas acima de 25°C.

Recomenda-se para a pesquisa de larvas ou quantificação de ovos pelo método de Kato-Katz não colocar em geladeira ou em conservantes. Na geladeira as larvas morrem, tornam-se inativas, o mesmo ocorre com o conservante, que impede a migração das larvas nos métodos habitualmente utilizados, cujo princípio é do tigmotermo-tropismo, podendo resultar em falso-negativo. Para a quantificação de ovos, a amostra biológica precisa ser processada em 24 horas, em temperatura até 22°C. A amostra fecal possui detritos alimentares, como fibras musculares, vegetais, parasitas, bactérias, fungos e vírus, e quando exposta muito tempo a temperaturas acima de 25°C estes microrganismos sofrem proliferação intensa e mascaram os resultados dos exames protoparasitológicos. É o caso da proliferação de fungos (bolor) nas fezes; estes microrganismos podem ser confundidos com vários parasitas, como *Endolimax nana, Entamoeba hartmanni, Cryptosporidium*. Quando em colorações de Kinyoun ou de Ziehl-Neelsen, alguns fungos álcool--ácido resistentes são confundidos com parasitas (coccídeos, como o *Cryptosporidium*), assim amostras recentes tornam mais fácil a identificação de ovos, cistos, oocistos, larvas e trofozoítos.

Em amostras de pacientes que fizeram uso de contrastes radiológicos, como bário, os parasitas tornam-se indetectáveis, as lâminas de microscopia apresentam-se opacas, deve-se aguardar 5 a 10 dias para a coleta. Ocorre a mudança da flora intestinal, diminuindo o número de protozoários, como a *Giardia lamblia*, com o uso de bário e antibióticos (tetraciclina). Outras substâncias que interferem na detecção de protozoários são óleo mineral, vaselina, bismuto, antibióticos, antimaláricos, antidiarreicos não absorvíveis. Aguardar a coleta por uma a várias semanas.

As amostras de fezes para as pesquisas de vermes, ao serem enviadas ao laboratório, devem estar em solução fisiológica, e o tempo para a realização deste exame, para a identificação do verme, é curto, de 12 a 18 horas após a eliminação. Se este tempo for alargado, poderá haver deterioração do verme. Não se indica o álcool caseiro ou o formol para a conservação de vermes, isto impede a visualização de partes internas e da morfologia para uma identificação correta.

Bibliografia Consultada

De CARLI GA. Parasitologia Clínica – Seleção de Métodos e Técnicas de Laboratório para o Diagnóstico das Parasitoses Humanas. 2ª ed. São Paulo: Atheneu, 2007.

GARCIA LS, BRUCKNER DA. Diagnostic Medical Parasitology. 2nd ed Washington, DC: ASM, 1993.

VASALLO MF. Quality control in parasitology. An R Acad Nac Med Madr 2001;118(4):891-912.

92 Quais os impactos que a temperatura de transporte e o tempo entre a coleta e a realização dos exames têm sobre as amostras biológicas para exames de bioquímica e o que fazer para diminuí-los?

Nairo Massakazu Sumita

Segundo o documento do CLSI/NCCLS H18-A4, *Procedures for the Handling and Processing of Blood Specimens for Common Laboratory Tests; Approved Guideline – Fourth Edition*, de modo geral, a menos que as amostras necessitem de refrigeração, estas podem ser transportadas em caixas ou reciepientes específicos que preservem a biossegurança, à temperatura ambiente de 22°C. Nas situações em que a temperatura ambiente exceder este nível, recomenda-se que a amostra seja imediatamente removida da área de coleta, para evitar sua deterioração e de vários analitos.

Alguns parâmetros laboratoriais reconhecidamente sofrem alteração quando ocorre um atraso no processo de centrifugação, além das 2 horas. Uma amostra de sangue total coletada sem inibidor da glicólise e mantida à temperatura ambiente sofre redução na concentração da glicose a uma velocidade média de 7% por hora. Já níveis de potássio podem apresentar elevação à medida que ocorre atraso na centrifugação da amostra.

Os tubos devem ser transportados, preferencialmente, na posição vertical com a tampa sempre voltada para cima, visando evitar o derramamento da amostra. Este procedimento facilita o processo de formação do coágulo, bem como reduz o risco de agitação excessiva dos tubos, diminuindo o risco de hemólise.

É importante evitar a agitação excessiva das amostras, assegurando que estão acondicionadas adequadamente nos recipientes ou caixas de transporte ou mesmo nos tubos pneumáticos, evitando-se o risco de hemólise. A exposição à luz pode inteferir na integridade das amostras para os seguintes parâmetros: bilirrubinas, vitaminas A e B_6, betacaroteno e porfirinas. Assim, devem ser protegidas com papel-alumínio ou em frasco ou tubo âmbar.

Habitualmente, a centrifugação é realizada entre 20 e 22°C. No entanto, os analitos instáveis em temperaturas mais elevadas devem ser centrifugados sob refrigeração ao redor de 4°C. Os tubos contendo gel separador nunca devem ser recentrifugados após a separação do soro ou plasma. Após a centrifugação, as amostras necessitam ser introduzidas rapidamente nos equipamentos analisadores. Recomenda-se que a retirada da tampa dos tubos centrifugados seja realizada próximo ao momento da análise, minimizando os efeitos da evaporação e da concentração da amostra.

Bibliografia Consultada

ANDRIOLO A. Hidratos de carbono. In: Andriolo A.; Carrazza FR. Diagnóstico Laboratorial em Pediatria. 2ª ed. São Paulo: Sarvier, 2007, p. 83-9.

Clinical and Laboratory Standards Institute – CLSI/NCCLS – Procedures for the Handling and Processing of Blood Specimens; Approved Guideline. CLSI/NCCLS H18-A4. 4th ed (Replaces H18-A3 Vol. 24 n. 38). Pennsylvania: Clinical and Laboratory Standards Institute, 2010, v. 30, nº 10.

GUDER WG; NARAYANAN S; WISSER H et al. Diagnostic Samples: from the patient to the laboratory. The impact of preanalytical variables on the quality of laboratory results. 4th ed. Weinheim: Wiley-Blackwell, 2009.

Sociedade Brasileira de Patologia Clínica/Medicina Laboratorial (SBPC/ML). Gestão da fase pré-analítica – Recomendações da Sociedade Brasileira de Patologia Clínica/Medicina Laboratorial. 2010. Disponível em: www.sbpc.org.br. Acessado em 07 junho 2012.

Sociedade Brasileira de Patologia Clínica/Medicina Laboratorial (SBPC/ML). Recomendações da Sociedade Brasileira de Patologia Clínica/Medicina Laboratorial para coleta de sangue venoso. 2009. Disponível em: www.sbpc.org.br. Acessado em 07 junho 2012.

93 Quais os impactos que a temperatura de transporte e o tempo entre a coleta e a realização dos exames têm sobre as amostras biológicas para exames de coagulação e o que fazer para diminuí-los?

Marinês Farana Matos

Recomenda-se que o transporte de amostras para a realização dos testes de coagulação seja feito em temperatura ambiente (18 a 24°C), preferencialmente em até 1 hora após a coleta. Não se recomenda que o transporte e o armazenamento das amostras após a coleta sejam feitos em banho de gelo ou sob refrigeração (2 a 8°C) porque a exposição ao frio pode levar a uma ativação plaquetária, ativação do fator VII, perda de atividade do fator VIII e do fator de von Willebrand. O efeito da exposição da amostra a baixas temperaturas é maior nos ensaios que avaliam a atividade funcional do fator de von Willebrand do que nos ensaios que avaliam o antígeno.

Embora exista a recomendação para as amostras serem processadas preferencialmente em até 1 hora após a coleta, organizações internacionais de padronização, como o *Clinical and Laboratory Standards Institute* (CLSI) e *European Concerted Action on Thrombosis* (ECAT), definem critérios de estabilidade da amostra para os diferentes testes de coagulação. Estes critérios incluem:

a) Amostras para a avaliação do tempo de protrombina (TP) são estáveis por 24 horas em temperatura ambiente e podem ser armazenadas sem centrifugação ou centrifugadas. O armazenamento da amostra sem centrifugar deve ser feito com ressalvas, pois deve-se evitar agitação do tubo para que não ocorra encurtamento do TP/INR. Se o paciente faz uso de heparina e anticoagulante oral, o resultado do TP pode variar de acordo com o tempo de armazenamento da amostra, a menos que a tromboplastina utilizada contenha neutralizadores de heparina. Se o teste não for realizado em até 24 horas após a coleta, a amostra deverá ser centrifugada e o plasma aliquotado e congelado, mantendo-se estável por até 2 semanas a -20°C e 12 meses a -70°C. É importante lembrar que as alíquotas de plasma pobre em plaquetas deverão ser congeladas em tubos de polipropileno.

b) Amostras para a avaliação do tempo de tromboplastina parcial ativado (TTPA) de pacientes que não estão em uso de heparina podem ser mantidas em temperatura ambiente, em tubo tampado, sem centrifugar ou centrifugadas se o teste for realizado em 4 horas após a coleta. A avaliação do TTPA de pacientes que estão em uso de heparina não fracionada deve ser realizada em até 1 hora após a coleta devido à liberação *in vitro* de fator plaquetário 4 pelas plaquetas. O fator plaquetário 4 liberado neutraliza a heparina circulante, levando a uma avaliação falsamente diminuída dos níveis de heparina quando se utilizam os ensaios de TTPA e/ou em ensaios de antifator X ativado. Se a amostra é centrifugada em 1 hora após a coleta, o plasma pode ser mantido em temperatura ambiente e o teste realizado em até 4 horas. Se o TTPA não for realizado em até 4 horas após a coleta, a amostra deverá ser centrifugada e o plasma aliquotado e congelado, mantendo-se estável por até 2 semanas a -20°C e 12 meses a -70°C. Para avaliação dos fatores VIII e de von Willebrand por meio do TTPA, a estabilidade da amostra é de 6 meses se conservada a -70°C.

c) Amostras para a avaliação de outros parâmetros da coagulação devem ser mantidas em temperatura ambiente, centrifugadas e testadas em até 4 horas após a coleta. Se o teste não for realizado em até 4 horas após a coleta, a amostra deverá ser centrifugada e o plasma aliquotado e congelado, mantendo-se estável por até 2 semanas a -20°C e 6 meses a -70°C.

d) Amostras coletadas para a avaliação da função plaquetária deverão ser transportadas e conservadas em temperatura ambiente e os testes finalizados em até 4 horas após a coleta.

Adicionalmente, sugere-se que amostras coletadas em unidades de coleta externa, cujo tempo para seu processamento exceda os prazos de estabilidade mencionados para os diferentes testes, sejam encaminhadas para o laboratório central centrifugadas, aliquotadas e transportadas em caixa térmica, contendo gelo seco. Esta recomendação não se aplica às amostras coletadas para a avaliação da função plaquetária.

Bibliografia Consultada

Clinical and Laboratory Standards Institute – CLSI. Collection, Transport, and Processing of Blood Specimens for Testing Plasma-Based Coagulation. Assays and Molecular Hemostasis Assays; Approved Guideline. CLSI document H21–A5. 5th ed. Pennsylvania: Clinical and Laboratory Standards Institute, 2008.

FAVALORO EJ; SOLTANI S; McDONALD J. Potential laboratory misdiagnosis of hemophilia and von Willebrand disorder owing to cold activation of blood samples for testing. Am J Clin Pathol 2004;122(5):686-92.

KITCHEN S; OLSON JD; PRESTON FE. Quality in Laboratory Hemostasis and Thrombosis. Oxford: Wiley-Blackwell, 2009.

MORRISSEY JH; MACIK BG; NUENSCHWANDER PF; COMP PC. Quantitation of activated factor VII levels in plasma using a tissue factor mutant selectively deficient in promoting factor VII activation. Blood 1993;81(3):734-44.

Van GEEST-DAALDEROP JH; MULDER AB; BOONMAN-de WINTER LJ et al. Preanalytical variables and off-site blood collection: influences on the results of the prothrombin time/international normalized ratio test and implications for monitoring of oral anticoagulant therapy. Clin Chem 2005;51(3):561-8.

94 Quais os impactos que a temperatura de transporte e o tempo entre a coleta e a realização dos exames têm sobre as amostras biológicas para exames de imunologia e o que fazer para diminuí-los?

Adagmar Andriolo

Em geral, as amostras biológicas que serão analisadas para se constatar a presença de anticorpos, ou seja, para aqueles exames comumente denominados de "sorologia", não necessitam de cuidados especiais, uma vez que o objeto de estudo se constitui de proteínas, as quais são substâncias relativamente estáveis e resistentes. Evidentemente, há limites para essa resistência e cuidados especiais devem ser tomados, principalmente se o tempo entre a coleta e a realização do exame for acima de algumas horas. Quando o tempo entre a coleta da amostra biológica e a realização do exame for acima de 24 horas, cuidados como refrigeração ou mesmo congelamento podem ser necessários, na dependência dos parâmetros que serão analisados.

No Brasil, o órgão regulador é a Agência Nacional de Vigilância Sanitária (ANVISA), que estabelece normas que garantam a segurança, minimizam os riscos sanitários e preservam a integridade do material biológico transportado.

Um aspecto importante é que a normatização prevê que todas as etapas do processo de transporte devem ser padronizadas por meio de procedimento operacional padrão (POP), que deve incluir as condições de acondicionamento, transferência e armazenamento do material, bem como a limpeza e a manutenção dos equipamentos, utensílios e veículos utilizados.

Bibliografia Consultada

Agência Nacional de Vigilância Sanitária – ANVISA. Disponível em: www.anvisa.org.br. Acessado em 06 de junho de 2012.

http://www.cfbio.gov.br/arquivos/CP19.pdf. Acessado em 06 de junho de 2012.

95 Quais os impactos que a temperatura de transporte e o tempo entre a coleta e a realização dos exames têm sobre as amostras biológicas para exames de biologia molecular e o que fazer para diminuí-los?

Gustavo Barcelos Barra

Para a obtenção de resultados confiáveis e precisos nos exames de biologia molecular, o transporte e o armazenamento da amostra devem garantir que não haja degradação dos ácidos nucleicos-alvo do exame. Tais condições de transporte e armazenamento variam dependendo do tipo de amostra, natureza e localização do ácido nucleico a ser avaliado. Em geral, o transporte adequado e as condições de armazenamento devem ser determinados pelo fabricante do ensaio ou, no caso de testes *in house,* pelo laboratório. Os laboratórios devem também seguir as normas locais, estaduais e federais para o transporte de amostras. Resumidamente, os principais tipos de amostras recebidas pelo setor são sangue total, soro e plasma. Além disso as, amostras são coletadas em tubos ou em substratos específicos. O sangue total, soro e plasma normalmente são utilizados para a obtenção do DNA ou RNA humano para testes genéticos; DNA ou RNA de patógenos para sua detecção, quantificação ou genotipagem. Alguns exemplos de amostras coletadas em tubos ou substratos específicos incluem tubos de raspado cervical para pesquisa de vírus e bactérias, como papilomavírus humano, *Chlamydia trachomatis* e *Neisseria gonorrhoeae* (Tubo para captura híbrida®), e amostras colhidas em papel-filtro FTA® para teste de vínculo genético.

Outros tipos de amostras também podem ser recebidos pelo setor de biologia molecular, como lavado broncoalveolar, aspirado de medula óssea, células bucais, fluido cerebroespinhal, cultura de células, tecido, sêmen, urina e fezes. Para essas amostras, as condições de transporte e armazenamento específicas devem ser seguidas e não serão abordadas nesta resposta.

No geral, o DNA é relativamente estável e mais fácil de ser extraído a partir das amostras primárias do que o RNA. Por outro lado, o RNA é altamente suscetível à degradação e pode ser mais difícil de ser recuperado. Assim, as características intrínsecas dessas macromoléculas influenciam diretamente o transporte e o armazenamento das amostras primárias. Para sangue total, soro e plasma, tanto para as análises de DNA quanto RNA, a amostra pode ser transportada/armazenada por até 24 horas à temperatura ambiente, durante até 72 horas a 2°-8°C, ou por longos períodos de tempo se congelados a -20°C, -70°C ou menos. Uma vez descongeladas ou recebidas, essas amostras devem ser armazenadas a 2°-8°C e a extração do ácido nucleico começar em até 6 horas, ou então devem ser congeladas a -20°C, -70°C ou menos. No caso do soro e plasma, esses devem ser separados em até 4 horas após a flebotomia.

A análise do RNA humano a partir do sangue total é uma exceção a essa regra, a amostra deve ser coletada e imediatamente transferida para um tubo contendo um aditivo estabilizante de RNA (Trizol®, RNAlater®, PAXgene® blood RNA tube). Coleta e armazenamento de sangue total não estabilizado não são recomendados para a análise da transcrição gênica, porque a indução artificial da expressão e degradação de RNA ocorrem no sangue *ex vivo*. Ademais, soro ou plasma coletado ou transferido para tubos contendo aditivos estabilizantes de RNA podem ser transportados/armazenados à temperatura ambiente, desde que validado pelo fabricante ou pelo próprio laboratório. Além disso, o laboratório deve validar os efeitos do congelamento de tubos com gel separador e ciclos de congelamento e descongelamento sobre o resultado do exame.

Os tubos próprios de raspado cervical, segundo seu fabricante, podem ser transportados/armazenados à temperatura ambiente por até duas semanas, 2 a 8°C podem ser armazenadas por uma semana adicional, ou armazenadas -20°C por até três meses. Ademais, os papéis-filtro FTA® fornecem uma maneira fácil e rápida de preparar amostras de sangue para análise de DNA. Basta aplicar uma amostra de sangue, medula óssea ou *buffycoat* na matriz de FTA; DNA é capturado e imediatamente estabilizado sem a necessidade de refrigeração, permitindo o armazenamento à temperatura ambiente por tempo indeterminado e envio com segurança.

Assim, o principal impacto da temperatura de transporte e armazenamento inadequado sobre as amostras para teste de biologia molecular é a degradação do ácido nucleico-alvo. Os testes cujo alvo é o RNA está mais suscetível à ação de transporte e armazenamento inadequado. Uma vez ocorrida, a degradação interfere na sensibilidade, precisão e acurácia do teste, principalmente se for quantitativo. Os testes cujo alvo é o DNA tendem a ser mais resistentes à temperatura de armazenamento e transporte inadequados em menor grau sobre o resultado do exame.

As regras de armazenamento e transporte descritas acima podem evitar intercorrências pré-analíticas que impactem sobre os exames de biologia molecular (1-6). Um resumo do que foi exposto pode ser observado no quadro 1.

Quadro 1 - Tipo de amostra, tipo de ácido nucleico e respectivos tempos de transporte e armazenamento para se evitar que a degradação do DNA ou RNA impactem sobre os resultados dos exames de biologia molecular.

Tipo de amostra	Ácido nucleico	Transporte e armazenamento		
		15-30°C	2-8°C	-20°C, -70°C, ou menos
Sangue total	DNA e RNA	24 horas	3 dias	Longos períodos
Soro (separação em até 6 horas)	DNA e RNA	24 horas	3 dias	Longos períodos
Plasma (separação em até 6 horas)	DNA e RNA	24 horas	3 dias	Longos períodos
Sangue total	RNA humano (usar aditivos estabilizantes)	Não aplicável*	Não aplicável*	Longos períodos
Raspado cervical (Tubo para captura híbrida®)	DNA	2 semanas	3 semanas	3 meses
FTA®	DNA	Indeterminado	Não aplicável	Não aplicável

*Pode ser validado pelo fabricante ou pelo próprio laboratório.

Bibliografia Consultada

Abott Laboratories. Abott real time HIV. Abbott Molecular Inc. Des Plaines, IL 60018 USA; 2007.

CLSI. Collection, Transport, Preparation, and Storage of Specimens for Molecular Methods; Approved Guideline. CLSI document MM13-A. Clinical and Laboratory Standards Institute, 940 West Valley Road, Suite 1400, Wayne, Pennsylvania 19087-1898 USA, 2005.

Digene Corporation. Hibrid Capture 2 HPV DNA Test. Digene, 201 Clopper Road Gaithersburg, MD 20878 USA, 2007.

GE Healthcare. Whatman™ FTA™ for blood DNA. FTA technology: GE Healthcare Bio-Sciences Corp. 800 Centennial Avenue Piscataway, NJ 08855-1327 USA; 2010.

NCCLS. Quantitative Molecular Methods for Infectious Diseases; Approved Guideline. NCCLS document MM6-A: NCCLS, 940 West Valley Road, Suite 1400, Wayne, Pennsylvania 19087-1898 USA, 2003.

96 As urinas de 24 horas devem ser acidificadas antes da coleta ou podem ser acidificadas na chegada ao laboratório?

Adagmar Andriolo

Para a coleta de urina de 24 horas há necessidade de serem realizadas dosagens de substâncias que apresentam variações circadianas na taxa de excreção e, portanto, dosagens em amostras isoladas podem não fornecer informações adequadas. Adicionalmente, em algumas situações, interessa a quantidade total de excreção da substância.

Dependendo das características químicas da substância a ser dosada, há necessidade de se adicionar algum conservante, com a finalidade de minimizar eventuais perdas durante a coleta, até a realização efetiva do exame.

As perdas podem ser decorrentes de degradação da substância pela variação do pH, da temperatura, da exposição à luz, ou por metabolização por células e bactérias presentes na urina.

Ainda na dependência da substância a ser dosada, os conservantes podem ser divididos em dois grandes grupos, os ácidos e os alcalinos, mas qualquer que seja o conservante utilizado o ideal é que ele seja colocado no frasco antes do início da coleta da urina.

A manutenção da urina em local de temperatura baixa e protegida da luz reduz a necessidade do uso de conservantes para a dosagem de um grande número de substâncias, como cálcio, ácido úrico, oxalato, sódio e potássio, mas não exclui seu uso para outras, como citrato, aldosterona, cortisol etc.

XII. PRÉ-ANALÍTICO

Bibliografia Consultada

ANDRIOLO A; BISMARCK ZF. Rins e vias urinárias. In: Andriolo A. (org.). Guias de medicina ambulatorial e hospitalar – UNIFESP/Escola Paulista de Medicina – Medicina Laboratorial. 2ª ed. São Paulo: Manole, 2008. p. 243-66.

FERRAZ RRN; BAXMANN AC; FERREIRA LG et al. Preservation of urine samples for metabolic evaluation of stone – forming patients. Urol Res 2006;34: 329-37.

97 Quais amostras clínicas não podem ser transportadas via tubo pneumático e por quê?

Adagmar Andriolo

No laboratório clínico, o sistema de tubos pneumáticos é um recurso utilizado para o transporte de amostras biológicas entre pontos, em geral, entre as áreas de coleta e analítica situadas no mesmo edifício ou em edifícios próximos. O sistema simples consiste em um tubo conectando dois pontos e os mais complexos, em uma rede tubular, interligando vários pontos de partida e chegada. Através dos tubos movimentam-se cilindros contendo os frascos com as amostras. O deslocamento dos cilindros pode ser obtido por ar comprimido ou criação de vácuo parcial.

Como regra geral, os cilindros deslocam-se a uma velocidade de 8 metros por segundo, ou seja, 30km/h.

Alguns materiais biológicos são sensíveis, como suspensão de células, e, portanto, precisam ser transportados a velocidades menores. Alguns sistemas possibilitam deslocamentos de apenas 2 a 3 metros por segundo, tornando-se adequados para uso em, praticamente, todas as amostras utilizadas no laboratório. Este recurso reduz, mas não elimina totalmente, a possibilidade de fragmentação de células, o que pode afetar a contagem celular, em especial as mais frágeis, como as plaquetas, além de elevar a concentração de potássio e de outros componentes intracelulares, pela ocorrência de hemólise.

Outro problema potencial dos sistemas de transporte diz respeito à quantificação de gases sanguíneos, que pode ser significativamente influenciada, na dependência das características do sistema utilizado.

É importante ressaltar que não devem ser feitas generalizações, uma vez que os efeitos do transporte sobre a amostra são dependentes do modelo e das características específicas de cada sistema pneumático. O laboratório deve avaliar, criteriosamente, estes efeitos quando da implantação e validação do sistema.

Bibliografia Consultada

ASTLES JR; LUBARSKY D; LOUN B et al. Pneumatic transport exacerbates interference of room air contamination in blood gas samples. Arch Pathol Lab Med 1996;120(7):642-7.

COLLINSON PO; JOHN CM; GAZE DC et al. Changes in blood gas samples produced by a pneumatic tube system. J Clin Pathol 2002;55(2):105-7.

KRATZ A; RANEEM OS; Van COTT EM. Effects of a pneumatic tube system on routine and novel hematology and coagulation parameters in healthy volunteers. Arch Pathol Lab Med 2007;131(2):293-6.

SODI R; DARN SM; STOTT A. Pneumatic tube system induced haemolysis: assessing sample type susceptibility to haemolysis. Ann Clin Biochem 2004;41(3): 237-40.

XIII

VERIFICAÇÃO DE MÉTODOS (VALIDAÇÃO) E COMPARABILIDADE ENTRE EQUIPAMENTOS

98 Qual a diferenca entre validação de métodos e verificação de desempenho de métodos?

Derliane de Oliveira

Validação – comprovação, por meio do fornecimento de evidência objetiva, de que os requisitos para o uso específico pretendido ou uma aplicação foram atendidos.

Nota 1: a OMS define validação como "a ação (ou processo) de provar que um procedimento, processo, sistema, equipamento ou um método utilizado funcionam como o esperado e alcançam o resultado pretendido".

Verificação – comprovação, por meio do fornecimento de evidência objetiva, de que os requisitos especificados foram atendidos.

Se um método é pronto para uso ou previamente validado pelo fabricante, verificamos se o desempenho cumpre com os requisitos especificados. Em outras palavras, verificamos se o método funciona com as condições do nosso laboratório. Por outro lado, se o laboratório quer desenvolver um teste *in house* ou modificar um teste, precisa comprovar que ele funciona para o uso pretendido (diagnóstico, triagem, confirmatório etc.).

Um processo de validação é mais extenso e compreende todos os passos que o fabricante executou para que seu teste fosse aprovado pelo órgão competente para o uso pretendido, enquanto a verificação inclui experimentos mais simples.

Bibliografia Consultada

Clinical and Laboratory Standards Institute. Statistical Quality Control for quantitative measurements procedures: principles and definitions. Approved guideline. CLSI C24-A3. 3rd ed. Pennsylvania: Clinical and Laboratory Standards Institute, 2006.

Clinical and Laboratory Standards Institute. User Verification of Performance for Precision and Trueness; Approved guideline. CLSI EP15-A2. 2nd ed. Pennsylvania: Clinical and Laboratory Standards Institute, 2006.

99 Por que fazer a validação de metodologias no laboratório se o fabricante já realizou este estudo previamente e o órgão competente já o aprovou?

Claudia Meira

Segundo a RDC 302, "validação" é um procedimento que fornece evidências de que um sistema apresenta desempenho dentro das especificações da qualidade, de maneira a fornecer resultados válidos.

A CLSI define validação como a ação (ou processo) que garante que o procedimento, sistema, equipamento ou método empregado apresentam o desempenho esperado e alcançam os resultados esperados para o uso a ser aplicado, ou seja, se o fabricante afirma que o método é aplicável para diagnóstico de uma determinada doença, ele deve validar e comprovar que os estudos atendam à intenção de uso, assim como às características de desempenho do método quando utilizado para esta finalidade.

Já a "verificação", segundo a CLSI, é a confirmação, por meio de evidência objetiva, de que os requisitos especificados para a qualidade esperada tenham sido atendidos. É a determinação ou confirmação das características de desempenho do método antes que o sistema analítico seja utilizado para testes em amostras de pacientes.

Muito se fala em validação de metodologias no laboratório de análises clínicas, embora o termo mais indicado seja "verificação da validação", exceto nos casos que o laboratório desenvolve um teste *in house* ou faça modificação de um teste já existente e validado pelo fabricante. Exemplo deste último: o fabricante validou o método em soro e o laboratório faz a validação para testar o método em líquido cefalorraquidiano.

A validação deve ser realizada pelo fabricante, por meio de protocolos de estudos e ensaios, preferencialmente seguindo as boas práticas recomendadas pela CLSI, porém obedecendo as exigências mínimas do órgão regulador do país onde é fabricado e de onde é comercializado. Os equipamentos e instrumentos utilizados no Brasil, sejam eles nacionais ou importados, devem estar regularizados junto à ANVISA/MS, de acordo com a legislação vigente (RDC 302 – item 5.4.2).

O sistema analítico de uma laboratório consiste no somatório de alguns componentes, como equipamento, analito (exame), metodologia, insumos e reagentes, infraestrutura (ambiente) e o colaborador técnico. Sempre que pensamos no sistema analítico, precisamos lembrar que todos esses componentes podem sofrer interferências, ou seja, um mesmo equipamento que tenha sido validado pelo fabricante pode não atender às especificações mínimas da qualidade definidas e esperadas pelos laboratórios.

Além disso, no Brasil o uso predominante de sistemas abertos amplia substancialmente as combinações de reagente e equipamento e a diferença dos processos. A necessidade da validação é reforçada, visto que, além de a validação dos fabricantes ocorrer sob condições distintas, na maior parte das vezes é feita com um conjunto analítico (equipamento, reagente, calibrador etc.) distinto do laboratório.

Alguns fatores interferentes de desempenho:

- Mudanças na produção, desde a matéria-prima utilizada até o produto final.
- Efeitos do transporte e armazenamento.
- Condições do clima local no laboratório, exemplo: temperatura, umidade.
- Qualidade da água.
- Estabilidade da rede elétrica.
- Habilidades dos operadores.

A "verificação das validações de métodos" fornece a segurança de que um novo método, com quaisquer mudanças que possam ter ocorrido, ainda se comporta de forma aceitável sob as condições de uso em seu laboratório.

Segundo a Norma Acreditadora ISO 15189:2007, o laboratório deve utilizar apenas procedimentos validados para a confirmação de que os procedimentos de exame são adequados para o uso pretendido.

O laboratório deve registrar os procedimentos utilizados e resultados obtidos para a validação, que confirmem sua adequação ao uso pretendido, sendo a mesma exigência por outras Normas de Acreditação, como o PALC menciona em seu requisito 7.13 que... "Equipamentos e demais suprimentos que afetam a qualidade dos serviços não devem ser utilizados até que sejam avaliados ou verificados e que haja evidência de que atendam às especificações ou requisitos definidos de acordo com os procedimentos analíticos a ele vinculados". No caso do CAP, o laboratório deve avaliar cada sistema de ensaio, método e equipamento antes de colocar em uso na rotina. Para cada teste realizado, o laboratório deve dispor de dados sobre exatidão, precisão, sensibilidade analítica, interferências e intervalo reportável.

Importante mencionar que os métodos *in house* (metodologia própria do laboratório), segundo a RDC 302, consistem em reagentes ou sistemas analíticos produzidos e validados pelo próprio laboratório clínico, exclusivamente para uso próprio, em pesquisa ou em apoio diagnóstico. Nesse caso, o laboratório clínico que utilizar metodologias próprias, *in house*, deve documentá-las, incluindo, no mínimo:

a) descrição das etapas do processo;
b) especificação e sistemática de aprovação de insumos, reagentes e equipamentos e instrumentos;
c) sistemática de validação;
d) manter registro de todo o processo e especificar no laudo que o teste é preparado e validado pelo próprio laboratório.

Bibliografia Consultada

Clinical and Laboratory Standards Institute (CLSI). Statistical Quality control Quantitative Measumrements Procedures – Principles and Definitions: Approved Guideline. CLSI C24-A3. 3rd ed. Pennsylvania: Clinical and Laboratory Standards Institute, Wayne, 2006, v. 26, nº 25.

College American of Pathologists (CAP), Accreditation Program – Laboratory General Checklist – Test Method Validation, 2012.

ISO 15189 – Medical laboratories - Particular requirements for quality and competence. 2003-02-15.

National Association of Testing Authorities, Australia – Guidelines for the validation and verification of quantitative and qualitative test methods Technical Note 17 - June 2012 – Issued: August 2004 Amended and reissued: December 2006, April 2009, March 2012, June 2012.

OLIVEIRA CA; BERLITZ FA. Gestão da Fase Analítica do Laboratório – como assegurar a qualidade na prática. V. I. 1ª ed. Rio de Janeiro: ControlLab, 2011. Disponível em: http://www.controllab.com.br/pdf/gestao_fase_analitica_vol1.pdf Acessado em 12 Junho 2012.

Programa de Acreditação em Laboratórios Clínicos (PALC) da Sociedade Brasileira de Patologia.

Resolução da Diretoria Colegiada - RDC Nº 302, de 13 de outubro de 2005 – Dispõe sobre Regulamento Técnico para funcionamento de Laboratórios Clínicos.

100 Que parâmetros devem ser realizados no estudo de verificação de desempenho, pelo usuário, para os métodos qualitativos?

Luisane Maria Falci Vieira

A avaliação do desempenho de métodos qualitativos é ainda o grande desafio para os laboratórios clínicos de rotina. Os sistemas qualitativos, para sua avaliação adequada, necessitam da disponibilidade de número adequado de amostras negativas e, principalmente, positivas para a condição clínica em questão, o que nem sempre é factível para todos os laboratórios. No Brasil, a RDC 302/2005 da ANVISA requer que os sistemas analíticos próprios *in house* sejam validados antes da sua colocação em uso e a aprovação de um sistema analítico antes da sua integração à rotina é uma questão de boa prática, além de ser um requisito de programas de acreditação laboratorial. Dessa forma, todos os laboratórios comprometidos com a qualidade devem desenvolver um plano de validação de sistema analítico qualitativo, o qual poderá variar de acordo com:

- a finalidade do sistema analítico (triagem, diagnóstico, monitoramento, prognóstico);
- a maturidade do método (desde um método em fase de pesquisa e desenvolvimento até um método comercial amplamente testado e validado em múltiplas condições de recursos e de população);
- recursos disponíveis;
- amostras de valor conhecido, de pessoas sadias, portadores da condição-alvo e de condições com as quais a amostra pode ser confundida clínica ou laboratorialmente (aqui se incluem amostras de painéis e de ensaios de proficiência);
- sistema(s) analítico(s) alternativo(s) ou de referência, com o qual se possa comparar o sistema analítico sob investigação;

- padrão-ouro laboratorial, clínico ou um conjunto de critérios contra o qual se possa validar o sistema analítico.

Em geral, o desempenho de um teste qualitativo deve ser avaliado por meio de parâmetros como sensibilidade, especificidade e valores preditivos. Os protocolos para avaliação do desempenho de métodos qualitativos podem ser planejados para dois ambientes distintos:

- No primeiro ambiente, realiza-se uma comparação entre dois métodos, em geral um método novo (método teste – MT) em relação a um método tradicional já em uso (método comparativo – MC). Em muitas situações de avaliação de métodos em laboratório de rotina não se conhece o diagnóstico verdadeiro nem se dispõe de um método "padrão-ouro", e a comparação entre dois métodos é então usada para a obtenção apenas de parâmetros estatísticos de concordância entre dois métodos.
- No segundo ambiente, trata-se de uma avaliação de um método próprio *in house* ou do desenvolvimento de um novo método. Nesse caso, seria ideal que o diagnóstico verdadeiro fosse determinado para possibilitar a estimativa de parâmetros estatísticos de especificidade, sensibilidade e valores preditivos negativo e positivo.

Bibliografia Consultada

BOSSUYT PM; REITSMA JB; BRUNS DE et al. Towards complete and accurate reporting of studies of diagnostic accuracy: the STARD initiative. Clin Chem 2003;49:1-6. Disponível em: http://bmj.com/cgi/reprint/326/7379/41.pdf e http://www.clinchem.org/cgi/reprint/49/1/7.pdf

BOSSUYT PM; REITSMA JB; BRUNS DE et al et al. The STARD Statement for reporting studies of diagnostic accuracy: explanation and elaboration. Clin Chem 2003;49:7-18.

Clinical and Laboratory Standards Institute (CLSI). User Protocol for Evaluation of Qualitative Test Performance; Approved Guideline. CLSI document EP1 2-A. Pennsylvania: Clinical and Laboratory Standards Institute, 2002.

101 Que parâmetros devem ser realizados para verificar se o desempenho do método atende às especificações da qualidade analítica definidas pelo laboratório?

Claudia Meira

A verificação da validação é a confirmação, por meio de evidência objetiva, de que os requisitos especificados para a qualidade esperada tenham sido atendidos. É a determinação ou confirmação das características de desempenho do método e deve ser realizada antes que o sistema analítico seja utilizado para testes em amostras de pacientes.

O primeiro passo é planejar as etapas do estudo e a ferramenta PDCA – planejar, fazer, checar e agir – pode ser muito útil.

Plan (**planejar – "plano de validação"**) – esta fase deve contemplar todas as informações que precisaremos para realizar o estudo de validação.

a) Definição de responsabilidades.

b) Definição do sistema analítico a ser validado e do sistema analítico de referência (ou comparativo).

c) Definição dos ensaios (testes) que serão realizados e tempo de realização dos estudos.

d) Definir os estudos que serão realizados (linearidade ou intervalo operacional, precisão, estudos de recuperação e interferências, exatidão, avaliação dos intervalos de referência, sensibilidade, especificidade etc.).

e) Definição das especificações da qualidade (precisão, exatidão esperadas e erro total máximo permitido) para aprovação/rejeição do método teste.

f) Descrição do procedimento técnico.

g) Treinamento dos técnicos com o novo sistema analítico, com os experimentos de validação e com o procedimento técnico.

h) Definição dos dados a serem registrados, do método estatístico e apresentação dos resultados.

i) Análise crítica dos resultados (aprovação ou rejeição).

j) Aprovação do novo sistema analítico para uso na rotina.

Do **(fazer)** – esta é a fase da realização dos estudos propriamente ditos e registros dos resultados conforme planejado. Para os métodos quantitativos, recomendam-se:

- Estudo da linearidade (para métodos lineares): estudo do intervalo operacional.
- Estudo da imprecisão intraensaio (intradia).
- Estudo da imprecisão interensaio (interdias).
- Estudo da inexatidão: comparação com método referência ou método comparativo para estimar a inexatidão ou erro sistemático, baseado nas diferenças observadas entre os métodos, sendo os valores de maior interesse aqueles próximos dos níveis de decisão médica. Estudos de matérias de referência.
- Estudo do intervalo de referência (verificação ou determinação).

Para cada teste realizado em amostras séricas, o laboratório deve realizar estudos de exatidão, precisão, sensibilidade analítica, estudo das interferências e intervalo reportável (*range* de medida analítica – AMR), quando aplicável, assim como validação dos valores de referência para a população. Os estudos devem ser realizados para amostras séricas e outras amostras rotineiramente utilizadas no laboratório, devendo ser definidas as especificações de desempenho do método relevantes para uso clínico.

Para testes que foram modificados ou produzidos *in house*, devem-se também fazer os estudos de interferentes e realizar o estudo completo para definição do intervalo de referência (Quadro 1).

Linearidade (intervalo operacional) – é essencial ter acesso ao *range* analítico de um método, isto é, o resultado mais baixo e mais alto de um teste que é confiável e que pode ser reportável.

Quadro 1 – Estudos a serem realizados em testes laboratoriais quantitativos.

Testes não rápidos – quantitativos			
Aprovados **Não modificados**	**Aprovados** **Modificados**	**Não aprovados**	*In house*
Precisão Exatidão Intervalo reportável (linearidade, AMR, CCR)	Precisão Exatidão Intervalo reportável (linearidade, AMR, CCR) Sensibilidade analítica (limite de detecção) Especificidade analítica (interferentes)		
Verificar valores de referência	Estabelecer intervalos de referência		

Range **de medida analítica (ou faixa de medição analítica – AMR)** – faixa de valores de um analito que um método pode medir diretamente na amostra sem nenhuma diluição ou concentração. A validação do AMR é o processo que confirma que o sistema de ensaios irá, de maneira correta, recuperar a concentração ou a atividade do analito sobre o AMR. O fabricante define o AMR e é de responsabilidade do laboratório verificá-lo.

Range **clínico reportável (ou faixa clínica reportável – CRR)** – faixa dos valores de um analito que um método pode reportar como resultado quantitativo, permitindo assim a diluição ou concentração da amostra, estender o AMR direto. O laboratório deve estabelecer um CRR que cubra uma faixa inclusiva de eventos adversos sem exceder as recomendações para diluição do fabricante.

Precisão – é a concordância das medidas de testes idênticos feitos com a mesma amostra. Experimentos idênticos (réplicas) são feitos para estimar a imprecisão ou erro aleatório de um método analítico.

Exatidão (acurácia) – valor verdadeiro de uma substância a qual está sendo medida. Verificação da acurácia é o processo que determina se o sistema de testes está produzindo resultados válidos e verdadeiros.

Intervalo de referência – faixa de valores dos testes esperados para uma designada população onde 95% dos indivíduos são supostamente saudáveis (ou normais).

Sensibilidade analítica – menor concentração de um analito que pode ser medida, de forma confiável e reprodutiva. Alguns protocolos permitem que, em métodos aprovados pelo FDA, a sensibilidade analítica do fabricante seja utilizada sem necessidade de verificação pelo laboratório.

Especificidade analítica – determinação do efeito de substâncias interferentes no sistema analítico em estudo. É a estimativa do erro sistemático causada por outros materiais que podem estar presentes na amostra a ser analisada, tais como hemólise, icterícia, lipemia ou medicações, que pode estar presente na amostra a ser analisada. Da mesma forma que a sensibilidade analítica, alguns protocolos permitem que, em métodos aprovados pelo FDA, os dados de especificidade analítica fornecida pelo fabricante sejam utilizados sem necessidade de verificação pelo laboratório.

Check **(checagem)** – a fase de checagem envolve a análise crítica dos resultados de acordo com as especificações da qualidade previamente definidas, concluindo se há necessidades de ações corretivas e/ou melhorias a serem feitas ou se o método teste será aprovado.

Act **(agir)** – a fase de "agir" envolve a implementação das ações corretivas e melhorias apontadas como necessárias, caso os resultados dos estudos de verificação da validação não satisfaçam as especificações da qualidade definidas no planejamento (PLAN). Nesse caso, atuar junto ao fabricante na busca pela(s) causa(s) dos resultados inesperados e tomar ações corretivas necessárias. Um novo ciclo PDCA inicia-se até a aprovação ou rejeição do uso do método teste na rotina.

O objetivo maior dos estudos de "verificação da validação" é conhecer e manter o desempenho dos métodos conforme o nível de qualidade esperado, emitir resultados confiáveis para o auxílio diagnóstico e decisão médica e, principalmente, garantir a segurança do paciente.

Bibliografia Consultada

BASQUES JC. Especificações da Qualidade Analítica. Belo Horizonte: Lab Test, 2005.

BASQUES JC; VIEIRA L. www.sbpc.org.br – Biblioteca – Protocolo dos experimentos de validação de métodos quantitativos e uso de ferramentas estatísticas.

College American of Pathologists (CAP), Accreditation Program – Laboratory General Checklist – Test Method Validation, 2012.

DAIDS Guidelines for Good Clinical Laboratory Practice Standards, Versão 01 – Pharmaceutical Product Development – 30/06/2008.

GELLA JF – Metrología em el Laboratório Clínico – BioSystems, 2005. Disponível em: http://www.westgard.com/lesson23.htm. Acessado em 25/05/2012.

National Association of Testing Authorities, Australia – Guidelines for the validation and verification of quantitative and qualitative test methods Technical Note 17 – June 2012 – Issued: August 2004 Amended and reissued: December 2006, April 2009, March 2012, June 2012.

WESTGARD JO. Basic Method Validation. 2nd ed. Madison WI; Westgard QC, Inc., 2003.

102 Como realizar os experimentos de linearidade para verificar a validação do sistema analítico?

Claudia Meira

Uma sequência lógica para otimizar os estudos e recursos de um estudo de verificação da validação pode ser o recomendado abaixo, iniciando por estudos preliminares:

- Linearidade (intervalo operacional).
- Imprecisão intraensaio.
- Interferência e recuperação.

Depois, segue-se com os demais estudos:

- Imprecisão interensaio.
- Comparação de métodos.

Linearidade é a capacidade do método em gerar resultados linearmente, proporcionais à concentração do analito.

Para o estudo de linearidade (*range* de medida analítica – AMR), o ideal é realizar o estudo com amostras nativas de paciente, mas podem ser utilizados controle de qualidade, calibradores ou padrões comerciais específicos para estudos de linearidade. Importante realizar o estudo com uma amostra mais próxima possível do limite inferior e uma próxima ao limite superior da faixa mais alta da linearidade preconizada pelo fabricante. A CLSI recomenda um mínimo de quatro amostras de diferentes níveis de concentração, mas na prática temos utilizado duas amostras, uma alta e uma baixa. Quando não há amostras de concentração baixa, próxima ao limite inferior, pode-se diluir uma amostra de concentração mais alta, mas deve-se ter o cuidado de diluir a amostra com diluente de mesma matriz ou conforme a orientação do fabricante.

Após a escolha das amostras, determinar o volume total necessário para a análise, fazer diluições seriadas das amostras, preferencialmente com pipetas volumétricas, e dosar as amostras e as respectivas diluições, em duplicata, para obter as concentrações. Os resultados medidos são representados graficamente no eixo y e os valores esperados ou conhecidos sobre o eixo x, traçando uma reta de regressão linear. Avaliar os valores encontrados de limites inferior e superior e comparar com os valores de AMR indicados pelo fabricante.

Para validação de metodologia *in house* ou de métodos modificados, é recomendado ampliar para ao menos sete diluições dosadas em duplicata ou triplicata.

Tabelas de diluição e obtenção do gráfico de regressão linear podem ser acessados nos sites:

- http://www.westgard.com
- BASQUES JC; VIEIRA L. http://www.sbpc.org.br – Biblioteca Digital – Protocolo dos experimentos de validação de métodos quantitativos e uso de ferramentas estatísticas (Planilha – Ferramenta Estimativa da Linearidade).

Bibliografia Consultada

BASQUES JC; VIEIRA L. www.sbpc.org.br – Biblioteca – Protocolo dos experimentos de validação de métodos quantitativos e uso de ferramentas estatísticas (Planilha – Ferramenta Estimativa da Linearidade). Acessado em 25/06/2012.

Clinical and Laboratory Standards Institute (CLSI). Preliminary Evaluation of Quantitative Clinical Laboratory Measurement Procedures: Approved Guideline. CLSI EP10-A3. 3rd ed Pennsylvania: Clinical and Laboratory Standards Institute, 2006 v. 26, n 34.

Clinical and Laboratory Standards Institute – CLSI. Evaluation of the Linearity of Quantitative Measurement Procedures: A Statistical Approach: Approved Guideline. CLSI EP6-A. 3rd ed. Pennsylvania: Clinical and Laboratory Standards Institute, 2003, v. 26, n 34.

National Association of Testing Authorities, Australia – Guidelines for the validation and verification of quantitative and qualitative test methods Technical Note 17 – June 2012 – Issued: August 2004 Amended and reissued: December 2006, April 2009, March 2012, June 2012.

OLIVEIRA CA; MENDES E. Gestão da Fase Analítica do Laboratório – como assegurar a qualidade na prática. Rio de Janeiro: ControlLab, 2011. Disponível em: http://www.westgard.com/lesson26.htm – The linearity or reportable range experiment, by Elisa F. Quam, BS, MT (ASCP). Acessado em 21/07/2012.

103 Como realizar os experimentos de precisão para verificar a validação do sistema analítico?

Claudia Meira

Precisão significa reprodutibilidade, ou seja, a concordância das medidas de testes idênticos feitos com a mesma amostra. Experimentos idênticos (réplicas) são realizados para estimar a imprecisão ou erro aleatório de um método analítico.

A precisão deve ser avaliada contemplando as variações intradia e interdias.

Para o estudo da imprecisão intraensaio (intradia), recomenda-se realizar o estudo com 2 ou 3 amostras de níveis diferentes, preferencialmente em concentrações significativas para decisão médica. O ideal é realizar o estudo com amostras nativas de paciente, mas podem ser utilizadas amostras de controle de qualidade. Testar cada amostra 20 vezes, se possível, dentro de uma mesma rodada, e calcular a média, desvio-padrão e o coeficiente de variação e comparar os resultados com as especificações da qualidade definidas pelo laboratório no plano de validação.

Quando as amostras são analisadas em uma única corrida, geralmente a variação encontrada é baixa, pois não reflete todas as variáveis do dia a dia da rotina do laboratório, por isso só se deve dar seguimento aos demais estudos se o coeficiente de variação (CV) intraensaio se encontra dentro das especificações aceitáveis pelo laboratório.

Da mesma forma que o estudo anterior, para análise da imprecisão interensaio (interdias), recomenda-se realizar o estudo com 2 ou 3 amostras de níveis diferentes, preferencialmente, em concentrações significativas para decisão médica e, de preferência, com amostras nativas de paciente, mas podem ser utilizadas as de controle da qualidade.

Testar cada nível de amostra uma vez por dia, durante 20 dias, ou duas vezes por dia, com intervalo mínimo de 2 horas, durante 10 dias, calcular a média, desvio padrão e o coeficiente de variação e comparar os resultados com as especificações da qualidade definidas pelo laboratório no plano de validação.

Westgard recomenda, para a definição da quantidade de erro permitido, a utilização dos critérios de aceitabilidade CLIA, sendo que, para a imprecisão intraensaio, o coeficiente de variação deve ser ≤ $1/4$ do erro total máximo permitido (ETa), ou, seja, CV intraensaio = 0,25 × ETa. Para o CV encontrado no estudo interensaio, a imprecisão ≤ $1/3$ ETa, ou seja, CV interensaio = 0,33 × ETa. Outra referência que também pode ser utilizada é a tabela de variação biológica de Carmen Ricós, onde há estudos de imprecisão máxima permitida para vários parâmetros analíticos.

O estudo também pode ser realizado de forma a diminuir o tempo de execução, porém mantendo as variáveis intradia e interdias. A única diferença é em relação ao tempo de execução, realizando as dosagens das amostras com as seguintes opções: 4 dosagens em um dia, durante 5 dias, ou 5 dosagens em um dia, durante 4 dias, ou 3 dosagens em um dia, durante 7 dias.

Tabelas de cálculo de média, desvio padrão e coeficiente de variação podem ser realizadas por meio de uma planilha de Excel, calculadora simples ou por meio de ferramentas disponíveis nos *sites*:

- BASQUES JC; VIEIRA L. www.sbpc.org.br – Biblioteca – Protocolo dos experimentos de validação de métodos quantitativos e uso de ferramentas estatísticas (Planilha – Ferramenta Estimativa da Imprecisão).
- WESTGARD JO. http://tools.westgard.com/cgi-bin/westgard/ sd_calc.cgi?header=http://www.westgard.com/images/stories/ WESTGARDLOGOSHORT.gif

Bibliografia Consultada

BASQUES JC; VIEIRA L.www.sbpc.org.br – Biblioteca – Protocolo dos experimentos de validação de métodos quantitativos e uso de ferramentas estatísticas (Planilha – Ferramenta Estimativa da Linearidade). Acessado em em 25/06/2012.

Clinical and Laboratory Standards Institute (CLSI). Preliminary Evaluation of Quantitative Clinical Laboratory Measurement Procedures: Approved Guideline. 3rd ed. CLSI document EP10-A3, V. 26, Nº 34. Clinical and Laboratory Standards Institute, Wayne, PA USA, 2006.

Clinical and Laboratory Standards Institute (CLSI). Evaluation of the Linearity of Quantitative Measurement Procedures: A Statistical Approach: Approved Guideline. 3rd ed. CLSI document EP6-A, V. 26, Nº 34. Clinical and Laboratory Standards Institute, Wayne, PA USA, 2003.

ELISA F; QUAM BS. The linearity or reportable range experiment (ASCP). Disponível em: http://www.westgard.com/lesson26.htm. Acessado em 21/07/2012.

National Association of Testing Authorities, Australia – Guidelines for the validation and verification of quantitative and qualitative test methods Technical Note 17 – June 2012 – Issued: August 2004 Amended and reissued: December 2006, April 2009, March 2012, June 2012.

OLIVEIRA CA; MENDES E. Gestão da Fase Analítica do Laboratório – como assegurar a qualidade na prática. Rio de Janeiro: ControlLab, 2011.

104 Como avaliar a equivalência de desempenho de dois equipamentos que realizam a mesma rotina?

Luisane Maria Falci Vieira

Os pacientes que são atendidos por laboratórios clínicos que possuem múltiplas localizações e múltiplos sistemas analíticos precisam ter a garantia de que suas análises não sofram alterações significativas por causa de diferenças entre os sistemas analíticos usados, a cada nova coleta. A segurança do tratamento requer que a comparabilidade dos resultados de análises produzidos por meio de diferentes sistemas analíticos seja garantida periodicamente. Para que esse objetivo seja atendido, é importante:

- Buscar conhecer as possíveis causas de discrepância (não equivalência).
- Avaliar o risco em caso de liberação de resultados não equivalentes.
- Definir a frequência dos testes de comparação.
- Avaliar a comutatividade dos materiais usados para os testes de comparabilidade.
- Definir o protocolo de comparação.
- Estabelecer os critérios de aceitabilidade para interpretação dos testes de comparação.

A garantia da comparabilidade dos sistemas analíticos quantitativos pode envolver a padronização e a calibração dos equipamentos, procedimentos matemáticos (fatores) para "forçar" a equivalência de resultados por meio de transformações matemáticas, como também a adoção de diferentes intervalos de referência ou de *cut-offs* terapêuticos ou diagnósticos, de forma a preservar a equivalência da interpretação clínica por meio de laudos adequados. A despeito das estratégias usadas para alcançar a equivalência entre os sistemas analíticos, a verificação periódica da comparabilidade entre os sistemas analíticos é necessária para garantir a qualidade da assistência.

Não há consenso na literatura ou na prática laboratorial quanto à melhor forma de demonstrar a comparabilidade dos resultados de amostras de pacientes testadas em diferentes sistemas analíticos. No que tange à comparação entre métodos quantitativos, recomendo a adoção de protocolos baseados nos documentos EP9 e C54 do CLSI. No que tange à comparação entre métodos qualitativos, recomendo, para a mesma finalidade, o documento EP12 do CLSI.

A seleção de materiais para a avaliação da comparabilidade deve levar em consideração a comutatividade do material, que vem a ser a equivalência da relação matemática entre resultados obtidos para um material de referência ou para amostras representativas do tipo de amostra que se pretende analisar. Amostras nativas de pacientes, não alteradas artificialmente, representam o material ideal para comparação, uma vez que são equivalentes ao tipo de amostra que se pretende analisar na rotina. Caso seja necessário utilizar outro tipo de material, sua comutatividade em relação às amostras nativas de pacientes deve ser verificada, uma vez que materiais comerciais para controle, para verificação da linearidade e para calibração podem apresentar alterações significativas das suas matrizes. Calibradores, especialmente, são desenvolvidos para uso em um determinado sistema analítico e podem não ser adequados para uso em outros sistemas. As amostras ideais para os testes de comparabilidade são as de pacientes sem alterações (nativas), ou seja, coletadas e processadas da maneira usual. O maior cuidado que se deve ter é com relação à estabilidade do analito-alvo. Amostras que sabidamente contenham substâncias interferentes com os ensaios sendo testados não devem ser usadas, pois o objetivo é verificar a comparabilidade dos sistemas e não sua especificidade.

Ao planejar o protocolo de comparabilidade para um analito, a direção do laboratório deve considerar o risco que a ausência de comparabilidade dos ensaios pode ocasionar para os pacientes, bem como deve fazer considerações de ordem prática. As abordagens possíveis para a avaliação da comparabilidade podem variar consideravelmente em função de consumo de reagentes, tempo gasto para selecionar, armazenar, transportar e analisar as amostras, e tempo gasto para avaliar a comparabilidade dos resultados. Pode ser útil iniciar a monitorização da comparabilidade por meio de uma frequência maior de comparações, como indicado pela análise de risco e de custo/efetividade, realizando melhorias com base nos dados obtidos inicialmente. A frequência da monitorização pode ser reduzida com base em melhorias de desempenho e nas revisões de avaliação dos riscos (se aplicáveis). Há considerações práticas que a direção do laboratório precisa levar em conta ao decidir a frequência dos testes e o número de replicatas de cada comparação. Alguns dos fatores operacionais que podem impactar são:

- Disponibilidade do pessoal.
- Disponibilidade e estabilidade das amostras.
- Capacidade de armazenamento das amostras.
- Localização geográfica dos locais de teste.
- Custo dos reagentes.
- Possibilidade de combinar os procedimentos de comparação a outros, como os de verificação da linearidade, validação etc.

A comparabilidade entre os sistemas analíticos pode ser classificada em:

- Frequente (exemplo: diária, semanal).
- Periódica (exemplo: quadrimestral, semestral), a qual pode ser usada ao se considerar que a monitorização frequente não é necessária (sistemas estáveis, com risco de má interpretação clínica baixo).
- Extraordinária, realizada devido à ocorrência de causas especiais de variação e em caso de alertas ou eventos sentinela.

A avaliação frequente pode ser ajustada para ter maior ou menor poder de detectar as diferenças, na dependência das especificações dos ensaios, mas em geral envolve menor número de amostras ou replicatas e pode ser realizada aproveitando-se amostras que já são repetidas em outro sistema para sua confirmação, por exemplo. Essa abordagem é, relativamente, mais econômica. Alternativamente, essa monitorização pode ser realizada com o auxílio de ferramentas estatísticas, como, por exemplo, a monitorização das médias móveis ponderadas dos resultados de pacientes. A monitorização frequente fornece, adicionalmente, a oportunidade de avaliar tendências de comparabilidade ao longo do tempo e aumenta a compreensão sobre o desempenho analítico.

Um experimento de comparação de métodos deve ser realizado para estimar o erro sistemático ou inexatidão, para a validação de um novo método. É realizado pela análise das mesmas amostras de pacientes por um novo método (método teste) e por um método comparativo. Após isso, estimam-se os erros sistemáticos com base nas diferenças observadas entre os métodos. As diferenças sistemáticas nos níveis de decisão médica são os erros de interesse. Essa mesma metodologia pode ser usada para avaliar a comparabilidade entre dois métodos quantitativos da rotina laboratorial e está disponível para esta finalidade, em nosso meio, uma interessante ferramenta em Excel desenvolvida pela Labtest.

Não há critérios universalmente aceitos para o julgamento das diferenças aceitáveis para os resultados de pacientes obtidos por meio de distintos sistemas analíticos, para o mesmo analito. Portanto, eles devem ser definidos pela direção do laboratório e podem variar analito a analito, na dependência das informações disponíveis para cada um (exemplo: estudos clínicos, dados da variabilidade biológica, dados de programas de ensaios de proficiência). Mas deve-se ter em mente o objetivo principal: os resultados de um mesmo paciente obtidos por meio de diferentes sistemas analíticos devem ser equivalentes de forma que não prejudique sua interpretação clínica. Contudo, as características de desempenho inerentes a cada sistema analítico devem ser consideradas para o estabelecimento dos critérios de aceitabilidade. Quando o desempenho do sistema é de baixa capacidade, a frequência necessária da sistemática de comparação poderá ser impraticavelmente elevada. Nessa situação, pode ser indicado promover trocas e melhorias dos sistemas analíticos antes de iniciar a comparação. As metas de comparabilidade dos resultados podem ser definidas por meio de uma abordagem clínica, da opinião de especialistas ou por meio de métodos estatísticos, e as metas podem variar em função da utilidade médica do ensaio. Um nível de concordância superior pode ser necessário quando um resultado deve ser usado para identificar alterações que ocorram nos níveis do analito ao longo do tempo, para monitoração contínua. Há uma hierarquia de abordagens para estabelecer critérios para avaliação do desempenho analítico e para comparabilidade de sistemas proposta pelo ISO *Technical Committee 212 Working Group on Analytical Performance Goals Based on Medical Needs* em conjunto com membros da *International Federation of Clinical Chemistry* (IFCC).

Bibliografia Consultada

Clinical and Laboratory Standards Institute – CLSI. EP9-A2. Method Comparison and Bias Estimation Using Patient Samples; Approved Guideline. 2nd ed. Pensylvania: Clinical and Laboratory Standards Institute, 2002.

Clinical and Laboratory Standards Institute – CLSI. C54-P. Verification of Comparability of Patient Results Within One Health Care System. Proposed Guideline. Pennsylvania: Clinical and Laboratory Standards Institute, 2007, v. 27, nº 25.

Clinical and Laboratory Standards Institute – CLSI EP12-A. User Protocol for Evaluation of Qualitative Test Performance; Approved Guideline. Pennsylvania: Clinical and Laboratory Standards Institute, 2002, v. 22, nº 14 (Replaces EP12-P – V. 20 Nº 15).

Labtest. Ferramenta em Excel para Comparação entre Métodos Quantitativos.

VIEIRA LMF. Diretriz para Comparação de Métodos Laboratoriais Qualitativos e Quantitativos e para Comparação entre Observadores. www.wikilab.com.br, 2012.

105 Como realizar os experimentos de exatidão para verificar a validação do sistema analítico?

Claudia Meira

O estudo de comparação de métodos é recomendado para estimar a inexatidão ou o erro sistemático que existe quando se compra um novo método com um método referência ou comparativo ou entre métodos que realizam os mesmos testes (exames). O método selecionado como comparativo ou referência deve reunir as melhores características de desempenho e atender aos seguintes requisitos:

- Estar previamente validado.
- Ter precisão menor que a imprecisão do sistema teste; o CIQ (controle interno da qualidade) do método comparativo deve estar estável.
- Ter baixa sensibilidade a interferências.
- Ter *bias* conhecido (rastreabilidade).
- Ter as mesmas unidades de medida.
- Ter metodologia comparável com a metodologia do método teste.
- Ter estabilidade em testes de proficiência (AEQ – avaliação externa da qualidade).

O método teste também deve ter CIQ estável e atender aos requisitos de imprecisão, conforme citado acima.

Em situações em que o método teste não se encontra estável e não há método comparativo de referência no laboratório, devem-se buscar outras referências para aprovação do novo sistema analítico: sistemas de referência em outro laboratório, correlação entre exames e/ou correlação clínica.

O ideal é trabalhar com 40 amostras, mas um mínimo de 20 amostras pode ser aceito. As amostras escolhidas devem cobrir a faixa reportável do método e incluir pontos próximos aos níveis de decisão médica – aproximadamente $1/3$ das amostras cobrindo o *range* de amostras com valores baixos, $1/3$ no range de normalidade e $1/3$ cobrindo o *range* de amostras com valores altos. No caso de validação de testes qualitativos, esta variação deve cobrir amostras positivas e negativas.

Não é recomendado calcular resultados com número de pares de amostras menor que 20 porque ocorre diminuição da robustez estatística do procedimento de comparação.

O ideal para os processos de validação é utilizar amostras nativas de pacientes, mas podem ser utilizadas amostras de controles internos e de testes de proficiência ou padrões comerciais, como o método de referência.

Devem-se selecionar amostras, com valores conhecidos, que não contenham os principais interferentes (hemólise, icterícia e lipemia) e que tenham as concentrações distribuídas no intervalo operacional ou linearidade dos métodos. Quanto maior for a diferença entre o menor valor e o maior valor ensaiado, maior será o poder estatístico da comparação de métodos. É recomendado cobrir pelo menos 75% do intervalo operacional.

Em relação à unidade, é recomendado sempre utilizar mais de uma casa decimal.

Na escolha das amostras, verificar se o cadastro contém informações completas de idade e sexo, possibilitando, quando necessário, análise dos resultados por meio de valores de referência por idade, assim como DUM (data da última menstruação), quando da dosagem de hormônios.

O CIQ dos dois métodos deve estar estável durante todo o período em que as medições são realizadas, significando que os resultados não são válidos para comparação se forem observadas mudanças significativas na imprecisão ou na calibração dos sistemas.

Seguir as orientações do fabricante para os dois métodos em estudo.

Para os testes quantitativos, avaliar quais são os ensaios que são efetivamente dosados pelo equipamento. Não é recomendado aplicar a ferramenta para os ensaios que são calculados.

Westgard recomenda realizar o estudo de exatidão em várias diferentes corridas analíticas e em dias diferentes para minimizar os erros sistemáticos que podem ocorrer em uma única corrida. Um mínimo de

5 dias é recomendado, mas é preferível prolongar o ensaio por um período mais longo. Uma vez que o estudo de replicação interensaio, provavelmente, se estenderá por 10 a 20 dias, o estudo de comparação pode abranger um período de tempo semelhante e exigiria apenas 2 a 5 amostras de pacientes por dia.

Fazer a dosagem de cada amostra em cada equipamento, sendo que, quando dosada no mesmo dia, deve-se testá-la com 2 horas de diferença entre uma e outra, exceto em caso de amostras de baixa estabilidade. Inserir os dados em uma planilha que permita avaliar o índice de correlação, o estudo de regressão linear e comparar as diferenças entre as dosagens, preferencialmente análise gráfica das diferenças.

Planilhas de cálculos podem ser encontradas disponíveis nos seguintes *sites*:

- http://.westgard.com
- BASQUES JC; VIEIRA L. www.sbpc.org.br – Biblioteca – Protocolo dos experimentos de validação de métodos quantitativos e uso de ferramentas estatísticas (Planilha – Ferramenta Comparação de Métodos).

Para se definir os critérios de aceitabilidade é imprescindível que o plano de validação contemple as especificações da qualidade esperada. Com essas informações, comparam-se os resultados e o estudo é ou não aprovado.

O coeficiente de correlação (r) deve ser > 0,975, ideal ≥ 0,990, porém este dado estatístico apenas afirma que há uma correlação entre os dados, mas não tem o poder de afirmar que os resultados são equivalentes.

Avaliar em seguida o gráfico das diferenças. Usando este método, 95% dos pontos das diferenças entre os métodos devem estar dentro do limite de erro total permitido, ou seja, a planilha de acurácia calcula o "índice de erro" medindo a diferença entre os dois métodos e sua proporção perante o erro total permitido.

Se 95% dos índices de erros são aceitáveis, o estudo de exatidão entre os métodos é aceitável, ou seja, os resultados são equivalentes.

Bibliografia Consultada

BASQUES JC; VIEIRA L. www.sbpc.org.br – Biblioteca – Protocolo dos experimentos de validação de métodos quantitativos e uso de ferramentas estatísticas (Planilha – Ferramenta Estimativa da Linearidade). Acessado em 25/06/2012.

Clinical and Laboratory Standards Institute – CLSI. Method Comparison and Bias Estimation using Patient Samples: Approved Guideline. CLSI document EP9-A2. 2nd ed.Pennsylvania: Clinical and Laboratory Standards Institute, 2002. v. 22, nº 19.

http://www.westgard.com/decision.htm – Medical Decision Levels. Acessado em 21/07/2012.

http://www.westgard.com/optimal-biodatabase1htm.htm – Optimal Specifications for Total Error, Imprecision, and Bias, derived from intra- and inter-individual biologic variation. Acessado em 21/07/2012.

National Association of Testing Authorities, Australia – Guidelines for the validation and verification of quantitative and qualitative test methods Technical Note 17 - June 2012 - Issued: August 2004 Amended and reissued: December 2006, April 2009, March 2012, June 2012.

RICÓS C; IGLESIAS N; SIMÓN M et al. Especificaciones de la calidad analitica en laboratorios clínicos con distintos niveles de recuros – Química Clínica 2000;19(3):219-36.

WESTGARD JO. http://www.westgard.com/lesson23.htm – The comparison of methods experiments. Acessado em 21/07/2012.

106 Como verificar se os valores de referência reportados pelo fabricante são aplicáveis à população atendida pelo laboratório?

Derliane de Oliveira

No momento em que os médicos recebem os resultados das análises de laboratórios, eles comparam estes resultados com o intervalo de referência reportado para fazer a interpretação clínica. Por essa razão, é muito importante que possamos assegurar que os intervalos fornecidos pelos fabricantes para a população saudável estão adequados para a população que atendemos. O ideal seria definir intervalos próprios, mas o CLSI C28-A3 apresenta uma alternativa mais simples. É a verificação do intervalo de referência reportado pelo fabricante, ou transferência do intervalo de referência. Para o experimento, tomar 20 amostras de pacientes supostamente saudáveis, o que pode ser garantido com especificações claras por meio de critérios de exclusão, de partição e questionário. É fundamental seguir as recomendações do fabricante para as etapas pré-analítica e analítica. Processar as amostras e observar os resultados:

- Se 90% dos resultados estão dentro do intervalo de referência reportado pelo fabricante (ou seja, 18 de 20 amostras), o intervalo de referência pode ser considerado aceitável.
- Se 3 ou 4 estiverem fora do intervalo reportado, testar outras 20 amostras e, se 18 das 20 amostras estiverem dentro do intervalo aceitável, aceitar o intervalo de referência reportado pelo fabricante.
- Se 3 ou 4 (5 ou mais) estiverem fora do intervalo de referência reportado, o laboratório precisa revisar o procedimento analítico, considerar as diferenças biológicas dos pacientes e verificar outras possíveis falhas.

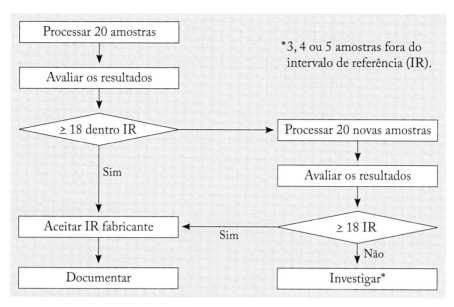

Figura 1 – Esquema de verificação de valores de referência.

Bibliografia Consultada

Clinical and Laboratory Standards Institute – CLSI. Defining, Stablishing and Verifying Reference Intervals in the Clinical Laboratory; Approved guideline. CLSI C28-A3c. 3rd ed. Pennsylvania: Clinical and Laboratory Standards Institute; 2008.

107 Quando o laboratório não possui amostras de pacientes para verificar o desempenho de um método, podem ser utilizadas amostras de controle, calibradores ou materiais de referência? Que critérios podem ser utilizados?

Claudia Meira

Em uma avaliação de desempenho de um método, o ideal é utilizar amostras-teste com uma matriz mais semelhante possível da amostra biológica a ser trabalhada. Considerando que a matriz representa todos os constituintes de uma determinada amostra, muitas vezes encontrar um método que seja aplicável, com o mesmo protocolo, a todas as amostras utilizadas pelo laboratório, seja sangue total, seja soro, plasma ou líquidos corporais, é muito difícil.

Apesar de ser ideal trabalhar com amostras biológicas de mesma matriz, nem sempre é possível. É aceitável utilizar soluções padrões, calibrador (de lote diferente do utilizado para a calibração vigente), amostras de controle ou *pool* de amostras de pacientes, embora tenha algumas desvantagens.

Soluções padrões, por exemplo, geralmente são aquosas, muito diferentes do padrão sérico, com grande variável e quantidade de proteínas, podendo resultar em um CV (coeficiente de variação) bem menor que o desejado, resultando em interpretação de um método altamente preciso, o que pode não ser real.

A vantagem de se fazer o estudo com materiais de controle é que geralmente podem ser obtidos comercialmente, têm longa estabilidade e a matriz pode ser muito similar à matriz de amostras biológicas. Entretanto, o estudo pode sofrer interferentes de estabilizadores, liofilização e reconstituição e aditivos especiais necessários para obter os níveis de concentrações necessárias para determinados analitos na respectiva amostra de controle.

Pool de amostras biológicas frescas (preferencialmente *minipool* – 2 amostras) pode ser utilizado para estudos a curto prazo, como, por exemplo, estudos de precisão e em amostras que têm garantia de estabilidade a longo prazo, sem que sofra alterações significativas, como, por exemplo, de congelamento e descongelamento.

Bibliografia Consultada

PETERSEN PH; RICÓS C; STÖCKL D et al. Proposed Guidelines for the Internal Quality control of Analtical Results in the Medical Laboratory. Eur J Clin Chem Clin Biochem 1996;34:983-99.

WESTGARD JO. http://www.westgard.com/lesson22.htm – The replication experiment by James O. Westgard. PH.D. Acessado em 21/07/2012.

108 Quando e como avaliar o desempenho dos reagentes? Há necessidade de avaliar o desempenho toda vez que ocorre mudança de lote?

Maria Silvia C. Martinho

Os resultados dos exames laboratoriais fornecem informações que auxiliam e embasam o diagnóstico, colaboram na escolha do tratamento e no monitoramento das respostas individuais às terapias. Todos os testes laboratoriais passam por rigorosos critérios científicos antes de serem aprovados para utilização. Nos Estados Unidos, o FDA (*Food and Drug Administration*) realiza a avaliação e aprovação dos testes laboratoriais, e no Brasil, é necessária a aprovação da ANVISA (Agência de Vigilância Sanitária). As empresas que fabricam os reagentes têm programas de controle de qualidade internos e externos com auditorias frequentes de seus processos. Algumas certificações são mandatórias para estas empresas, como a MBPF (boas práticas de Fabricação da ANVISA). Dessa maneira, o que determina o bom desempenho nos laboratórios clínicos que possuem sistemas automatizados é a aquisição de insumos, conjuntos diagnósticos e calibradores, provenientes de fornecedores qualificados, os quais produzem seus materiais de acordo com as boas práticas de fabricação. Esses produtos, por sua vez, devem ser utilizados de acordo com as instruções contidas nos procedimentos.

Partindo do princípio que se utilizem reagentes aprovados pelos fabricantes do seu equipamento, aos laboratórios cabe a responsabilidade de ter uma rotina de testes de controle de qualidade que incluam amostras normais e alteradas que irão verificar se os equipamentos, o desempenho dos analistas e dos reagentes utilizados estão dentro dos padrões estabelecidos. Os testes e os equipamentos necessitam ser validados antes de serem implementados na rotina, assegurando que sua calibração e desempenho estão dentro das condições de qualidade previamente definidas. Para assegurar a qualidade dos resultados diários, é necessária a utilização de material controle em níveis normais e altos que vão assegurar que a análise está sendo realizada corretamente dentro das variações aceitáveis.

No laboratório clínico, os reagentes podem ser avaliados por meio de amostras de pacientes com resultados conhecidos ou através de amostras controle. Algumas normas de acreditação da qualidade podem ter exigências específicas e o laboratório deve estar atento para atender a estas exigências.

No laboratório de hematologia, os reagentes dos analisadores hematológicos não necessitam de testes adicionais a cada troca de reagentes ou lote, já que a qualidade destes reagentes é mensurada pelo controle da qualidade diário do laboratório e durante a rotina podem ser monitorados por meio das médias móveis (Bull).

Com relação aos reagentes para testes manuais e para os produzidos no laboratório, sempre deve ser realizada uma verificação da sua qualidade, dependendo do tipo do reagente. Se forem corantes para a coloração das distensões sanguíneas, em geral são coradas 10 lâminas com o corante a ser testado, onde é verificado se todas as estruturas celulares estão coradas a contento, incluindo núcleo, citoplasma e granulações nos leucócitos, se os eritrócitos e plaquetas estão bem corados e ainda verificar a presença de precipitados e "sujeira". Todos os outros reagentes produzidos no laboratório devem ser testados com controles internos normais e alterados e validados, com nome do analista que realizou a avaliação, data da validação e da validade.

Bibliografia Consultada

ISLH. International Society of Hematology Laboratories. Official Publication. Laboratory Hematology 11:76-78 2005 Carden Jennings Publishing Co. Ltda. Comparative study of blood cell staining with Wright-Giemsa stain, Field stain and a new modified stain.

Lab Tests on line: Lab Oversight: A Building Block of Trust. URL. Acessado em 06/2012. www.labtestsonline.org.

109 Quais parâmetros e como realizar o estudo de validação de TP e TTPA e quais referências devem ser utilizadas?

Marinês Farana Matos

A validação do TP inclui os seguintes parâmetros: determinação da média geométrica para o cálculo do INR, exatidão em segundos e INR, precisão para valores normais e alterados e determinação ou validação dos valores de referência referenciados por literatura ou pelo fabricante.

A determinação da média geométrica para a nova metodologia é extremamente importante. O valor da média geométrica é obtido por meio da determinação individual do tempo de protrombina de pelo menos 40 indivíduos normais. O cálculo da média geométrica pode ser realizado por meio do programa Excel. A média geométrica deverá ser utilizada no cálculo do INR da nova metodologia.

A exatidão deverá ser feita em segundos, assim como INR. Para este estudo utilizar um número mínimo de 40 amostras que deverão abranger todos os intervalos de medição, incluindo pacientes em uso de anticoagulante oral. A variação observada pode ser maior quando se compara os valores em segundos em função da sensibilidade da tromboplastina utilizada. Deve-se obter uma boa correlação principalmente quando se compara o INR.

Para a precisão preparar um *pool* de plasmas normais e um de plasmas alterados. Este *pool* deverá ser aliquotado, congelado e ensaiado em triplicata por cinco dias consecutivos e 20 vezes ao longo de um mesmo dia. O coeficiente de variação deverá ser inferior a 5%. Para este estudo é fundamental observar a estabilidade do reagente.

Para o valor de referência, preconiza-se a determinação do TP de pelo menos 120 indivíduos normais. Alternativamente, pode-se utilizar o valor de referência sugerido pelo fabricante, porém deve-se fazer uma verificação desse valor por meio da determinação individual do

TP de pelo menos 20 indivíduos normais. Os resultados obtidos deverão estar distribuídos dentro da faixa de normalidade sugerida pelo fabricante.

Adicionalmente, recomenda-se realizar a verificação do ISI em instrumentos onde não se utiliza reagente de tromboplastina especificamente calibrada para o equipamento.

A validação do TTPA inclui os seguintes parâmetros: exatidão, precisão para valores normais e alterados, determinação ou validação dos valores de referência.

A exatidão deverá ser feita em segundos e a relação paciente/*pool* normal. Para esse estudo utilizar um número mínimo de 40 amostras que deverão contemplar todos os intervalos de medição. A variação observada pode ser maior quando se comparam os resultados em segundos em função dos diferentes ativadores utilizados na formulação dos reagentes. Deve-se obter uma boa correlação quando se comparam resultados obtidos a partir do cálculo da relação paciente/*pool* normal.

Para a precisão, preparar um *pool* de plasmas normais e um de plasmas alterados. Este *pool* deverá ser aliquotado, congelado e ensaiado pelo menos em triplicata por cinco dias consecutivos e 20 vezes ao longo de um mesmo dia. O coeficiente de variação deverá ser inferior a 5%. Para esse estudo é fundamental observar a estabilidade do reagente.

Para o valor de referência, preconiza-se a determinação do TTPA de pelo menos 120 indivíduos normais. Alternativamente, pode-se utilizar o valor de referência sugerido pelo fabricante, porém deve-se fazer uma verificação deste valor por meio da determinação individual do TTPA de pelo menos 20 indivíduos normais. Os resultados obtidos deverão estar distribuídos dentro da faixa de normalidade sugerida pelo fabricante.

Adicionalmente, recomenda-se determinar o *range* terapêutico para monitorar pacientes em uso de heparina e determinar a sensibilidade do reagente diante da deficiência de fator(es).

Bibliografia Consultada

Clinical and Laboratory Standards Institute – CLSI. One-Stage Prothrombin Time (PT) Test and Activated Partial Thromboplastin Time (APTT) Test; Approved Guideline. CLSI H47-A2. 2nd ed. Pennsylvania: Clinical and Laboratory Standards Institute, 2008.

GARDINER C; ADCOCK DM; CARRINGTON LR et al. Protocol for the Evaluation, Validation and Implementation of Coagulometers; Proposed Guideline. CLSI H57-P. Pennsylvania: Clinical and Laboratory Standards Institute, 2007.

KITCHEN S; OLSON JD; PRESTON FE. Quality in Laboratory Hemostasis and Thrombosis. Oxford: Wiley-Blackwell, 2009.

XIV

CONTROLE INTERNO DA QUALIDADE

110 Quais os principais passos para planejar o controle interno da qualidade?

Derliane de Oliveira

O controle da qualidade é uma ferramenta que serve para monitorar o desempenho do sistema analítico. Enquanto o controle interno avalia o dia a dia e irá sinalizar sobre a imprecisão de acordo com as especificações de desempenho, a avaliação externa verifica periodicamente como está a veracidade dos resultados do laboratório. O planejamento do controle interno da qualidade vai auxiliar o laboratório a atender os requisitos para liberar resultados clinicamente úteis. A seguir, uma revisão da metodologia recomendada pelo CLSI C24-A3 para o planejamento de um procedimento de controle estatístico.

1. **Definir as especificações da qualidade analítica (EQA) ou os requisitos da qualidade (RQ) para cada uma das análises**
   As EQA geralmente são estabelecidas em termos de ET (erro total), mas também podem ser em termos de erro aleatório/imprecisão (CV%) ou erro sistemático/inexatidão. Existem várias fontes na literatura que estão disponíveis na página www.westgard.com (variação biológica, CLIA, RCPA *Australasian, Rilibak, European biological goals*). Também podem ser utilizados dados do programa de ensaio de proficiência.

2. **Selecionar os materiais de controle adequados**
   Escolher materiais de controle similares às amostras de pacientes e de mesma matriz que possam simular seu comportamento. Além disso, considerar a possibilidade de manter o mesmo lote por pelo menos 6 meses (desejável 1 ano), pelo menos dois níveis de concentração ou 3 níveis, dependendo do parâmetro, materiais com concentrações próximas aos limites de decisão clínica, estabilidade compatível com o frasco fechado e após ser aberto, temperatura de armazenamento

compatível com as condições do laboratório, data de validade e preferencialmente tenham valores para diferentes equipamentos. Também são conhecidos como materiais de terceira opinião.

3. Determinar as características de desempenho do método

São as características de desempenho estudadas no processo de validação (no caso de métodos *in house* ou modificados) ou verificação de métodos (métodos aprovados pelos órgãos competentes), realizado quando o método é introduzido na rotina. Caso o laboratório tenha registros dessa verificação, estes podem ser utilizados. As características relevantes são imprecisão e *bias*. Podem ser utilizados dados do controle interno da qualidade para a imprecisão e do Ensaio de Proficiência para o *bias*.

4. Identificar as estratégias de controle da qualidade

Nesse ponto, escolher os materiais a ser utilizados, número de controles, níveis, a etapa onde serão inseridos na corrida analítica (início, meio, final), as regras de controle aplicadas, quando serão avaliados e ações corretivas a serem tomadas e formas de registro. A estratégia a ser implementada depende das características de desempenho do método e EQA estabelecidas (qualidade requerida). Quanto melhor o desempenho do método, mais flexíveis podem ser as regras de controle, e quanto pior, mais rígidas. É importante lembrar que a frequência deve ser pelo menos a cada corrida analítica, que será definida de acordo com cada análise e tipo de sistema analítico.

5. Prever o desempenho do controle da qualidade

É possível, pelo comportamento gaussiano dos resultados de controle, prever o número de resultados inaceitáveis que podem ser liberados no caso de o processo estar "fora de controle". Nesse caso, vai depender do tamanho do erro, do tempo que esse erro persiste e do poder de detecção de erros da estratégia utilizada pelo laboratório, ou seja, qual a probabilidade que a estratégia (número de controles, regras etc.) tem de detectar estes erros?

6. Especificar metas de desempenho para o controle da qualidade

As metas para o controle da qualidade dependem do desempenho esperado pelo laboratório. Estas metas geralmente estão relacionadas com a capacidade do controle da qualidade em detectar os erros e a probabilidade de gerar falsas rejeições, sendo desejável que o procedimento escolhido tenha alta capacidade de detecção de erros e baixa incidência de falsa rejeição.

7. Selecionar uma estratégia de controle da qualidade adequada
Se mais de uma estratégia está adequada de acordo com as metas de desempenho estabelecidas pelo laboratório, implementar a que tenha menor custo e seja mais simples para o pessoal do laboratório. Podem ser utilizadas a estratégia baseada no cálculo do erro sistemático crítico e o uso de tabelas de seleção, baseada no cálculo do sigma e uso de tabelas de seleção, entre outros.

8. Monitorar os resultados do controle diária e periodicamente (mensal e semestralmente) de maneira que possam ser verificados tendências, desvios, aumento ou diminuição do desempenho histórico e possam ser implementadas ações corretivas quando necessário. Além disso, avaliar a necessidade de mudança de sistema analítico quando necessário e aplicável.

Bibliografia Consultada

Clinical and Laboratory Standards Institute – CLSI. Statistical Quality Control for quantitative measurements procedures: principles and definitions. Approved guidelines. CLSI C24-A3. 3rd ed. Pennsylvania: Clinical and Laboratory Standards Institute, 2006, v. 26, nº 25.

OLIVEIRA CA; MENDES E. Gestão da Fase Analítica do Laboratório – como assegurar a qualidade na prática. Rio de Janeiro: Control Lab, 2011.

VIEIRA LMF. Diretrizes para uso da métrica sigma no laboratório clínico. 2008.

WESTGARD JO. Basic Planing for Quality. Training in Analytical Quality Management for Healthcare Laboratories. Madison: Westgard QC Inc, 2000.

111 Quais as estratégias para escolher o número e níveis de controles a serem utilizados e as regras de controle (exemplo, regras de Westgard) mais adequadas para cada teste de maneira que o sistema analítico possa garantir uma grande probabilidade de detecção de erros e uma pequena possibilidade de falsa rejeição?

Fernando de Almeida Berlitz

Um sistema de controle interno da qualidade analítica nada mais é do que um sistema de segurança, com alarmes programados para sinalizar quando o nível de qualidade desejado para determinado ensaio em um sistema analítico não é atendido. Essa programação de alarmes deve ser padronizada por intermédio de regras de controle que assegurem elevado índice de detecção de erros (superior a 95%) e uma probabilidade mínima de detecção de falsas sinalizações (inferior a 5%). O processo de controle interno da qualidade utiliza cartas de controle denominadas gráficos de Levey-Jennings (autores dessa proposta, derivada do modelo original de Shewhart), onde são plotados os dados, e o objetivo principal dessa avaliação, em termos estatísticos, é verificar se o sistema analítico apresenta estabilidade, isto é, se a variação detectada é decorrente apenas de causas comuns ou se existem causas especiais que afetam a previsibilidade estatística dos resultados. Para acessar essas respostas, regras de controle são padronizadas e funcionam como alarmes para detectar a possível presença de causas especiais de variação, que possam estar instabilizando o sistema analítico e, em última análise, impactando na geração de resultados laboratoriais com nível imprevisível de qualidade.

Essas regras de controle atuam com base em dados previamente definidos para média e desvio padrão para o ensaio, especificamente para o sistema analítico em questão e para a amostra controle a ser processada. Essa interdependência entre regras de controle e o conjunto ensaio-sistema analítico-amostra controle é vital para a efetividade do sistema de controle interno, sinalizando para a necessidade de regras de controle ajustadas e específicas para cada ensaio laboratorial. Assim, as melhores e mais atuais práticas de controle da qualidade no laboratório clínico não recomendam a utilização de regras de controle padrão, tais como as historicamente utilizadas regras de Westgard 1_{2s} ou 1_{3s}, ou até mesmo os algoritmos multirregras, mas sim uma customização de regras de acordo com o nível de imprecisão (estabilidade) do ensaio no sistema analítico em questão, para que possam ter um ajuste do sistema de controle com maximização da probabilidade de detecção de erros e minimização da probabilidade de falsa rejeição.

Mas como customizar as regras de controle de acordo com o desempenho do ensaio? O primeiro passo para customizar regras de controle para determinado ensaio é determinar qual a especificação da qualidade a ser atendida, geralmente expressa em termos de erro total máximo a ser aceito para o ensaio e que define em níveis teóricos qual o nível máximo de erro analítico que ainda não impacta na decisão médica a partir desses resultados. Essas especificações da qualidade podem ser acessadas a partir de várias fontes e bases teóricas; para selecionar a base a ser utilizada, a hierarquia de Estocolmo pode ser de grande utilidade. O segundo passo é determinar o desempenho do ensaio em termos de imprecisão (erro randômico, expresso como desvio padrão, DP) e inexatidão (erro sistemático, ES, também denominado como *bias* ou viés). Os dados de imprecisão e inexatidão do método podem ser acessados por intermédio de dados de controle interno e ensaios de proficiência, respectivamente.

A seguir, utilizando a especificação da qualidade definida e os dados de imprecisão e inexatidão do método, calculamos o erro sistemático crítico (ΔESc). O erro sistemático crítico representa, na prática, o número de desvios padrões que a média dos dados pode variar antes que mais de 5% dos resultados excedam as especificações da qualidade definidas para o ensaio. O erro sistemático crítico pode ser calculado pela seguinte fórmula: $\Delta ESc = (ETp - ES)/DP) - 1,65$; onde ETp é a especificação da qualidade, e 1,65, a constante estatística utilizada para incluir 90% dos dados da distribuição.

O próximo passo é definir a estratégia de controle da qualidade com base nos dados de desempenho do ensaio, definidos nas etapas anteriores. A estratégia de controle deve incluir, entre outros, as regras de controle a serem utilizadas e o número de amostras controle a serem processadas.

Para definir essa padronização, customizada para o sistema analítico em questão, duas abordagens podem ser utilizadas. A primeira abordagem envolve a utilização de gráficos de poder e gráficos de especificações operacionais de processo (OPSpecs). Os gráficos de poder utilizam os dados de erro sistemático crítico para determinar quais são as melhores regras de controle a serem utilizadas para cada ensaio laboratorial. Esses gráficos representam as características de desempenho das regras de controle e permitem a seleção de regras que maximizem o potencial de detecção de erros do controle interno, alinhado a uma probabilidade não significativa de falsa rejeição de bateladas.

A partir desse gráfico de poder é possível visualizar e selecionar a melhor estratégia de controle baseada nas probabilidades de detecção de erros e de falsa rejeição de corridas analíticas de cada estratégia. Partindo do gráfico de poder, pode-se construir um gráfico "OPSpecs", que é definido para uma especificação da qualidade e um determinado nível de detecção de erros. O gráfico "OPSpecs" demonstra a relação entre a qualidade requerida para o ensaio e a imprecisão, a inexatidão e a estratégia de controle interno para que esse nível de qualidade seja obtido nas condições atuais de desempenho do processo. Cada gráfico OPSpecs é preparado especificamente para uma especificação da qualidade (erro total permitido) e para um determinado nível de detecção de erros (por exemplo, 90% de probabilidade de detecção dos erros pela estratégia de controle). Como o gráfico OPSpecs é definido em escala de imprecisão *versus* inexatidão, permite que sejam inseridos dados do desempenho atual (erro aleatório e sistemático) para obter as estratégias de controle mais adequadas para monitorar o desempenho do ensaio (linhas previamente padronizadas no gráfico, relacionadas em uma tabela que geralmente vem acompanhando esse gráfico), relacionadas ao percentual de falsa rejeição previsto para cada estratégia de controle (regra, número de níveis de controle e número de corridas analíticas). Os gráficos OPSpecs podem ser gerados com a utilização de um software específico ou mediante ferramentas disponíveis na web (http://www.westgard.com/calculators/normcalc.htm).

Na segunda opção, mais simplificada, podemos utilizar tabelas de seleção de estratégias de controle. Essas tabelas, disponíveis na literatura, apresentam de forma direta estratégias de controle (número de amostras e regras de controle) que podem ser selecionadas a partir do erro sistemático crítico (ΔESc) calculado para o ensaio e o nível de estabilidade do sistema analítico. O nível de estabilidade do sistema analítico é estratificado em baixa (frequência de erros superior a 10%), moderada (frequência de erros entre 2 e 10%) e excelente (erros detectados em frequência inferior a 2%).

A taxa de erro pode ser definida com base na experiência do laboratório, quando se trata de um processo já implantado, a partir de resultados da validação ou obtidos na literatura. Acessada por qualquer uma das opções citadas, a estratégia de controle customizada, com base no desempenho do ensaio, vai apresentar maior efetividade ao sistema de controle (maior probabilidade de detecção de erros e menor probabilidade de falsas rejeições de bateladas).

De forma genérica, essa abordagem customizada garante melhor relação custo/benefício ao sistema de controle interno, monitorando de forma mais exigente ensaios com menor nível de desempenho e vice--versa.

Bibliografia Consultada

BERLITZ FA; OLIVEIRA CA. Especificações da qualidade. In: Oliveira CA, Mendes ME (orgs.). Gestão da Fase Analítica do Laboratório: como assegurar a qualidade na prática. Rio de Janeiro: ControlLab, 2011. p. 11-46.

BROOKS ZC. Performance-Driven Quality Control. Washington DC: AACC Press, 2001.

WESTGARD JO. Basic QC Practices. 3rd ed. Madison: Westgard QC, 2010.

WESTGARD JO. Six Sigma Quality Design and Control. Madison: Westgard QC, 2001.

WESTGARD J. QC Selection Grids. Disponível em: http://www.westgard.com/qc-selection-grids.htm. Acessado em 10 de junho de 2012.

112 Se os resultados do controle interno da qualidade de uma análise quantitativa demonstram estabilidade estatística, é permitido reduzir a frequência de uso?

Claudia Meira

A toda análise laboratorial pode ser atribuído um erro total, que é o somatório do erro aleatório, relacionado à imprecisão, mais o erro sistemático, relacionado à exatidão (veracidade) do método.

O controle interno da qualidade é uma amostra de valor conhecido, que utilizamos na rotina laboratorial, para avaliar a variabilidade do sistema analítico, por meio do estudo de reprodutibilidade (precisão). Esta variabilidade pode sofrer várias interferências, desde infraestrutura, como, por exemplo, energia e temperatura, interferentes de ondas de rádio, como o uso de celular, mudança de lotes de reagentes, calibradores e controles, assim como interferentes na estabilidade destes, alterações no próprio equipamento analítico e seus componentes, interferentes no sistema de água reagente para laboratórios clínicos, calibração dos instrumentos etc.

O laboratório está sujeito a todas estas variáveis diariamente e toda vez que realizamos a rotina laboratorial esta pode sofrer impactos destes interferentes.

O controle interno da qualidade tem como uma das funções alertar o colaborador técnico de que algo não está bem e cabe a este verificar os resultados obtidos, os gráficos de controles para avaliar os critérios e limites definidos, assim como possíveis tendências e tomar ações corretivas ou preventivas para eliminar possíveis causas de interferências.

Se o laboratório não utiliza controle interno, sempre que realiza a rotina, dificilmente conseguirá evidenciar estes impactos e, muitas vezes, só conseguirá evidenciar de forma reativa, ou seja, por meio de reclamação de um cliente devido a resultado não esperado.

O objetivo do controle interno da qualidade é que o laboratório tome ações proativas de solução de problemas que possam interferir nos resultados dos pacientes, garantindo a reprodutibilidade analítica do teste que, somado às informações provenientes da avaliação externa da qualidade, terá dados suficientes para tomada de ações de melhorias em seus processos analíticos e demais interferentes.

Bibliografia Consultada

PETERSEN PH; RICÓS C; STÖCKL D et al. Proposed guidelines for the internal quality control of analtical results in the medical laboratory. Eur J Clin Chem Clin Biochem 1996;34:983-99.

113 Como é vista a prática de alternar o uso de níveis de controle interno da qualidade (exemplo: controles normal, patológico baixo ou patológico alto) a cada dia quando a rotina de exames é realizada diariamente?

Derliane de Oliveira

O propósito do controle interno da qualidade é avaliar o desempenho da corrida analítica ao longo do tempo. É recomendado que a variabilidade analítica seja avaliada em diferentes concentrações, devido a variações de desempenho que podem ser observadas em diferentes níveis de concentração.

Sabemos que a frequência das amostras controle depende da especificação da qualidade analítica desejada pelo laboratório e o desempenho observado na prática. Entretanto, independente de o desempenho ser melhor do que o esperado, as boas práticas preconizam que as amostras de controle devem ser processadas e analisadas pelo menos uma vez durante cada corrida analítica. Podemos definir corrida analítica como o período de tempo dentro do qual a imprecisão e a inexatidão do sistema analítico se mantêm estáveis. A duração da corrida depende das características de desempenho observadas nas condições de operação do laboratório, mas não pode exceder 24 horas, quando a rotina é realizada diariamente. O conceito de corrida analítica é fundamental para que possamos entender as limitações de processar os diferentes níveis de controle em dias alternados.

Dessa maneira, se o laboratório processasse em um dia o controle normal, no dia seguinte o patológico baixo e consecutivamente o patológico alto estariam saltando duas corridas analíticas com cada nível, dificultando a avaliação da variabilidade do sistema analítico ao longo do tempo.

Bibliografia Consultada

Clinical and Laboratory Standards Institute – CLSI. Statistical Quality Control for quantitative measurements procedures: principles and definitions. Approved guidelines. CLSI C24-A3. 3rd ed. Pennsylvania: Clinical and Laboratory Standards Institute, 2006, v. 26, nº 25.

114 Quais são os critérios para mudança de média do controle interno da qualidade? Posso mudá-la sempre que muda o lote do reagente, controle e/ou calibrador?

Claudia Meira

A média do controle interno da qualidade é uma referência para avaliar o desempenho do sistema analítico e seus desvios, por meio do erro aleatório, que é a diferença entre cada medida e a média dessas medidas. A média do fabricante (média nominal) deve ser utilizada no início de estudo do controle até que se tenha número de dados estatisticamente suficientes para designar a média própria (média designada) (mínimo de 20 pontos). No entanto, é importante que, ao se estabelecer a média própria, esta, assim como os valores dos desvios calculados para a média designada, estejam dentro do *range* de limites do fabricante.

Quando ocorrem mudanças de lote de controle, o ideal é que o novo lote seja adquirido antes do lote em uso terminar, permitindo que estudos possam ser feitos em paralelo avaliando se o novo lote tem desempenho equivalente ao lote em uso e se há necessidade de mudança de média. Nesse caso, geralmente se observa mudança de média, uma vez que os valores reportados pelo fabricante para os materiais de controle podem mudar lote a lote.

Mudanças de lote de reagentes e calibradores podem gerar alterações no desempenho do sistema analítico, portanto é necessário um estudo dessas mudanças para avaliar se são significativas e se a mudança de média é proveniente de um erro sistemático do sistema analítico ou somente pela mudança do lote sem impacto. Mudança de média sem este estudo prévio pode apenas adiar um problema, pois, se ocorre o ajuste da média todas as vezes que muda o lote, sem um estudo prévio, pode mascarar eventuais problemas com o sistema.

Quando se tem sistema estável, ou seja, dentro da especificação da qualidade definida pelo laboratório, por um longo período de tempo (≥ 6 meses), podem-se utilizar os dados de média e desvio padrão da média acumulada neste período, representando melhor as variáveis do dia a dia do laboratório, como recalibração, mudança de lote de reagentes e/ou calibrador, ciclos de manutenção e fatores ambientais como temperatura e umidade. Importante ressaltar que, nesse caso, a média deve ter permanecido estável sem oscilações constantes e tendências significativas para valores maiores ou menores.

Bibliografia Consultada

Clinical and Laboratory Standards Institute – CLSI. Statistical Quality Control for Quantitative Measurement Procedures: Principles and Definition; Approved Guideline- CLSI C24-A3. 3rd ed. Pennsylvania: Clinical and Laboratory Standards Institute, 2006. v. 26, nº 25.

College American of Pathologists (CAP), Accreditation Program – Laboratory General Checklist – Test Method Validation, 2012.

Petersen PH; RICÓS C; STÖCKL D et al. Proposed Guidelines for the Internal Quality control of Analitical Results in the Medical Laboratory. Eur J Clin Chem Clin Biochem 1996;34:983-99.

115 No gráfico de Levey-Jennings é permitido aceitar o erro total como limite superior e inferior para aprovação dos controles?

Fernando de Almeida Berlitz

Visualizado de forma genérica e superficial, a sugestão de utilizar especificações de desempenho analítico diretamente nas cartas de controle de Levey-Jennings pode parecer uma estratégia tentadora. A princípio, o que poderia se imaginar como resultado dessa estratégia seria a ideia de que as rejeições estatísticas de bateladas poderiam ser eliminadas e que o sistema de controle iria detectar e/ou sinalizar apenas desvios de desempenho exclusivamente de importância médica.

Entretanto, essa idealização teórica não é uma verdade, por diversas razões. A primeira razão, mais direta, é de que a utilização de especificações da qualidade baseadas em erro total como limites de controle traria ampliação desses limites para aceitação de bateladas, o que traria certamente diminuição das ocorrências de falsa rejeições mas, por outro lado, diminuiria sensivelmente a probabilidade de detecção de erros.

A segunda e igualmente importante razão para não utilizarmos especificações de desempenho como limites de controle é de que, efetivamente, estas não são limites de controle da forma clássica, conforme prevê o modelo de controle estatístico de processos originalmente proposto por Walter Shewhart e igualmente contemplado pela adaptação de Levey e Jennings. Nas cartas de controle de processo propostas originalmente por Shewhart, os limites de controle são definidos como graduação da variação característica do processo, representada classicamente por ± 3 desvios padrões, três em cada lado da média (denominados limites de controle "3-sigma").

O objetivo principal dessa avaliação das cartas de controle, em termos estatísticos, é verificar se o sistema analítico apresenta estabilidade, isto é, se a variação detectada para o método/ensaio é decorrente apenas de causas comuns ou se existem causas especiais que afetam a previsibilidade estatística dos resultados. Ou seja, a função primordial das cartas de controle utilizadas no sistema de controle interno da qualidade é acessar a estabilidade do sistema analítico (verificar se o processo está "sob controle" estatístico) e acessar a natureza das causas de variação que estão afetando o sistema analítico, identificando se alguma intervenção deve ser implementada.

Na fundamentação teórica das de cartas controle, um sistema estável e sob controle estatístico geraria resultados que, se plotados no gráfico de controle, cairiam em sua ampla maioria na região entre ± 3 desvios padrões com relação à média, como um índice esperado de apenas 0,27% dos resultados fora desse intervalo. Em resumo, a proposição das cartas de controle, como a de Levey-Jennings, é monitorar a estabilidade do sistema, baseada em premissa de distribuição normal dos dados e acessando a necessidade de intervenção no sistema com base em nível de imprecisão, com limites de controle calculados como múltiplos de desvio padrão.

Em contraponto a essa abordagem exclusivamente estatística, as especificações da qualidade baseadas em erro total são uma composição entre os erros decorrentes de imprecisão (erro randômico) e inexatidão (erro sistemático) e têm em seu significado a ideia de que, caso a soma dos efeitos de inexatidão e imprecisão do sistema analítico não exceda o valor da especificação, os resultados produzidos pelo sistema analítico em questão serão válidos clinicamente, ou não afetarão significativamente a decisão médica. Assim, as propostas, premissas e objetivos das cartas são distintos diante das especificações da qualidade.

Adicionalmente, quando falamos de erro total de um método ou sistema analítico estamos conduzindo para determinações de inexatidão e imprecisão acessadas por diferentes abordagens. Enquanto a imprecisão pode ser acessada via dados de controle internos, a inexatidão usualmente é estimada via ensaios de proficiência ou comparação do sistema analítico com um método de referência ou comparativo.

Essa abordagem difere consistentemente da visão proporcionada pelas cartas de controle utilizadas pelo controle interno, que basicamente acessam a imprecisão do método e não formalmente inexatidão (que na rotina de controle da qualidade é monitorada pelos ensaios de proficiência). Concluindo, se utilizássemos especificações da qualidade baseadas em erro total diretamente nas cartas de controle estaríamos alterando o modelo estatístico inicialmente proposto para estas, fazendo presunções e tomando decisões baseadas em premissas que não são necessariamente uma informação confiável para detectar a qualidade dos resultados gerados pelo sistema analítico, nem para aceitar ou rejeitar bateladas de amostras de pacientes.

Bibliografia Consultada

BERLITZ FA; HAUSSEN ML. Seis sigma no laboratório clínico: impacto na gestão de performance analítica dos processos técnicos. J Bras Patol Med Lab 2005;41(5):301-12.

JURAN JM; GRYNA FM. Controle da qualidade – métodos estatísticos aplicados à qualidade. V. VI. São Paulo: Makron Books, 1992.

MONTGOMERY DC. Introdução ao controle estatístico da qualidade. 4ª ed. Rio de Janeiro: LTC, 2004.

VIEIRA S. Estatística Para a Qualidade: como avaliar com precisão a qualidade em produtos e serviços. Rio de Janeiro: Campus, 1999.

WESTGARD JO. Basic QC Practices. 3rd ed. Madison: Westgard QC, 2010.

116 No caso de controles com desvio padrão (DP) estreito, ou seja, muito inferior à especificação de precisão estabelecida pelo laboratório, podem ser adotados limites superiores a 2 desvios padrões?

Fernando de Almeida Berlitz

As práticas de controle da qualidade mais aceitas atualmente apontam para a necessidade de customização de estratégias de controle para cada sistema analítico e parâmetro a ser mensurado, baseado em seu nível de desempenho em termos de imprecisão e inexatidão. Conforme detalhado na Pergunta 111, a partir dos dados de especificação da qualidade, erro aleatório (imprecisão) e erro sistemático (inexatidão), a estratégia de controle é customizada de forma a combinar elevada probabilidade de detecção e mínima probabilidade de falsa rejeição de bateladas.

Essa estratégia de controle da qualidade inclui número de amostras de controle a serem processadas e regras de controle a utilizar. Dessa forma, podemos entender que, quando um método ou sistema analítico apresenta melhor dempenho em termos de imprecisão (ou um desvio padrão "estreito", como sugere o enunciado dessa questão), isso irá impactar em algum grau específico na definição de regras de controle menos restritivas, menos exigentes. A lógica dessa definição é que, para ensaios que possuem um nível muito baixo de imprecisão nominal, achados inesperados nas cartas de controle interno (*flags*, resultados fora dos limites de controle) têm, em teoria, mais probabilidade de significar falsos *flags* do sistema de controle (problemas com a amostra de controle, por exemplo) do que ser efetivamente desvios de comportamento do sistema analítico (em razão de que o sistema historicamente tem apresentado estabilidade).

Assim, quando um sistema analítico apresenta um desvio padrão bem inferior à especificação de imprecisão definida pelo laboratório, estamos diante de um método com elevado nível sigma, isto é, menos sujeito a gerar resultados fora das especificações requeridas. Para controlar métodos com elevado nível sigma, devemos adotar estratégias de controle menos exigentes, consolidadas em menor número de amostras de controle e regras de controle menos restritivas, por vezes menos restritivas que a regras 1_{3s} (por exemplo: $1_{3,5s}$). Ou seja, quando um ensaio apresenta baixo desvio padrão, o que muda na estratégia de controle interno não é o limite de controle em termos de número de desvios padrões, mas sim o valor numérico desse limite de controle (visto que este é um múltiplo do desvio padrão do sistema analítico) e as regras de controle utilizadas, que passam a entender desvios acima do limite de controle estatístico original das cartas de controle (± 3DP) como não significativos em termos decisão sobre a instabilidade desse sistema analítico.

Bibliografia Consultada

BERLITZ FA; HAUSSEN ML. Seis sigma no laboratório clínico: impacto na gestão de performance analítica dos processos técnicos. J Bras Patol Med Lab 2005;41(5):301-12.

BROOKS ZC. Performance-Driven Quality Control. Washington DC: AACC Press, 2001.

WESTGARD JO. Basic QC Practices. 3rd ed. Madison: Westgard QC, 2010.

WESTGARD JO. Six Sigma Quality Design and Control. Madison: Westgard QC, 2001.

117 Qual o impacto das calibrações no desempenho dos sistemas analíticos e como minimizá-los?

Luisane Maria Falci Vieira

O desempenho dos sistemas analíticos pode variar ao longo do tempo, tanto a curto prazo (por flutuações das condições ambientais e dos reagentes) como a médio e longo prazo (deteriorações de componentes mecânicos, ópticos ou eletrônicos ou após reparos). Quando as alterações forem sutis e contínuas, podem demorar a ser percebidas. Quando o laboratório segue boas práticas, os erros decorrentes dessas situações podem ser evitados ou minimizados pelos cuidados de manutenção preventiva e por procedimentos adequados de calibração.

Em primeiro lugar, a análise da necessidade de uma nova calibração deve ser bastante criteriosa. Há algumas situações muito claras e bem definidas, por exemplo, ao seguir as instruções do fabricante (ao iniciar novo lote de reagentes, cumprindo uma determinada periodicidade etc.). Em outras situações, essa necessidade pode não estar tão clara, como, por exemplo, após uma falha nos resultados de uma avaliação externa da qualidade ou no controle interno da qualidade. Nessas circunstâncias, seria conveniente avaliar se está havendo tendência, desvio ou *bias* dos resultados em relação aos valores desejados ou esperados, antes de se proceder a uma nova calibração. Os desvios consistentes, para valores acima ou abaixo do esperado, são os melhores indicadores para a necessidade de uma nova calibração. Como regra geral, quanto mais estável for um sistema analítico, menos frequentemente deverá requerer novas calibrações. De maneira inversa, quanto mais calibrações forem necessárias, menor deve ser sua estabilidade de desempenho, menor sua robustez. Certamente, a prática de calibrar diariamente todos os analitos de química, adotada por alguns laboratórios, pode ser resquício da época em que usávamos técnicas manuais e reagentes *in house* em grande abundância e isto se fazia necessário por causa da sua maior instabilidade.

De acordo com a legislação norte-americana CLIA 88, a linearidade do método deve ser avaliada uma vez, ao ser colocado em uso. Contudo, o Programa de Acreditação do CAP (*College of American Pathologists*) recomenda uma verificação pelo menos a cada seis meses, ou quando o procedimento de verificação da calibração falhar. A verificação da calibração compreende analisar materiais significativos dos níveis inferiores, medianos e superiores da faixa de valores reportáveis do analito. Os materiais podem ter várias composições, tais como calibradores propriamente ditos, materiais de controle, amostras de pacientes ou soros preparados pelo laboratório de forma a conterem o analito de interesse. O procedimento de verificação da calibração confirma que o sistema analítico se mantém estável ao longo da faixa de valores reportáveis, servindo também como avaliação da linearidade. Os valores obtidos para a verificação da calibração devem estar dentro dos limites especificados pelo fabricante ou estabelecidos pelo laboratório.

Bibliografia Consultada

Clinical Laboratory Improvement Amendments (CLIA), 1988.

College American of Pathologists (CAP), Accreditation Program – Laboratory General Checklist – Test Method Validation, 2012.

118 Algumas vezes calculamos a média, desvio padrão (DP) e coeficiente de variação (CV) processando o controle por 20 dias e, ao fazer uma nova calibração, os valores do controle excedem os limites aceitáveis estabelecidos com os 20 pontos. Por que isto acontece?

Derliane de Oliveira

Durante o cálculo da média, DP e CV, é ideal que o laboratório possa reproduzir ao máximo as situações do seu dia a dia. As 20 dosagens em dias consecutivos de trabalho são consideradas o número mínimo recomendado para cada nível de controle. Entretanto, estes 20 dias, algumas vezes, são insuficientes para representar a rotina real do laboratório. Eventos como calibração, mudança de lote de reagentes, mudança de operador, manutenções preventivas, entre outros, dificilmente ocorrem em sua totalidade durante esse período. Além disso, se o material de controle é liofilizado, seria importante utilizar 20 diferentes frascos para este cálculo inicial, considerando a variabilidade frasco a frasco.

Dessa maneira, quando essas situações não ocorrem durante os 20 dias de cálculo e são introduzidas posteriormente, o laboratório percebe que a variabilidade analítica observada inicialmente não se mantém ao longo do tempo.

Uma abordagem prática pode ser calcular os dados após os primeiros 20 dias e considerar uma média parcial. Em seguida, pode-se calcular novamente mais 20 dias, até que os eventos da rotina possam ser totalmente reproduzidos ou até que o laboratório esteja seguro que a variabilidade é representativa da rotina. O CLSI C24-A3 menciona a utilização de média acumulativa com resultados de 100 dias de medições das amostras de controle. Ou seja, aos 40 dias se faz a média acumulativa e aos 60 dias, assim sucessivamente. No entanto, é fundamental observar neste período se a média não está flutuando muito intensamente para cima ou para baixo.

Bibliografia Consultada

Clinical and Laboratory Standards Institute – CLSI. Statistical Quality Control for quantitative measurements procedures: principles and definitions. Approved guidelines. CLSI C24-A3. 3rd ed. Pennsylvania: Clinical and Laboratory Standards Institute, 2006, v. 26, nº 25.

WESTGARD QC. A Word from JOW: Good Laboratory Practices for Statistical QC, Part 2.

119 Qual a melhor referência (CLSI, CLIA, variação biológica etc.) para definir as especificações da qualidade analítica do laboratório?

Derliane de Oliveira

Em 1999, foi realizada uma conferência em Estocolmo-Suécia com mais de 100 participantes de 27 países, chamada *Strategies to set Global Quality Specifications in Laboratory Medicine*, para obter um consenso dessas especificações. Um resumo da hierarquia definida neste consenso está apresentado no quadro 1.

Esta hierarquia pode ser utilizada como fonte de consulta. Entretanto, a escolha da referência a ser utilizada depende do nível de desempenho que o laboratório quer alcançar e do desempenho observado no método que está disponível em sua rotina ou no novo método que quer introduzir na rotina.

Os dados do fabricante são fundamentais para saber se o método pode alcançar o desempenho que desejamos, antes de tomar as decisões. Algumas vezes, o laboratório não analisa as especificações de desempenho relatadas pelo fabricante e estabelece um desempenho que o sistema analítico não pode oferecer.

O ideal é que o laboratório verifique todas as referências disponíveis na literatura antes de decidir qual a mais adequada para o laboratório, considerando a realidade da metodologia atual e a segurança do paciente (liberação de resultados confiáveis). Ver tabela 1:

Desempenho reportado pelo fabricante – verificar os resultados do estudo validação apresentado pelo fabricante nas instruções de uso para conhecer o desempenho que pode ser obtido.

Além disso, como o erro total é composto pelos erros aleatório e sistemático, é necessário avaliar por meio de estudos no laboratório a porção que cada um destes erros ocupa do erro total.

Quadro 1 – Hierarquia de modelos a ser utilizada para estabelecer as especificações da qualidade analítica.

Especificações	
Estratégia	**Subclasses**
Avaliação do efeito do desempenho do sistema analítico em decisões clínicas específicas	Especificações da qualidade baseadas em situações clínicas específicas
Avaliação do efeito do desempenho analítico em decisões clínicas gerais	Especificações gerais da qualidade baseadas na variação biológica Especificações gerais da qualidade baseadas em opiniões médicas
Recomendações profissionais	Recomendações de grupos de especialistas nacionais e internacionais Recomendações de especialistas ou grupos institucionais
Metas de desmpenho analítico baseadas em comparações interlaboratoriais	Especificações da qualidade definidas por regulamento (EP) Especificações da qualidade definidas por provedores de programas de avaliação externa da qualidade (AEQ)
Dados publicados com base no estado da arte	Dados do estado da arte extraídos de programas de EP e AEQ Metodologias individuais publicadas

EP = ensaio de proficiência.

Tabela 1 – Exemplo de referências que podem ser utilizadas para definição do erro total máximo permitido.

Análise	Tabela de variação biológica (desejável)	CLIA	RCPA	Ensaio de proficiência
Glicose	6,9%	10%	10%	10%

CLIA = *Clinical Laboratory Improvement Amendments*; RCPA = *Royal College of Pathologists of Australasia Analytical Quality Requirements*.

Bibliografia Consultada

BASQUES JC. Especificações da Qualidade Analítica. Belo Horizonte: Labtest, 2005.

GELLA FJ. Control de la Calidad en el Laboratorio Clínico. 2ª ed. BioSystem, 2005.

120 Como proceder para investigar inadequação no controle interno da qualidade?

Derliane de Oliveira

Várias são as ferramentas que podem ser utilizadas para a investigação das causas de não conformidades, incluindo as referentes ao controle interno da qualidade (ver Pergunta 41), e devem ser escolhidas de acordo com as características do laboratório, a familiaridade do pessoal com a ferramenta, o tempo disponível para tal atividade. Independente da ferramenta utilizada é importante identificar o tipo de erro, o que pode ser observado no gráfico de Levey-Jennings.

Erros aleatórios (Fig. 1) podem estar relacionados a:
- Bolhas nas seringas dos equipamentos, nas amostras ou nos reagentes.
- Reagentes homogeneizados ou reconstituídos inadequadamente.
- Presença de coágulos nas amostras ou na agulha do equipamento.
- Oscilações da corrente elétrica.
- Oscilações na temperatura de incubação do equipamento.

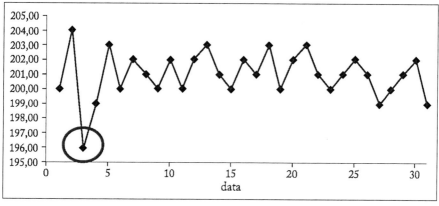

Figura 1 – Exemplo de erro aleatório.

Erros sistemáticos (Figs. 2 e 3) podem estar relacionados a:
- Nova calibração.
- Mudança de lote de reagentes.
- Mudança de lote de calibrador.
- Mudança de operador com treinamento insuficiente.
- Deterioração de reagentes, controles, calibradores.
- Temperatura inadequada de armazenamento de reagentes.
- Deterioração da lâmpada ou filtro do equipamento.

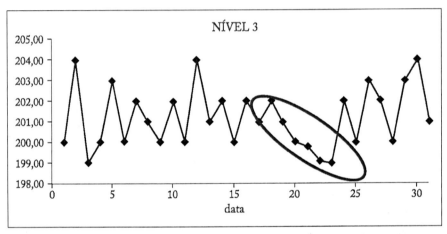

Figura 2 - Exemplo de erro sistemático com tendência (característico de deterioração).

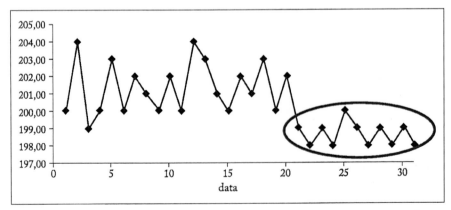

Figura 3 - Exemplo de erro sistemático com desvio (característico de mudança de lotes, calibrações etc.).

Além disso, algumas Perguntas podem ser extremamente úteis para auxiliar na identificação das causas, conforme a seguir.

- O problema foi observado em várias análises? Se sim, o que há de comum entre elas? Exemplos: o mesmo comprimento de onda, o mesmo tipo de análise (cinética, enzimática, competitivo, sanduíche), a mesma temperatura de incubação etc.
- O problema foi observado somente em uma análise? Neste caso, foi com apenas um nível de controle ou foram os dois ou três níveis?
- Havia tendência (resultados aumentando ou diminuindo gradativamente ao longo do tempo) ou desvio (mudança brusca no valor do controle) nas corridas anteriores?
- Se não havia nenhuma tendência ou desvio anterior, houve algum evento específico no dia? Exemplos: realizada calibração, mudança de lote de reagente, mudança de lote de calibrador, manutenção preventiva realizada no equipamento, troca de algum componente (lâmpada, filtro, agulha etc.).
- Houve algum evento com a amostra de controle? Exemplo: evaporação, armazenamento inadequado quanto à temperatura ou quanto ao recipiente etc.
- Se os resultados do controle estavam inadequados para vários ou todos os parâmetros, houve algum evento que pode ter afetado a todas as análises? Exemplos: contaminação do substrato da quimiluminescência, contaminação tampão de lavagem etc.
- Se os resultados do controle estavam inadequados para vários ou todos os parâmetros e não houve um evento que possa ter afetado todas as análises, pode ter havido um problema com o material de controle? Exemplos: pipeta utilizada para a reconstituição, água reagente utilizada para a reconstituição etc. Neste caso, em que várias ou todas as análises estão inadequadas, é recomendado reconstituir um novo frasco e repetir as dosagens do controle.

Bibliografia Consultada

BASQUES JC. Apostila Curso "Controle da Qualidade dos Processos Analíticos", 2003.

GELLA FJ. Control de la Calidad en el Laboratorio Clínico. 2ª ed. BioSystem, 2005.

WESTGARD JO. Basic Planing for Quality. Training in Analytical Quality Mangement for Healthcare Laboratories. Madison. Westgard QC Inc, 2000.

WESTGARD JO. Basic Quality Control Practices. Madison. Westgard QC Inc, 2010.

121 Como avaliar o desempenho do controle interno da qualidade de contagem diferencial de células hematológicas quando essas são em pouco número e, portanto, apresentam uma limitação para o uso do coeficiente de variação (exemplo: monócitos, basófilos)?

Maria Silvia C. Martinho

Os coeficientes de variação (CV) encontrados nos diversos parâmetros do hemograma são baixos de maneira geral, já que os analisadores hematológicos têm boa precisão, isto é, reproduzem os resultados de forma consistente devido à sensibilidade das tecnologias utilizadas e pela quantidade de células contadas. Os analisadores hematológicos disponíveis no mercado que realizam a contagem diferencial de cinco partes quantificam neutrófilos, eosinófilos, basófilos, linfócitos e monócitos e fornecem os resultados em porcentagem (%) e em valores absolutos. Os valores absolutos referem-se ao valor da contagem global de leucócitos multiplicado pelo valor percentual. Nas contagens diferenciais com valores normalmente baixos, como em geral ocorre com os basófilos, eosinófilos e monócitos, o CV pode apresentar-se alto, fora das especificações, mas isto não significa que os valores da contagem estão errados. Esta maior imprecisão acontece devido ao número de eventos ser pequeno. Para exemplificar, se o valor correto de uma contagem de basófilos for 1% e o equipamento contar 2%, já será o dobro. Como podemos verificar na tabela 1 em um resultado de teste de precisão entre dias, os coeficientes de variação da maioria dos parâmetros é inferior a 2,5%, mostrando ótima precisão. Apenas nas contagens de basófilos, eosinófilos e monócitos, tanto percentuais como absolutas, o coeficiente de variação está alto, devido à pequena quantidade de células.

Tabela 1 – Resultado de teste de reprodutibilidade da contagem global de leucócitos (WBC) e dos parâmetros da série vermelha.

Tempo	Modo	WBC	RBC	HGB	HCT	MCV	MCH	MCHC	RDW	PLT
15:05:31	A	8,6	5,50	16,1	49,1	89,2	29,2	32,8	14,9	235
15:21:47	A	8,4	5,54	16,1	49,4	89,2	29,2	32,7	14,9	235
16:02:12	A	8,5	5,55	16,2	49,6	89,4	29,2	32,7	15,1	240
16:31:50	A	8,5	5,52	16,1	49,2	89,1	29,3	32,8	14,9	230
16:49:35	A	8,3	5,53	16,1	49,9	88,4	29,2	33,0	14,9	237
15:21:21	A	8,7	5,48	16,1	49,7	88,7	29,4	33,2	14,9	231
16:08:38	A	8,4	5,55	16,2	49,1	88,4	29,2	32,0	15,0	236
16:11:40	A	8,7	5,61	16,3	49,7	88,6	29,0	33,3	14,7	238
16:31:41	A	8,7	5,52	16,3	48,9	88,5	29,5	32,7	15,0	236
18:10:14	A	8,3	5,58	16,2	48,6	88,8	29,0	32,9	14,8	230
14:18:13	A	8,5	5,48	16,1	48,9	89,3	29,4	33,3	14,8	230
14:36:46	A	8,4	5,44	16,1	48,3	88,8	29,6	32,9	15,0	236
15:04:06	A	8,4	5,48	16,1	49,9	89,1	29,3	33,3	15,3	237
15:56:12	A	8,4	5,45	16,1	49,5	88,8	29,5	33,2	15,3	241
17:35:41	A	8,6	5,43	16,2	49,6	89,3	29,6	33,4	15,2	234
	N =	15	15	15	15	15	15	15	15	15
	Média =	8,5	5,51	16,2	49,0	88,9	29,3	33,0	15,0	235
	2DP	0,27	0,10	0,14	0,86	0,68	0,44	0,51	0,35	6,92
	%CV	1,58	0,92	0,42	0,87	0,38	0,75	0,77	1,17	1,47
	Assigned	8,5	5,51	16,2	49,0	88,9	29,3	33,0	15,0	235
	Expected	0,3	0,10	0,2	0,9	0,7	0,4	0,5	0,3	7
	Delta Diff	-0,0	0,00	-0,0	0,0	0,0	0,0	-0,0	-0,0	-0

Entretanto, se avaliarmos as diversas contagens uma a uma, veremos que a variação dos valores é muito pequena e que o CV alto não corresponde a nenhum problema na contagem ou no desempenho do equipamento.

Concluindo, para a análise dos resultados de precisão, não se deve apenas verificar os valores dos coeficientes de variação, e sim avaliar também, de forma criteriosa, os valores das diversas contagens de cada parâmetro.

Tabela 2 – Resultado de teste de reprodutibilidade da contagem diferencial de leucócitos em valores percentuais (%) e absolutos (#).

Tempo	Modo	NE%	LY%	MO%	EO%	BA%	NE#	LY#	MO#	EO#	BA#
15:05:31	A	54,94	28,27	8,93	7,75	0,11	4,72	2,43	0,77	0,67	0,01
15:21:47	A	53,66	28,22	9,88	8,09	0,15	4,51	2,37	0,83	0,68	0,01
16:02:12	A	54,93	27,86	9,85	7,22 L	0,14	4,66	2,36	0,84	0,61	0,01
16:31:50	A	55,74	27,71	8,82	7,59	0,14	4,72	2,35	0,75	0,64	0,01
16:49:35	A	55,60	26,82	9,74	7,60	0,24 H	4,60	2,22	0,81	0,63	0,02 H
15:21:21	A	53,27	27,73	10,70	8,14	0,16	4,62	2,40	0,93	0,71	0,01
16:08:38	A	53,77	27,74	9,90	8,39	0,20	4,54	2,34	0,84	0,71	0,02
16:11:40	A	52,70	29,05	10,45	7,64	0,16	4,59	2,53	0,91	0,67	0,01
16:31:41	A	52,77	28,87	9,95	8,23	0,18	4,58	2,50	0,86	0,71	0,02
18:10:14	A	53,55	28,93	9,57	7,85	0,10	4,62	2,49	0,83	0,68	0,01
14:18:13	A	53,95	27,87	10,11	7,92	0,15	4,49	2,32	0,84	0,66	0,01
14:36:46	A	54,01	27,08	11,16	7,63	0,12	4,58	2,30	0,95	0,65	0,01
15:04:06	A	53,43	27,23	11,14	8,02	0,18	4,48	2,28	0,93	0,67	0,01
15:56:12	A	53,09	28,14	10,90	7,66	0,21	4,45	2,36	0,91	0,64	0,02
17:35:41	A	54,24	28,27	9,25	8,08	0,16	4,56	2,37	0,78	0,68	0,01
	N =	15	15	15	15	15	15	15	15	15	15
	Média =	53,98	27,99	10,02	7,85	0,16	4,58	2,38	0,85	0,67	0,01
	2DP	1,90	1,31	1,47	0,62	0,08	0,16	0,17	0,13	0,06	0,01
	%CV	1,76	2,35	7,33	3,93	23,74	1,76	3,59	7,45	4,37	22,93
	Assigned	53,98	27,99	10,02	7,85	0,16	4,58	2,38	0,85	0,67	0,01
	Expected	1,90	1,31	1,47	0,62	0,08	0,16	0,17	0,13	0,06	0,01
	Delta Diff	–0,00	–0,00	0,00	0,00	–0,00	0,00	0,00	–0,00	–0,00	0,00

L = *low*; H = *high*.

Bibliografia Consultada

BACALL NS. Analisador automático hematológico e a importância de validar novos equipamentos em laboratórios clínicos. Rev Bras Hematol Hemoter 2009; 31(4).

Clinical and Laboratory Standards Institute – CLSI. Validation, Verification and Quality Assurance of Automated Hematology Analysers; Approved Standard. CLSI H26A2. 2nd ed. Pennsylvania: Clinical and Laboratory Standards Institute, 2010.

122 Por que é importante conhecer os valores de imprecisão reportados pelo fabricante de cada teste antes de estabelecer as especificações da qualidade analítica dessas análises?

Derliane de Oliveira

Na conferência realizada em Estocolmo foi estabelecida uma hierarquia de modelos a ser utilizada para estabelecer as especificações da qualidade analítica (Quadro 1).

O ideal seria escolher o modelo que apresentasse melhor posição hierárquica. Entretanto, nem sempre isso é possível com os métodos atualmente disponíveis em nossa rotina e, caso este cenário se apresente, é importante que o laboratório tenha sempre como premissa a importância de que as especificações de desempenho estabelecidas sejam coerentes com a segurança do paciente, independente do modelo que possa ser aplicado.

Antes de selecionar um novo método para introduzir na rotina, o laboratório deve avaliar as características de desempenho do método que atendam à qualidade desejada. As instruções de uso dos fabricantes podem ser um bom ponto de partida. Também pode ser utilizado o desempenho para cada sistema analítico reportado nos relatórios dos ensaios de proficiência.

No entanto, se o método já está implementado, é recomendado que o laboratório verifique os estudos de validação realizados pelo fabricante. A imprecisão é um importante componente do erro total e vai influenciar muito no desempenho do sistema analítico. Conhecer a imprecisão reportada pelo fabricante é fundamental para que o laboratório saiba as limitações do sistema analítico inserido na rotina. Não é incomum que o pessoal do laboratório estabeleça as especificações de desempenho que quer alcançar sem antes avaliar o que o método em uso pode oferecer.

Assim, eles definem especificações de erro total, de *bias* (viés) e imprecisão, que na prática não podem ser obtidos com a metodologia atual. Quando o pessoal do laboratório conhece esses dados, pode avaliar se é necessário fazer a mudança de metodologia ou se é possível conseguir liberar resultados confiáveis e clinicamente úteis com o método disponível em sua rotina, garantindo, assim, a segurança do paciente.

Quadro 1 - Hierarquia de modelos a ser utilizada para estabelecer as especificações da qualidade analítica.

Especificações	
Estratégia	**Subclasses**
Avaliação do efeito do desempenho do sistema analítico em decisões clínicas específicas	Especificações da qualidade baseadas em situações clínicas específicas
Avaliação do efeito do desempenho analítico em decisões clínicas gerais	Especificações gerais da qualidade baseadas na variação biológica Especificações gerais da qualidade baseadas em opiniões médicas
Recomendações profissionais	Recomendações de grupos de especialistas nacionais e internacionais Recomendações de especialistas ou grupos institucionais
Metas de desmpenho analítico baseadas em comparações interlaboratoriais	Especificações da qualidade definidas por regulamento (EP) Especificações da qualidade definidas por provedores de programas de avaliação externa da qualidade (AEQ)
Dados publicados com base no estado da arte	Dados do estado da arte extraídos de programas de EP e AEQ Metodologias individuais publicadas

EP = ensaio de proficiência.

Bibliografia Consultada

BASQUES JC. Especificações da Qualidade Analítica. Belo Horizonte: Labtest, 2005.

WESTGARD JO. Basic Planing for Quality. Training in Analytical Quality Mangement for Healthcare Laboratories. Madison. Westgard QC Inc, 2000.

123 Quais as limitações do controle interno da qualidade?

Claudia Meira

O controle interno da qualidade é util para avaliar a precisão de um sistema analítico, ou seja, a capacidade de refletir qualquer desvio em um desempenho analítico estável. No entanto, há algumas limitações, seja pela indisponibilidade do controle para algumas análises, seja por limitações da própria amostra de controle. Algumas limitações podem ser provenientes de:

Ausência de controle pré e pós-analítico – o controle interno limita-se somente à fase analítica e não tem como detectar erros que ocorrem na obtenção, tratamento e conservação das amostras e na emissão dos resultados, embora 90% dos erros de laboratório se encontram nessas fases do processo.

Erros aleatório em uma amostra de paciente – geralmente na rotina utilizamos um ou poucos resultados para decidir a aprovação ou reprovação de uma rotina. No dia a dia sabemos que existe a probabilidade de resultados de pacientes conter erros, apesar de os resultados dos controles se encontrarem dentro dos limites estabelecidos. O erro nas amostras de pacientes pode ser proveniente de um erro não cognitivo (distração) do operador, erro aleatório, problema intermitente com o equipamento, por exemplo por um pico de energia, uma contaminação ocasional, uma troca de amostras etc. e, muitas vezes, o controle não irá sinalizar este erro.

Controle parcial da curva de linearidade (intervalo de medições) – o controle interno muitas vezes não cobre ou cobrem poucos valores de medida analítica. Idealmente, recomendam-se utilizar concentrações de controle próximas dos níveis de decisão médica (relevância clínica), mas o controle tem como função única garantir que o procedimento de medida se encontra estável para os valores próximos às concentrações de controles utilizados. Portanto, podem existir erros analíticos importantes em amostras de paciente de valores muito altos ou baixos, pois não há garantia da estabilidade em toda a curva.

Falta de equivalência entre amostras controles e amostras de pacientes – muitas amostras de controle não são equivalentes às amostras de matriz humana, portanto o controle pode sinalizar erros que não afetam amostras humanas ou não sinalizar erros que afetam as amostras humanas. A imprecisão do procedimento de medida pode ser superestimada e dificultar o programa de controle interno da qualidade, motivo pelo qual recomendam-se utilizar amostras com matriz semelhante ou o mais próxima possível da matriz humana.

Baixa capacidade de detecção de erros toleráveis – erros muito pequenos podem passar despercebidos e não ser detectados pelo controle interno da qualidade.

Não detectar erro sistemático inerente ao procedimento de medida – a existência de erros sistemáticos deveria ser identificada e corrigida durante o processo de verificação da avaliação do sistema analítico, porém, muitas vezes, é difícil determinar, pela ausência de referências metrológicas. O próprio processo de calibração pode introduzir erros sistemáticos no processo de medição. Os erros sistemáticos, inerentes ao procedimento de medida, não são detectados pelo controle interno, pois interferem nas estimativas das médias. Essa limitação pode ser minimizada com a partipação em programas de proficiência que permitem estimar os erros sistemáticos.

A estabilidade dos controles para determinados analitos, como por exemplo a baixa estabilidade da creatinoquinase em alguns sorocontroles liofilizados, assim como o aumento da concentração catalítica da fosfatase alcalina após a reconstituição. Apesar dessas situações, é recomendado que o controle tenha a mesma matriz da amostra humana e esteja, preferencialmente, pronto para uso, minimizando interferente da reconstituição, porém alguns consituintes têm melhor estabilidade em amostras liofilizadas. Importante que o fabricante determine as condições de conservação e estabilidade no material reconstituído.

Bibliografia Consultada

GELLA JF. Controle de La Calidad en El Laboratorio Clínico. 2ª ed. BioSystem, 2005.

PETERSEN PH, RICÓS C; STÖCKL D et al. Proposed Guidelines for the Internal Quality control of Analitical Results in the Medical Laboratory. Eur J Clin Chem Clin Biochem 1996;34:983-99.

OLIVEIRA CA; MENDES E. Gestão da Fase Analítica do Laboratório – como assegurar a qualidade na prática. Vol. II. Rio de Janeiro: ControlLab, 2011.

124 Quando calcular o erro total com a fórmula ET = Z x CV + *bias*? Como decidir o valor de "Z" a ser utilizado?

Fernando de Almeida Berlitz

O nível de erro dos ensaios laboratoriais é usualmente apresentado de acordo com um modelo de erro total e denominado como especificações de desempenho ou especificações da qualidade. As especificações da qualidade baseadas em erro total são uma composição entre erro aleatório (imprecisão, expresso como desvio padrão ou coeficiente de variação) e erro sistemático (inexatidão, também denominado *bias* ou viés).

Este modelo do erro total tem somente dois componentes e descreve somente os erros esperados quando um sistema analítico é estável. Um certo valor para a variável estatística "Z", ou "escore Z", deve ser escolhido para expressar a magnitude da estimativa de erro total, isto é, o percentual da distribuição dos dados considerado na estimativa de erro total. Por exemplo, um escore "Z" igual a 1,96 caracteriza 95% dos limites de erro se o *bias* for zero; um valor de "Z" de 1,65 caracteriza uma estimativa de erro total com probabilidade (unicaudal) de 95% se o *bias* for equivalente a 1 desvio padrão ou superior.

Utilizando como base a abordagem do Seis sigma, onde é esperado/tolerado um *bias* de até 1,5 desvio ao monitorarmos um processo com visão de longo prazo, podemos então definir como mais factível e recomendado utilizar 1,65 como valor para escore "Z". Entretanto, embora o valor de "Z" de 1,65 seja o mais utilizado e recomendado, outros valores de "Z" podem ser implementados se desejamos expressar uma estimativa de erro total considerando 99% (Z = 2,33) ou 99,9% (Z = 3,09) da distribuição de dados.

Todas essas considerações descritas para a variável "Z" devem ser entendidas especificamente para a abordagem que visa calcular o erro total de um ensaio. Estas não devem ser incorretamente consideradas, por exemplo, na questão dos critérios de aceitabilidade de desempenho de métodos, em que múltiplos do desvio padrão (imprecisão do método) são utilizados para estratificar e classificar o desempenho do método. Nessa abordagem de aceitação do desempenho do método analítico temos, por exemplo, a situação na qual se a soma *bias* + 4DP for inferior à especificação da qualidade preestabelecida, teremos um método classificado como de excelente desempenho, isto é, desempenho em nível 4-sigma ou superior. Nesse caso específico, o fator multiplicador "4" é utilizado para caracterizar um limite de aceitabilidade de imprecisão de no máximo 25% da especificação da qualidade e não tem relação com a variável estatística "Z" utilizada no cálculo do erro total de um sistema analítico.

Bibliografia Consultada

BASQUES JC. Especificações da Qualidade Analítica. Agosto de 2009. Disponível em: http://www.labtest.com.br/publicacoes/publicacoeslabtest. Acessado em 10 de junho de 2012.

WESTGARD J. Basic Method Validation. Madison: Westgard QC, 1999.

WESTGARD JO. Six Sigma Quality Design and Control. Madison: Westgard QC, 2001.

125 Se os controles internos do hemograma mantêm o mesmo lote por um período curto de tempo, qual o objetivo de calcular a média, DP e CV se ao final do cálculo chega um novo lote de controle e o processo deve começar novamente?

Maria Silvia C. Martinho

Os controles comerciais monitoram o desempenho do analisador hematológico garantindo a qualidade dos resultados das amostras de pacientes. Estes materiais são provenientes de amostras de sangue total estabilizado e similares às amostras de calibradores, mas aceitam diferentes intervalos de variação. Os controles comerciais do hemograma são disponibilizados em três níveis: baixo, normal e alto.

Por serem provenientes de sangue total e controlarem todos os parâmetros do hemograma, são produtos que têm validade curta, já que alguns fatores externos, como temperatura e transporte, apresentam grande influência na qualidade desses materiais.

É sempre muito importante verificar a validade dos controles hematológicos e saber interpretar eventuais alterações. Esses materiais têm validade curta devido às alterações das células, que acontecem com o passar do tempo e com a utilização diária desses materiais, mesmo estabilizados.

O grande desafio dos fornecedores de equipamentos para a análise do hemograma é adequar a logística para conseguirem entregar material em boas condições e em curto espaço de tempo. Apesar da "vida curta", os laboratórios devem utilizar os controles todos os dias para realizarem o controle de qualidade interno de sua rotina com as informações de média, desvio padrão (DP) e coeficiente de variação (CV).

Os analisadores hematológicos têm arquivos próprios para o processamento dos controles e calculam automaticamente todos estes indicadores. Os lotes de controles comerciais em geral têm validade de 6 meses e na maioria das vezes são fornecidos em diversas alíquotas em caixas separadas, visando minimizar a deterioração, porém é importante estar atento com a deterioração do controle durante o uso, pois alguns parâmetros podem ser inviabilizados nas amostras de controle alguns dias após o início do uso. Quando chega um novo lote de controle, a situação ideal é que se trabalhe por alguns dias com os dois lotes em paralelo, com a finalidade de os coeficientes de variação poderem ser comparados.

Mais importante que os valores de bula são os valores do CV histórico. Não importa se os valores dos lotes são diferentes, o que realmente importa é que a variação se mantenha inalterada, o que acontece com os equipamentos que estão em boas condições de trabalho. É importante ressaltar que o CV representa a imprecisão do teste e é calculado pela relação entre o desvio padrão (DP) e a média (X), cujo valor é expresso em porcentagem $CV = (DP/X) \times 100$. Sendo assim, as pequenas diferenças de concentração ocasionadas pelas mudanças de lote afetaram a média e o DP, mas não o CV, o que significa que este deve ter o comportamento semelhante ao longo do tempo, no caso de não haver mudanças significativas no desempenho do sistema analítico.

O valor de bula é importante quando vai ser introduzido um sistema de análise, que é composto por analisador, reagentes e material controle. Depois disso, o sistema de análise cria um histórico próprio que é específico daquele equipamento e que fornece informações mais abrangentes sobre como o sistema está trabalhando.

Essa rotina de utilização de controles é facilmente absorvida pelos laboratórios e asseguram que o processo está controlado e dentro da qualidade pré-definida.

Bibliografia Consultada

GELLA JF. Metrología em el Laboratório Clínico. 2ª ed. BioSystems, 2005.

126 Como realizar o controle da qualidade interno de microscopia e com que periodicidade?

Eduardo Ramos Ferraz

Garantia da qualidade – é um conceito mais amplo e inclui o controle da qualidade. Compreende todo o controle de processo, abrangendo as fases pré-analítica, analítica e pós-analítica. É um conjunto de atividades planejadas e sistematizadas de uma instituição, com o propósito de garantir que seu produto ou serviço atenda aos requisitos da qualidade. No caso do laboratório clínico, seu objetivo é assegurar que os resultados dos exames atendem às necessidades dos pacientes e médicos.

Controle da qualidade analítico – contempla o controle interno da qualidade (CIQ) e o controle externo da qualidade (CEQ), também conhecido como ensaio de proficiência (EP) ou avaliação externa da qualidade (AEQ). Os CIQs e CEQs apresentam funções complementares e juntos têm o propósito central de identificar a presença de possíveis erros na fase analítica, para que o laboratório possa propor ações para eliminar suas causas.

Controle interno da qualidade – avalia a estabilidade do sistema analítico de forma frequente e em tempo real para evitar a liberação de resultados com variação maior que a especificada.

Deve ser definida pelo menos uma forma de controle interno para cada análise quantitativa e qualitativa realizada na rotina do laboratório. O laboratório deve optar pelo uso de controles comerciais regularizados junto à ANVISA sempre que disponíveis. Contudo, para diversos ensaios não há controle comercial disponível, seja por ausência de demanda, seja por restrições de estabilidade ou escassez de matéria-prima. Nesses casos, é necessário o uso de formas alternativas, como, por exemplo, controles próprios do laboratório (provenientes de amostras de paciente), amostras cegas ou comparação entre observadores. Na impossibilidade de implementar alguma forma de controle para um ensaio, as razões devem ser justificadas.

A padronização em microscopia no laboratório clínico é uma ação importante dentro da garantia da qualidade dos resultados. O número de variações é grande quando se pensa em todo o processo, que começa desde a coleta do material biológico, passa pela confecção e coloração das lâminas, capacitação dos microscopistas e finaliza na liberação dos laudos. O controle de todas as etapas do processo é necessário, mas a padronização dos microscopistas é um grande desafio.

Devemos considerar duas variáveis: a capacidade de detectar as estruturas (exatidão) e a reprodutibilidade entre os observadores (precisão). Manter um padrão adequado de competência entre os microscopistas é vital para a qualidade dos resultados que envolvem a microscopia. O laboratório deve implantar um programa de educação continuada que contemple reciclagem dos microscopistas e treinamento para integração dos novos (inclui os plantonistas noturnos e de finais de semana). O laboratório deve sistematizar a "comparação intralaboratorial entre microscopistas" conforme a seguir.

- Revisão de lâminas catalogadas (laminoteca) ou escolha aleatória da rotina. É importante que o laboratório mantenha uma coleção de lâminas e/ou materiais para os treinamentos práticos.
- Criação de uma metodologia que permita que todos os colaboradores envolvidos nas microscopias, inclusive os plantonistas noturnos e nos finais de semana, participem.
- Definição da periodicidade das rodadas do controle (exemplo: mensal). A ANVISA, assim como as Normas de Acreditação da Qualidade, não definem qual a frequência, o laboratório é quem define a temporalidade e amostragem utilizada de acordo com suas necessidades de competências. Considerar o tamanho da equipe e a complexidade do exame para definir o programa de capacitação.
- Os critérios de aceitação devem ser definidos previamente (exemplo: utilização de modelos estatísticos para comparação, publicações de referência ou critérios clínicos).

- As oportunidades do dia a dia podem ser utilizadas (exemplo: toda vez que surgir um caso raro, uma estrutura diferente ou morfologicamente didática, deve-se separar este caso e promover uma discussão entre os microscopistas dos aspectos teóricos e práticos relacionados ao achado).
- Podem ser utilizados atlas ou outros tipos de mídia como forma de educação continuada.

Planejamento e registros – o planejamento do controle da qualidade deve estar documentado em uma instrução escrita, na forma de procedimento operacional padrão (POP), fluxograma, tabela ou outra forma de documento. A documentação e registros devem ser completos, legíveis e rastreáveis, contemplando a definição de uma forma de controle para cada ensaio (CIQ e CEQ), frequência da utilização, limites e critérios de aceitabilidade, análise dos resultados (aprovação dos controles por profissional designado e/ou supervisionados por profissional legalmente habilitado). Para os resultados não conformes, o laboratório deve garantir: registro da não conformidade para o controle, correções realizadas, resultados após ação e nova liberação/aprovação. As correções são ações imediatas para eliminar uma não conformidade. Periodicamente, deve-se realizar uma análise mais detalhada para a tomada de ações corretivas, que são ações para eliminar a(s) causa(s) de uma não conformidade identificada ou outra situação indesejada. Esta ação tem como objetivo prevenir a repetição da não conformidade.

Bibliografia Consultada

Manual do Programa de Acreditação para Laboratórios Clínicos (PALC) da Sociedade Brasileira de Patologia Clínica/Medicina Laboratorial, 2010. Disponível em: www.sbpc.org.br

Manual ONA – Organização Nacional de Acreditação) para as organizações prestadoras de serviços de saúde, 2010.

OLIVEIRA CA. RDC 302/2005 – Requisitos mínimos para o funcionamento dos Laboratórios Clínicos.

OLIVEIRA CA; MENDES E. Gestão da Fase Analítica do Laboratório – como assegurar a qualidade na prática. Vol. I. Rio de Janeiro: ControlLab, 2011. Disponível em: http://www.controllab.com.br/pdf/gestao_fase_analitica_vol1.pdf Acessado em 12 Junho 2012.

127 Como controlar a qualidade dos corantes e da coloração em lâminas em microbiologia e com que frequência?

Cássia Maria Zoccoli

As colorações mais frequentemente realizadas em laboratório de microbiologia são as colorações pelos métodos de Gram e Ziehl-Neelsen, abordadas nesta resposta.

O controle de qualidade tem como objetivo verificar a qualidade dos corantes em geral, a metodologia utilizada e a proficiência dos colaboradores na realização da coloração e da microscopia.

Em geral, a frequência de realização do procedimento de controle interno da qualidade depende da criticidade da coloração no diagnóstico microbiológico.

Para a coloração de Gram, preconiza-se realizar o controle de qualidade a cada novo lote de corantes (antes de utilizar na rotina) e pelo menos uma vez na semana naqueles laboratórios que fazem coloração pelo método de Gram diariamente. O ideal é corar as lâminas de controle juntamente com os esfregaços de rotina das diversas amostras biológicas analisadas. As lâminas com cepas controle podem ser preparadas, por exemplo, com bacilo gram-negativo ou coco gram-positivo (Quadro 1).

Quadro 1 – Guia para controle de qualidade da coloração pelo método de Gram.

Observação	Cepa	Resultado esperado
Gram-negativo	*Escherichia coli* ATCC 25922 ou cepas isoladas de amostras clínicas	Bacilos corados em rosa
Gram-positivo	*Staphylococcus aureus* ATCC 25923 ou cepas isoladas de amostras clínicas	Cocos corados em azul-escuro ou violeta

Adaptado de Oplustil et al., 2010.

Para a coloração de Ziehl-Neelsen, preconiza-se realizar o controle a cada novo lote de reagente (antes de utilizar na rotina) e diariamente, de forma simultânea – lâminas com cepas controle juntamente com os esfregaços das diversas amostras clínicas recebidas no laboratório (Quadro 2).

Quadro 2 - Guia para controle de qualidade da coloração pelo método de Ziehl-Neelsen.

Observação	Cepa	Resultado esperado
Controle positivo: Bacilos álcool-ácido resistentes	*Mycobacterium tuberculosis* H37Ra ATCC 25177 ou *M. bovis* (vacina BCG)	Bacilos corados em vermelho
Controle negativo: Bacilos não álcool-ácido resistentes	*Escherichia coli* ATCC 25922	Bacilos corados em azul

Adaptado de Oplustil et al., 2010.

Para ambas as colorações acima citadas, primeiramente realizar a leitura das lâminas de controle com a finalidade de avaliar a qualidade da coloração e, se dentro do esperado, partir para a microscopia dos esfregaços da rotina. Anotar os resultados obtidos das lâminas de controle em formulários próprios, assim como o lote, data de fabricação, validade de cada corante utilizado e colaborador que realizou a coloração e a microscopia.

É muito importante verificar diariamente, ou a cada dia de uso, a aparência dos corantes e em caso de precipitação realizar uma filtragem antes de usar.

Ainda podem ser definidos indicadores de qualidade das metodologias de coloração que vão auxiliar na verificação e monitoramento de todo o processo desde a realização da coloração até o resultado final. O quadro 3 mostra os indicadores que podem ser implantados para controlar a qualidade do processo de microscopia.

Quadro 3 – Sugestão de indicadores para controlar o processo de microscopia.

Indicador	Descrição	Objetivo
Duplo observador	Revisão de alguns resultados pelo supervisor ou um segundo observador qualificado	Manter a proficiência do observador no método
Controle externo	Coloração de lâminas adquiridas de programa de controle externo	Verificar a proficiência do observador e a coloração
Concordância do resultado	Comparar o resultado da microscopia com o verificado na respectiva cultura	Controlar o observador, o método e os meios de cultura empregados

Adaptado de Oplustil et al., 2010.

Bibliografia Consultada

OPLUSTIL CP; ZOCCOLI CM; TOBOUTI NR; SINTO SI. Procedimentos Básicos em Microbiologia Clínica. 3ª ed. São Paulo: Sarvier, 2010.

128 Quais controles internos alternativos podem ser implantados para os casos em que não há disponibilidade de controle comercial?

Derliane de Oliveira

Em primeiro lugar, é importante ressaltar que o laboratório deve concentrar os esforços na busca de controles comerciais que, por serem mais padronizados, possibilitam maior tempo de uso do mesmo lote e apresentam menor variabilidade inerente comparada com materiais desenvolvidos no próprio laboratório (exemplo: *pool* de amostras). É recomendado que o uso de controles alternativos esteja restrito às análises que não possuem controles comerciais disponíveis no mercado.

A decisão de implantar um controle interno alternativo depende da estabilidade da amostra, do tipo de análise, da experiência do pessoal e das características do teste, entre outros. Algumas práticas recomendadas pelo CLSI GP29-A2 para parâmetros não cobertos por programas de ensaio de proficiência podem ser aplicadas também para o controle interno da qualidade, incluindo:

a) Preparar mini *pool* de amostras: duas ou três amostras de pacientes.
b) Realizar amostra dividida interna:
   – Processar a amostra em dois métodos diferentes existentes no laboratório ou com dois reagentes diferentes.
   – Processar a amostra por dois ou mais operadores competentes para realizar a análise (também conhecida como comparação interobservadores). Pode também ser realizado o controle por supervisão, em que o técnico faz a análise e o "supervisor" ou a pessoa com maior *expertise* verifica a competência do operador.
c) Analisar resultados anteriores: comparar os resultados anteriores dos pacientes utilizando os dados do sistema de informação do laboratório.

d) Analisar amostras armazenadas ou auditoria das amostras: reprocessar amostras conhecidas realizadas anteriormente.

e) Reavaliar morfologias: revisar lâminas, imagens, *slides*, estruturas fúngicas etc.

f) Amostras residuais do ensaio de proficiência (cepas, lâminas).

Bibliografia Consultada

Clinical and Laboratory Standards Institute – CLSI. Assessment of Laboratory Testing When Proficiency Testing is not Available; Approved Guideline. 2nd ed. CLSI GP29-A2. Pennsylvania: Clinical and Laboratory Standards Institute, 2008.

Programa de Acreditação em Laboratórios Clínicos (PALC) da Sociedade Brasileira de Patologia Clínica/Medicina Laboratorial, 2010.

129 No caso de análises qualitativas como garantir que o *cut-off* está adequado à rotina do laboratório?

Luisane Maria Falci Vieira

Primeiramente, vejamos as definições de *cut-off* (ou *cutoff*)

- Ponto da resposta analítica de um teste abaixo do qual o resultado de um teste qualitativo é convertido em "negativo" e acima do qual o resultado é determinado como "positivo" (ou vice-versa). Para um teste verdadeiramente qualitativo, o *cut-off* é o único ponto de decisão médica. Para um teste qualitativo derivado da dicotomização de um teste quantitativo ou de uma escala ordinal, há muitos pontos possíveis para o *cut-off*.
- Concentração de um analito na qual testes repetidos geram resultados positivos 50% das vezes e resultados negativos também em 50% das vezes.

Estudos de reprodutibilidade para os testes qualitativos, idealmente, devem fornecer uma estimativa da precisão do método para concentrações do analito próximas ao *cut-off*, ou seja, próximas ao nível de decisão médica. Pode-se tomar a concentração de *cut-off* e analisar múltiplas vezes amostras com incrementos gradativos a partir desta concentração. Espera-se um aumento gradativo do percentual de testes positivos. De outra forma, pode-se tomar a concentração de *cut-off* e analisar múltiplas vezes amostras com reduções gradativas da concentração. Espera-se um aumento gradativo do percentual de testes negativos (Fig. 1). O resultado observado neste experimento é consistente com a definição de *cut-off*, mostrando que em concentrações próximas ao *cut-off* a imprecisão do método é máxima. As concentrações acima e abaixo do *cut-off*, nas quais 95% dos resultados são positivos ou negativos, com-

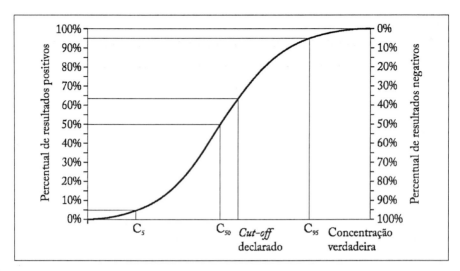

Figura 1 – Exemplo de variação do percentual de amostras positivas e negativas de acordo com a concentração do analito em relação ao *cut-off*. Adaptado do CLSI EP12-A2.

põem o chamado "intervalo de C_5-C_{95} do *cut-off* do método. Quanto melhor for a reprodutibilidade do método, mais estreito será o intervalo de C_5-C_{95}, ou seja, haverá boa reprodutibilidade mesmo nas concentrações mais próximas ao *cut-off* (C_{50}). Uma possível limitação deste modelo experimental proposto pelo CLSI é a dificuldade que um laboratório de rotina pode encontrar para obter amostras não reagentes (negativas) e reagentes (positivas) em diferentes concentrações, além, é claro, do custo desse experimento.

O experimento de reprodutibilidade sugerido no documento EP12-A2 do CLSI não é capaz de definir o intervalo de C_5-C_{95}, ou o intervalo de concentrações que fornece resultados confiáveis, mas pode indicar como o intervalo para o qual o método fornece resultados reprodutíveis, compara-se ao *cut-off* (C_{50}) esperado. Idealmente o *cut-off* estimado para o método em processo de validação não deve distar de 20% (para mais ou para menos) do C_{50} teórico, ou esperado.

Há diferentes maneiras de descrever a inconsistência de replicatas de amostras cuja concentração seja próxima ao C_{50}. A forma recomendada para tal é "intervalo de C_5-C_{95}". Ele significa o intervalo entre duas concentrações ao redor do *cut-off*, no qual 5% dos resultados estão abaixo ou acima dos limites, de cada lado. Explicando melhor, quando se estiver tratando de resultados positivos, uma concentração de C_5 é uma concentração abaixo de C_{50}, na qual 5% dos resultados da mesma amostra são positivos e 95% negativos, e C_{95} seria a concentração acima de C_{50}, na qual 5% dos resultados das replicatas são negativos e 95% positivos. A discrepância observada entre o *cut-off* esperado para o método (especificada pelo fabricante, por exemplo) e a concentração C_{50} encontrada experimentalmente é o *bias* do método.

A amplitude (*range*) das concentrações no intervalo de C_5-C_{95} pode diferir entre métodos diferentes e ser uma ferramenta de avaliação útil. O tamanho do intervalo de C_5-C_{95} fornece informações acerca da precisão do sistema analítico, uma vez que reflete a proporção de concentrações que originam resultados consistentes à repetição (Fig. 2).

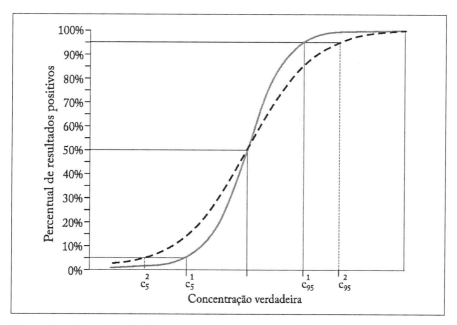

Figura 2 - Exemplos de duas curvas de concentração (eixo x) para determinação de C_{50} e intervalos de C_5-C_{95}. No eixo y está o percentual de resultados positivos das replicatas para cada um dos métodos. Observa-se que o intervalo de C_5-C_{95} do método 2 (azul) é mais amplo do que o do método 1 (vermelho), indicando maior imprecisão para o método 2. Adaptado do CLSI EP12-A2.

Ambos os experimentos presumem que a curva dose-resposta (plotagem da concentração *versus* resultado observado) é linear para amostras com concentrações próximas ao *cut-off*. Quando esta presunção não for válida, como, por exemplo, para testes de triagem para HIV tipo enzima imunensaio (EIA) com misturas de anticorpos, nenhum dos dois experimentos é válido.

Uma vez validado o método, o laboratório deve continuar monitorando seu desempenho por meio de controle interno da qualidade e isto inclui adicionar em todas as corridas analíticas materiais de controle em três níveis: negativo, positivo e positivo fraco ou *borderline* (de preferência usar material de controle individualizado, evitando os controles multiparamétricos, se possível). O controle positivo fraco deve manter a relação entre a densidade óptica e o *cut-off* entre 1,5 e 4,5. Este é um requisito fundamental para avaliar se não houve perda da sensibilidade do sistema analítico, quando resultados positivos fracos passam a ser erroneamente considerados negativos. O controle fracamente positivo deve ser desenvolvido especificamente para a metodologia de cada laboratório, o que normalmente exige o teste de várias diluições do controle na rotina, até que se encontre a mais adequada para a faixa recomendada. A partir daí, o controle pode ser preparado em maior volume e ser aliquotado. Os materiais de controle devem ter seu comportamento de média e variação das leituras determinados pelo próprio laboratório. O Ministério da Saúde recomenda 16 análises em até três dias, o CLSI pelo menos 20 análises, como, por exemplo, cinco replicatas em quatro momentos distintos. Pode ser bastante útil acompanhar graficamente os resultados das leituras por meio de gráfico de Levey-Jennings, para uma visualização mais intuitiva do comportamento do controle ao longo do tempo.

Bibliografia Consultada

Brasil. Ministério da Saúde. Secretaria de Políticas de Saúde. Coordenação Nacional de DST e Aids. Controle de qualidade interno de testes sorológicos/Internal Quality Control of Serological Tests. Brasília; Brasil. Ministério da Saúde; 1998.

Clinical and Laboratory Standards Institute – CLSI. EP12-A2. Vol. 22 No. 14 (Replaces EP12-P -Vol. 20 No. 15) User Protocol for Evaluation of Qualitative Test Performance; Approved Guideline. Pennsylvania: Clinical and Laboratory Standards Institute, 2002, v. 22, nº 14.

VIEIRA LMF. Diretriz para Validação de Métodos Laboratoriais Qualitativos. www.wikilab.com.br, 2012.

130 Como realizar o controle da qualidade dos discos de antibióticos, com qual frequência e como viabilizar as cepas ATCC para uso na rotina?

Carmen Paz Oplustil

O controle de qualidade do teste de sensibilidade tem como finalidade monitorar a precisão e a acurácia dos insumos empregados e a competência dos colaboradores na realização das várias etapas do teste. Portanto, é importante que seja realizado o teste dos discos, do meio de cultura e do processo técnico, já que estas são as variáveis que afetam diretamente o resultado do teste de sensibilidade. A recomendação do CLSI, documento utilizado hoje para realizar este teste nos laboratórios, é que o teste seja realizado uma vez por semana e a cada novo lote de disco recebido no laboratório. O teste do novo lote pode ser incluído no teste semanal para racionalizar o trabalho interno.

A realização do teste de forma semanal é justificada no meu ponto de vista pela criticidade do resultado gerado. Se o teste for mais espaçado, teremos dificuldade de garantir resultados em períodos maiores sem poder tomar ações corretivas se for necessário, como repetir um teste por estar fora do padrão antes de liberar o resultado. O antibiograma é em geral um guia para o médico escolher a terapia antimicrobiana que irá utilizar para tratar a infecção.

As principais causas de erro no teste e que só podem ser detectadas se for realizado o controle de qualidade interno com frequência adequada são:

- Manuseio inadequado de cepas ATCC.
- Inóculo fora do padrão/turbidez recomendado.
- Formulação e pH do meio fora do padrão.
- Espessura do meio.

- Tempo, temperatura e atmosfera de incubação do teste inadequados (incubação prolongada ou temperatura elevada pode resultar em inativação dos antimicrobianos).
- Concentração inadequada da droga no disco.
- Falha técnica no desempenho do teste, como o erro na medida da zona de inibição, má colocação dos discos.
- Armazenamento inadequado dos discos ou uso de discos vencidos ocasiona perda da atividade inibitória dos discos de antimicrobianos.
- Falha nos equipamentos (geladeira, *freezer*, estufa, densitômetro, nitrogênio líquido etc.).
- Discos e meios de cultura de má qualidade e não controlados.

Para o controle de qualidade devem ser utilizadas cepas padrões de coleções como ATCC (*American Type Culture Collection*), cepas que possuem um perfil de sensibilidade e resistência bem caracterizados e parametrizados. Cepas de rotina não devem ser utilizadas para este tipo de controle de qualidade justamente porque não temos a caracterização correta do perfil completo de sensibilidade ou resistência. Cepas da rotina podem ser utilizadas para o controle de alguns testes bioquímicos, mas não para teste de sensibilidade.

Existe uma grande discussão com relação ao limite de repiques e até que geração podemos utilizar uma mesma cepa padrão para o controle da qualidade. Quando falamos de número de gerações estamos referindo ao número de repiques que pode ser realizado a partir da cepa padrão que adquirimos. Hoje existem comercialmente cepas ATCC de diferentes gerações e para o teste de sensibilidade a recomendação do CLSI e da ATCC é de se utilizar até no máximo a 5ª geração, portanto a origem das cepas adquiridas pelo laboratório para teste deve sempre vir acompanhada de certificado ou informações sobre qual é a geração. Uma geração equivale a uma passagem ou subcultivo da cepa em um novo meio de cultura. Algumas cepas se não forem armazenadas em temperaturas adequadas (exemplo, *Escherichia coli* ATCC 35218, *Klebsiella pneumoniae* ATCC 700603) podem perder características importantes de resistência, ocasionando resultados fora do limite esperado, tais como aumento da zona de diâmetro de alguns antibióticos.

Bibliografia Consultada

CLSI. Performance Standards for Antimicrobial Susceptibility Testing. Twentieth Informational Supplement. M100-S22, Wayne, PA: CLSI, 2012.

GARCIA LS; ISENBERG HD. Clinical Microbiology Procedures Handbook. Vols. 1 e 2. 3rd ed. Washington, DC: American Society for Microbiology, 2010.

OPLUSTIL CP; ZOCCOLI CM; TOUBUTI N; SINTO SI. Procedimentos Básicos em Microbiologia Clínica. 3ª ed. São Paulo: Sarvier, 2010.

131 Como realizar o controle da qualidade dos meios de cultura?

Carmen Paz Oplustil

O controle da qualidade de insumos utilizados para realizar os testes de microbiologia é parte importante do processo de garantia da qualidade do exame microbiológico. Entre os insumos de maior consumo e que são determinantes dos resultados de mcirobiologia estão os meios de cultura. A variedade de meios utilizados depende do tipo de exames realizados pelo laboratório e dos testes que são realizados para obter o resultado final.

Os meios de cultura referidos aqui são os utilizados para isolamento primário ou secundário de microrganismos. Em geral, são fabricados internamente no laboratório ou podem ser adquiridos comercialmente. O controle da qualidade, como descrito a seguir, deve ser realizado pelo laboratório quando este produz o meio.

O controle da qualidade dos meios tem como objetivo verificar as propriedades nutritivas, se os meios suportam o crescimento dos microrganismos patogênicos mais frequentes nos materiais clínicos, propriedades seletivas e se inibem o crescimento de micorganismos da flora habitual de alguns materiais clínicos, propriedades bioquímicas e de esterilidade. Em geral estas propriedades são verificadas por meio de dois testes: o de crescimento e de esterilidade.

O teste de esterilidade é realizado colocando o meio sem ter sido inoculado em estufa a 35 ± 2°C por 24 horas para verificar se nenhum microrganismo se desenvolve. O teste de desempenho verifica o crescimento, as propriedades seletivas e bioquímicas dos meios e deve ser realizado com inóculo padronizado para que os resultados sejam comparáveis.

A quantidade de meios que deve ser testada de cada lote preparado irá variar com o tamanho do lote produzido e, se forem preparadas até

100 unidades, retirar uma unidade para o teste de esterilidade. Para quantidades acima de 100 unidades, retirar 5% do total produzido.

A validade dos meios é determinada verificando diferentes parâmetros durante um período. Em geral, a literatura oferece informações sobre a validade máxima de alguns meios quando preparados de acordo com especificações. As características que devem ser verificadas periodicamente (mensalmente) para estabelecer a validade dos meios são: cor, desidratação, esterilidade e propriedades seletivas.

Dos meios adquiridos comercialmente, apenas os meios que possuem antibióticos e/ou suplementos (ágar-chocolate, ágar Thayer-Martin, ágar Campy, ágar Karmali) devem passar pelos testes de desempenho quando recebidos pelo laboratório, independente do lote recebido. Mas todos estes meios devem ser inspecionados no momento do recebimento para verificar as condições gerais do meio (aspecto, hemólise, presença de água de condensação, contaminação, entre outras).

Bibliografia Consultada

CLSI-M22-A3. Quality Control for Commercially Prepared Microbiological Culture Media. 3rd ed. Pennsylvania: Clinical and Laboratory Standards Institute.

ISENBERG HD. Essential Procedures for Clinical Microbiology. Washington, DC: American Society for Microbiology, 1998.

OPLUSTIL CP; ZOCCOLI CM; TOUBUTI N; SINTO SI. Procedimentos Básicos em Microbiologia Clínica. 3ª ed. São Paulo: Sarvier, 2010.

XV

Avaliação Externa da Qualidade

132 Quais os benefícios de um programa de avaliação externa da qualidade?

Derliane de Oliveira

- Comparar os resultados do laboratório com o grupo participante, possibilitando a identificação de erros sistemáticos que não podem ser detectados com o controle interno da qualidade.
- Avaliar a competência da equipe para a realização de determinada análise (exame).
- Permitir que o laboratório possa avaliar as características de desempenho dos métodos existentes no mercado.
- Detectar os temas/áreas que necessitam de treinamento da equipe do laboratório para melhorar a competência na realização de algumas atividades.
- Detectar tendências que possibilitam a tomada de ações preventivas.
- Detectar tendências que permitem conhecer as limitações de um determinado método.
- Avaliar a capacidade operacional com relação aos equipamentos, reagentes e profissionais.
- Possibilitar a tomada de ações corretivas.
- Permitir a detecção de erros para melhorar a segurança do paciente.
- Apoiar as declarações de equivalência de resultados entre os diferentes laboratórios.
- Atender a requisitos de órgãos de acreditação.
- Atender a requisitos da legislação.

Bibliografia Consultada

Clinical and Laboratory Standards Institute – CLSI. Using Proficiency Testing to Improve the Clinical Laboratory. Approved Guideline. CLSI GP27-A2. 2nd ed. Pennsylvania: Clinical and Laboratory Standards Institute, 2007.

ISO/IEC 17043:2010. Evaluación de la conformidad – Requisitos generales para los ensayos de aptitud.

133 Quais critérios devem ser avaliados na escolha de um programa de proficiência?

Derliane de Oliveira

A escolha do programa mais adequado é uma decisão de cada laboratório, considerando as análises que realiza e suas características de funcionamento. Alguns fatores relevantes do ponto de vista técnico, operacional, de informações e de custo são mencionados abaixo e podem ser utilizados como comparativos entre os diferentes programas no momento de escolher:

- Parâmetros oferecidos pelo provedor compatíveis com as necessidades do laboratório.
- Número de amostras enviadas por ano, logística e custo do programa.
- Número de amostras enviadas por rodada e concentração, pois amostras múltiplas são mais eficazes para detectar erros sistemáticos, assim como amostras de diferentes concentrações.
- Manual de instruções amigável, de fácil acesso e escrito em linguagem clara.
- Idioma compatível com o conhecimento do pessoal do laboratório.
- Tipo de amostras enviadas e materiais educativos oferecidos.
- Estatística aplicada na avaliação dos resultados e critérios de aceitação dos resultados.
- Prazo e forma de apresentação dos relatórios.
- Serviço de atendimento ao cliente.
- Possibilidade que sejam enviadas amostras anteriores para que possam ser utilizada para esclarecer dúvidas, análise de causas de resultados inadequados etc.
- Garantia da confidencialidade das informações por parte do provedor.

- Acreditação pela ISO/IEC 17043 – avaliação da conformidade – requisitos gerais para os ensaios de proficiência.

Bibliografia Consultada

EURACHEM. Selection, Use and Interpretation of Proficiency Testing (PT) Schemes. English Edition, 2011.

ISO/IEC 17043:2010. Evaluación de la conformidade – Requisitos generales para los ensayos de aptitud.

134 Que informações devemos considerar para avaliar um resultado proveniente de avaliação externa da qualidade?

Carla Albuquerque de Oliveira

Os relatórios de uma avaliação externa (avaliação individual, resumo estatístico de resultados e comentários do provedor) devem ser analisados na íntegra com base no propósito com que a avaliação externa é utilizada.

A avaliação individual de um ensaio quantitativo contém a avaliação do resultado do laboratório diante do critério adotado provedor (comumente um limite de erro total admissível) e dados suficientes para o laboratório obter a estimativa do erro relativo de cada ensaio (ver Pergunta 136). No caso de programas com múltiplos materiais por rodada, é possível também estimar o erro sistemático (média do erro relativo obtido para cada material de controle), o que atende de forma mais completa ao propósito de monitorar tendências do processo mediante o uso de ensaio de proficiência e outros tipos de comparações interlaboratoriais. Para ensaios qualitativos, a avaliação individual contém minimamente o resultado obtido pelo laboratório e o resultado esperado. Neste caso, deve-se considerar que a análise de tendência se dará com base na identificação de um padrão de comportamento, sem o apoio de estimativas numéricas de erro.

O resumo estatístico de resultados demonstra o comportamento geral dos laboratórios participantes do programa. A partir dele pode-se verificar a proporção com que os laboratórios chegaram ao resultado esperado, evidenciando, por exemplo, se uma dificuldade existe para vários laboratórios e se há possibilidade ou não de problema ou restrição do material de controle.

Os comentários do provedor geralmente discutem os dados e acabam por apresentar análises de comportamento especialmente úteis na verificação de causas de resultados inadequados/insatisfatórios no programa.

Bibliografia Consultada

42 CFR 493 Medicare, Medicaid, and Clinical Laboratory Improvement Amendments (CLIA) Programs; Laboratory Requirements Relating to Quality Systems and Certain Personnel Qualifications; Final Rule on January 24, 2003, with an effective date of April 24, 2003. Disponível em: https://www.cms.gov/CLIA/03_Interpretive_Guidelines_for_Laboratories.asp. Acessado em 12 Junho 2012.

Critérios para a habilitação de provedores de ensaio de proficiência segundo os princípios da ABNT ISSO/IEC guia 43: 1999. Procedimento GGLAS 02/43 – Procedimentos Operacionais da REBLAS/Gerência Geral de Laboratórios de Saúde Pública. 2ª ed. Brasília. ANVISA 2002. Disponível em: http://www.anvisa.gov.br/reblas/procedimentos/gglas_02_43.pdf. Acessado em 12 Junho 2012.

OLIVEIRA CA; MENDES E. Gestão da Fase Analítica do Laboratório – como assegurar a qualidade na prática. Vols. I e II. Rio de Janeiro: ControlLab, 2011. Disponível em: http://www.controllab.com.br/pdf/gestao_fase_analitica_vol1.pdf. Acessado em 12 Junho 2012.

135 Como calcular o erro total por meio de resultados do ensaio de proficiência e como utilizar esta informação na prática?

Carla Albuquerque de Oliveira

O erro total é composto pelo erro aleatório e pelo erro sistemático. Conforme explicado na Pergunta 136, uma medida possui a contribuição destes dois erros.

Quando o erro relativo de um resultado do ensaio de proficiência (ver Pergunta 136) é calculado, obtém-se uma medida de erro total.

Os programas de ensaio de proficiência comumente avaliam resultados individuais. Para isso adotam o critério de erro total admissível. Quando a ANVISA/REBLAS definem um limite de avaliação de 12% para proteínas totais do soro no Brasil e a CLIA de 10% nos EUA, estão na verdade definindo erros totais admissíveis. Nesse caso, o provedor aplica esse limite ao valor alvo (média do grupo) e determina o intervalo de resultados considerados adequados/satisfatórios.

Um laboratório deve definir uma especificação da qualidade analítica baseada no seu processo e qualidade que deseja entregar ao seu cliente, para usá-la na validação dos seus processos, na avaliação de resultados de ensaio de proficiência, no planejamento e na monitoração de controle interno, na equiparação de sistemas, entre outros.

Uma das fontes de determinação de especificação é o limite adotado no ensaio de proficiência. Se esta é a escolha do laboratório, o limite definido por lei, norma ou adotado pelo provedor passa a ser sua especificação de erro total admissível e o índice de desvio passa a ser o erro relativo do laboratório ante o erro total admissível.

Quando o ensaio de proficiência adota o modelo de um único material por rodada, não é possível estimar o erro sistemático a partir do programa (ver Pergunta 137). Nesse caso, o laboratório tem como única opção avaliar individualmente seus resultados diante do erro total especificado.

Bibliografia Consultada

42 CFR 493 Medicare, Medicaid, and Clinical Laboratory Improvement Amendments (CLIA) Programs; Laboratory Requirements Relating to Quality Systems and Certain Personnel Qualifications; Final Rule on January 24, 2003, with an effective date of April 24, 2003. Disponível em: https://www.cms.gov/CLIA/03_Interpretive_Guidelines_for_Laboratories.asp. Acessado em 12 Junho 2012.

Critérios para a habilitação de provedores de ensaio de proficiência segundo os princípios da ABNT ISSO/IEC guia 43: 1999. Procedimento GGLAS 02/43 – Procedimentos Operacionais da REBLAS/Gerência Geral de Laboratórios de Saúde Pública. 2ª ed. Brasília. ANVISA 2002. Disponível em: http://www.anvisa.gov.br/reblas/procedimentos/gglas_02_43.pdf. Acessado em 12 Junho 2012.

OLIVEIRA CA; MENDES E. Gestão da Fase Analítica do Laboratório – como assegurar a qualidade na prática. Vols. I e II. Rio de Janeiro: ControlLab, 2011. Disponível em: http://www.controllab.com.br/pdf/gestao_fase_analitica_vol1.pdf Acessado em 12 Junho 2012.

136 O índice de desvio está relacionado ao erro total ou ao *bias*? Como utilizá-lo na prática laboratorial?

Carla Albuquerque de Oliveira

Bias (inglês) ou viés (português) é uma medida de tendência, de erro sistemático. As medidas de tendêcia podem ser obtidas de várias formas. Mas, inicialmente, deve-se considerar que toda medida individual soma contribuições de dois erros: o aleatório e o sistemático. Quando o erro relativo de uma medida é calculado, não há como quantificar a parcela oriunda do erro aleatório ou do sistemático. Pode-se dizer apenas que aquela medida apresentou um erro total de "tanto".

O erro relativo pode ser obtido pela fórmula [(resultado – média)/média] × 100, onde se usam o resultado do laboratório e a média obtida no controle externo (valor designado). O erro também pode ser obtido diante do critério de avaliação definido pelo provedor do controle externo, como é o caso do índice de desvio obtido pela fórmula [(resultado – média)/limite] × 100, onde "limite" é o critério do provedor aplicado à média. Assim, pode-se concluir que o índice de desvio é a relação do erro total apresentado na medida, ante o erro total admitido pelo provedor (seu critério de avaliação).

A figura 1 apresenta um exemplo de gráfico que pode ser construído com o índice de desvio fornecido no relatório de avaliação do ensaio de proficiência da ControlLab-SBPC/ML. Quando se obtêm índices de desvios próximos a zero (como o apresentado na rodada 3 da figura 1), pode-se concluir não haver tendência detectável.

Entretanto, os índices são próximos (como os apresentados nas rodadas 1, 2 e 4 da figura 1) e pode-se considerar evidente a presença de um viés, cuja significância e necessidade de correção dependerão da sua avaliação diante da especificação da qualidade determinada pelo laboratório. Na ausência de uma especificação definida, o laboratório poderá considerar o critério de avaliação do provedor, que neste caso indicou a necessidade de revisão dos processos nas duas primeiras rodadas.

Em contrapartida, índices de desvios muito distintos (com grande amplitude), como os apresentados na rodada 5, não demonstram tendência e levam a especular sobre a predominância de erro aleatório no processo, a ser confirmado com a análise dos dados do controle interno.

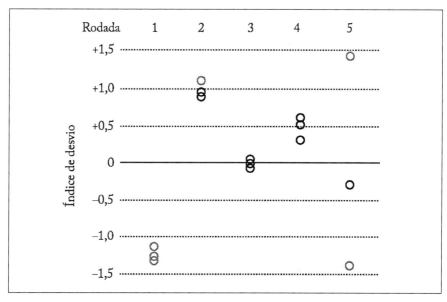

Figura 1 – Exemplo de gráfico de índice de desvio de resultados obtidos em ensaio de proficiência com três itens por rodada.

Bibliografia Consultada

42 CFR 493 Medicare, Medicaid, and Clinical Laboratory Improvement Amendments (CLIA) Programs; Laboratory Requirements Relating to Quality Systems and Certain Personnel Qualifications; Final Rule on January 24, 2003, with an effective date of April 24, 2003. Disponível em: https://www.cms.gov/CLIA/03_Interpretive_Guidelines_for_Laboratories.asp Acessado em 12 Junho 2012.

Critérios para a habilitação de provedores de ensaio de proficiência segundo os princípios da ABNT ISSO/IEC guia 43: 1999. Procedimento GGLAS 02/43 – Procedimentos Operacionais da REBLAS/Gerência Geral de Laboratórios de Saúde Pública. 2ª ed. Brasília. ANVISA 2002. Disponível em: http://www.anvisa.gov.br/reblas/procedimentos/gglas_02_43.pdf Acessado em 12 Junho 2012.

OLIVEIRA CA; MENDES E. Gestão da Fase Analítica do Laboratório – como assegurar a qualidade na prática. Vols. I e II. Rio de Janeiro: ControlLab, 2011. Disponível em: http://www.controllab.com.br/pdf/gestao_fase_analitica_vol1.pdf. Acessado em 12 Junho 2012.

137 Como calcular o *bias* (viés) por meio dos relatórios da avaliação externa da qualidade e como utilizar essa informação na prática?

Carla Albuquerque de Oliveira

A estimativa do erro sistemático (*bias* ou viés) pode ser obtida a partir da média do erro relativo dos diferentes materiais analisados, cuja fórmula foi descrita na resposta da Pergunta 136. Entretanto, ela só se aplica a avaliações externas com múltiplos materiais por rodada.

Devido ao movimento constante dos processos laboratoriais (troca de lote de reagente, manutenção de equipamentos, calibração de conjunto analítico, movimentação de pessoal, diferença de condições ambientais etc.), o viés tende a se alterar em curtos períodos e por isso o uso de erros relativos obtidos ao longo do tempo pode comprometer a medida do viés e não ser representativo da realidade.

Uma vez obtida a estimativa, o laboratório deve compará-la a sua especificação da qualidade analítica para verificar se esta pode impactar em decisões clínicas. Não é recomendado ajustar a curva de calibração com base nesta estimativa, visto a alteração constante que isto poderá gerar no processo, sem que o erro existente tenha realmente importância clínica. Há também o impacto da incerteza da estimativa nesta correção e o risco de este ajuste introduzir na rotina algum erro inerente da estimativa.

A figura 1 ilustra um gráfico que pode ser elaborado a partir do erro relativo, no qual são representados o erro relativo individual e o erro relativo médio (erro sistemático estimado).

Se um laboratório obtém estes resultados e adota uma especificação de 8% para o erro sistemático, pode-se concluir que seu processo está dentro do nível de qualidade esperado para este parâmetro nas rodadas 1, 2 e 4. Contudo, na rodada 3, a estimativa não parece confiável, visto

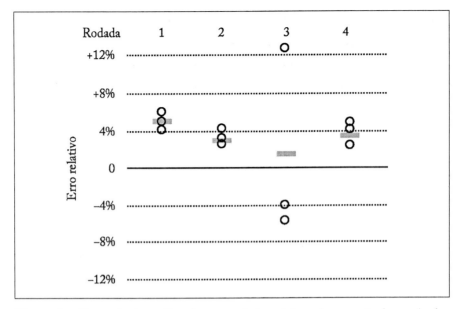

Figura 1 – Exemplo de gráfico de erro relativo elaborado a partir de resultados de ensaio de proficiência com três itens por rodada. Círculos representam os erros relativos individuais, e a barrinha, o erro sistemático estimado.

apresentar erros muito distintos entre si e das rodadas anteriores. Nesse caso, é importante o laboratório verificar as possíveis causas desta variação, eliminá-las e obter novos materiais do ensaio de proficiência para análise. Se inviável, sua análise deve restringir-se avaliar seus dados individualmente diante das especificações de erro total e aguardar a próxima rodada do programa para avaliar seu erro sistemático.

Bibliografia Consultada

42 CFR 493 Medicare, Medicaid, and Clinical Laboratory Improvement Amendments (CLIA) Programs; Laboratory Requirements Relating to Quality Systems and Certain Personnel Qualifications; Final Rule on January 24, 2003, with an effective date of April 24, 2003. Disponível em: https://www.cms.gov/CLIA/03_Interpretive_Guidelines_for_Laboratories.asp. Acessado em 12 Junho 2012.

Critérios para a habilitação de provedores de ensaio de proficiência segundo os princípios da ABNT ISSO/IEC guia 43: 1999. Procedimento GGLAS 02/43 – Procedimentos Operacionais da REBLAS/Gerência Geral de Laboratórios de Saúde Pública. 2ª ed. Brasília. ANVISA 2002. Disponível em: http://www.anvisa.gov.br/reblas/procedimentos/gglas_02_43.pdf Acessado em 12 Junho 2012.

OLIVEIRA CA; MENDES E. Gestão da Fase Analítica do Laboratório – como assegurar a qualidade na prática. Vols. I e II. Rio de Janeiro: ControlLab, 2011. Disponível em: http://www.controllab.com.br/pdf/gestao_fase_analitica_vol1.pdf. Acessado em 12 Junho 2012.

138 Quais controles alternativos são recomendados caso não exista um determinado parâmetro no programa de proficiência escolhido pelo laboratório e como implementá-lo?

Derliane de Oliveira

Várias são as opções de controles alternativos e o laboratório vai decidir a melhor metodologia de acordo com a estabilidade da amostra, a rotina do laboratório, a disponibilidade de amostra, entre outros:

- Amostra dividida externa – dividir as amostras em alíquotas e enviar a um ou mais laboratórios.
- Amostra dividida interna – dividir as amostras em alíquotas:
  - processar a amostra em dois métodos diferentes existentes no laboratório;
  - processar a amostra por dois ou mais operadores competentes para realizar a análise.
- Análise de resultados anteriores de pacientes – comparar os resultados anteriores para monitoramento.
- Análise de amostras armazenadas ou auditoria das amostras – reprocessar amostras realizadas anteriormente sem conhecer o resultado no momento do processamento.
- Reavaliação de análises morfológicas – revisão de lâminas, imagens, *slides.*
- Análise de dados dos controles interlaboratoriais.
- Avaliação clínica – utilizar a suspeita clínica informada pelo médico na solicitação da análise, verificar os dados no prontuário médico, fazer a correlação com os resultados de outras análises laboratoriais ou de imagem ou comunicar-se com o médico.

Para implementar é necessário descrever um procedimento, criar os formulários de registro físicos ou eletrônicos e treinar o pessoal na prática para que possam executar a atividade. O procedimento deve incluir:

- Periodicidade de envio das amostras.
- Metodologia a ser utilizada para cada análise.
- Tipo de amostra a ser enviada.
- Número de amostras a ser enviado a cada lote.
- Sistemática de registro dos resultados obtidos.
- Responsável pelas alíquotas e envio das amostras.
- Limites e critérios de aceitabilidade dos resultados.
- Responsável pelo processamento das amostras.
- Responsável pela avaliação dos resultados.
- Sistemática de confirmação de resultados, análise de discrepâncias, investigação de causas e ações corretivas.

Todas as etapas anteriores precisam estar registradas de maneira a garantir a rastreabilidade.

Bibliografia Consultada

Clinical and Laboratory Standards Institute – CLSI. Assessment of Laboratory Testing When Proficiency Testing is not Available; Approved Guideline. CLSI GP29-A2. 2nd ed. Pennsylvania: Clinical and Laboratory Standards Institute, 2008.

Programa de Acreditação em Laboratórios Clínicos (PALC) da Sociedade Brasileira de Patologia Clínica/Medicina Laboratorial, 2010.

139 Se na rotina do laboratório as amostras de pacientes alteradas são confirmadas, podemos fazer o mesmo com as amostras do ensaio de proficiência que estiverem alteradas?

Claudia Meira

Esta pergunta provavelmente tem procedência sobre a exigência de que as amostras de ensaio de proficiência devem ser tratadas da mesma forma como as amostras dos pacientes, o que gera dúvida sobre o real significado desta frase. A intenção do programa de proficiência é avaliar o sistema analítico utilizado pelo laboratório clínico inscrito no programa e auxiliá-lo a identificar as falhas deste sistema, por meio das informações apresentadas nos relatórios estatísticos.

Quando se recebe uma amostra de ensaio, esta deve ser realizada tecnicamente como as amostras de pacientes, ou seja, ser feita junto à rotina dos pacientes, mesmo profissional que realiza as amostras da rotina, sem tratativa especial. No caso de o laboratório encaminhar uma amostra para o laboratório de apoio, porque ele não realiza determinada metodologia, então este resultado não deve ser reportado ao ensaio de proficiência.

Da mesma forma, deve-se tratar com amostras encaminhadas para outro serviço para confirmação ou realização de parte do exame. Por exemplo: o laboratório realiza testes de enzimaimunoensaio para HIV e, se positivo, envia para outro laboratório para confirmação. O mesmo não deve ser feito com o material de controle externo da qualidade. Outro exemplo é quando o procedimento de rotina de um laboratório, para análise de esfregaços de sangue alterados, é enviar o esfregaço a um patologista localizado em outro local (isto é, com CNPJ diferente do laboratório de origem); neste caso, o laboratório clínico que enviou o material, não deve seguir seu procedimento de rotina, ou seja, não enviar o material de proficiência. Em vez disso, o laboratório deve reportar um resultado ao programa de proficiência de "teste não realizado", uma vez que a revisão não ocorreu dentro do mesmo laboratório.

Podemos mencionar, além dos exemplos acima, quando um laboratório em sua rotina confirma resultados de pacientes acima de determinado valor, não sendo recomendado fazer o mesmo para amostras do ensaio de proficiência.

Bibliografia Consultada

Clinical and Laboratory Standards Institute – CLSI. Using Proficience Testing to Improve de Clinical Laboratory; Approved Guideline-Second. CLSI GP27-A2. Pennsylvania: Clinical and Laboratory Standards Institute, 2007, v. 27, nº 8.

College American of Pathologists (CAP), Accreditation Program – Laboratory General Checklist – Proficiency Testing, 2012.

Programa de Acreditação em Laboratórios Clínicos (PALC) da Sociedade Brasileira de Patologia Clínica/Medicina Laboratorial, 2010.

RESOLUÇÃO DA DIRETORIA COLEGIADA – RDC Nº 302, de 13 de outubro de 2005 – Dispõe sobre Regulamento Técnico para funcionamento de Laboratórios Clínicos.

140 O laboratório pode encaminhar amostras provenientes de programas de proficiência para um laboratório de apoio e reportar os resultados?

Claudia Meira

Não. A finalidade do programa de proficiência é propiciar informações ao laboratório sobre o desempenho dos sistemas analíticos utilizados em sua rotina, por meio da comparação com a média dos participantes, permitindo ações de melhorias com impacto positivo na segurança do paciente. Não é permitido, portanto, enviar resultados de laboratórios de apoio como se o teste tivesse sido realizado pelo próprio laboratório.

A RDC 302 refere que "o laboratório clínico deve participar de ensaios de proficiência para todos os exames realizados na sua rotina e a participação em ensaios de proficiência deve ser individual para cada unidade do laboratório clínico que realiza as análises", ou seja, se a inscrição no programa de proficiência é do laboratório clínico, só devem ser reportados resultados efetivamente realizados por este, pois o programa irá emitir relatórios posteriormente em nome do laboratório clínico, estando o laboratório sob um risco civil, mesmo que não intencionalmente.

Os Programas de Acreditação de Laboratórios, como o CAP e o PALC, também preconizam o mesmo que a RDC. Ambas as acreditações fazem referência a: "o laboratório deve participar ativamente de, pelo menos, um Programa de Avaliação Externa da Qualidade (PAEQ) oferecido por provedores habilitados, de forma regular e com a abrangência apropriada", ou seja, para todas as análises que o laboratório clínico realiza *in loco* e "o laboratório não deve enviar resultados de amostras do PAEQ realizadas em laboratórios de apoio, em UPAL (unidades processadoras de análises clínicas) ou mediante consultas a resultados de outros laboratórios".

Se o laboratório deseja saber o desempenho do seu laboratório de apoio nas análises para as quais envia amostras de rotina, pode incluir nos critérios de seleção e avaliação periódica de laboratórios de apoio e solicitar abertamente os relatórios do ensaio de proficiência ou o certificado que demonstre esta proficiência.

Bibliografia Consultada

Clinical and Laboratory Standards Institute – CLSI. Using Proficience Testing to Improve de Clinical Laboratory; Approved Guideline-Second. CLSI GP27-A2. Pennsylvania: Clinical and Laboratory Standards Institute, 2007, v. 27, nº 8.

College American of Pathologists (CAP), Accreditation Program – Laboratory General Checklist – Proficiency Testing, 2012

Programa de Acreditação em Laboratórios Clínicos (PALC) da Sociedade Brasileira de Patologia Clínica/Medicina Laboratorial, 2010.

RESOLUÇÃO DA DIRETORIA COLEGIADA – RDC Nº. 302, de 13 de outubro de 2005 – Dispõe sobre Regulamento Técnico para funcionamento de Laboratórios Clínicos.

141 O que significa um provedor de proficiência acreditado?

Derliane de Oliveira

A participação em programas de ensaio de proficiência é extremamente importante para o laboratório clínico que tem o foco na melhora contínua. O programa de proficiência é uma ferramenta complementar ao programa de controle interno e é fundamental para o monitoramento dos erros sistemático e total.

Da mesma maneira que um laboratório clínico busca a acreditação, por meio da implementação de normas que estabelecem requisitos específicos para as fases pré-analítica, analítica e pós-analítica, para os processos de apoio etc., os provedores podem solicitar a acreditação dos programas de proficiência que oferecem.

A norma utilizada com esta finalidade é a ISO 17043 vigente desde fevereiro de 2010 e a acreditação confere competência técnica ao provedor para fornecer programas de ensaio de proficiência, incluindo o desenvolvimento e a operação.

No Brasil, o INMETRO é o órgão responsável por avaliar esta competência, por meio da realização de auditoria, utilizando a norma ISO 17043. O escopo da acreditação é definido por área e pode ser consultado na página do INMETRO.

O provedor de ensaio de proficiência é avaliado com relação a requisitos técnicos (exemplo: equipamentos, instalações e meio ambiente, análise de dados e avaliação dos resultados do programa de proficiência, relatórios, confidencialidade, entre outros) e requisitos de gestão (controle de documentos, serviço ao cliente, auditorias internas, ações corretivas, revisão pela direção, entre outros).

Bibliografia Consultada

ISO/IEC 17043:2010. Evaluación de la conformidad – Requisitos generales para los ensayos de aptitud.

SBPC/ML – Programa de Acreditação de Laboratórios Clínicos. Norma 2010.

www.inmetro.gov.br Acessado em 18/07/12.

142 Quais as limitações do controle externo da qualidade?

Claudia Meira

O controle utilizado para avaliação externa da qualidade é util para estimar a exatidão de um sistema analítico, ou seja, é a capacidade de refletir o quanto próximo ou distante o resultado do laboratório se encontra do valor verdadeiro, considerando este como a média dos resultados dos laboratórios participantes. No entanto, há algumas limitações, seja pela indisponibilidade do programa em fornecer algumas amostras, seja pela amostra de controle propriamente dita. Algumas limitações podem ser provenientes de:

Estabilidade de determinadas amostras – algumas amostras possuem baixa estabilidade e sofrem interferências durante o transporte, seja por instabilidade física, seja por alteração da temperatura, o que exige dos ensaios de proficiência longos estudos para validar a estabilidade da amostra na fase pré-analítica (do ensaio de proficiência até o laboratório), de forma a garantir a qualidade técnica da amostra, garantindo a validade dos resultados do programa. Dessa forma, nem todos os provedores de ensaios de proficiência conseguem disponibilizar amostras para todos os exames disponíveis na rotina dos laboratórios.

O valor atribuído pode não ser exato – a forma mais comum de atribuir um valor convencionalmente verdadeiro ao material de ensaios de proficiência é inferindo que a média global dos resultados dos participantes é o valor verdadeiro. No entanto, este valor pode variar de acordo com o grupo avaliado e com o número de participantes de cada grupo. Na prática, há grande diversidade de metodologias e equipamentos disponíveis, equipamentos "fechados" (que só utilizam insumos e reagentes próprios do fabricante) e equipamentos "abertos" (que permitem validar o uso de insumos e reagentes de fabricantes diferentes do equipamento), aumentando a variação dos dados. Quanto mais participantes do ensaio de proficiência utilizando um mesmo sistema analítico, melhor o resultado estatístico, porém, quando este grupo de participantes é pequeno, existe o risco de todos apresentarem um erro sistemático que pode não ser observado.

A ferramenta estatística do programa de proficiência deve ser robusta o suficiente para conseguir identificar os *outliers* e excluí-los da análise.

Valor de consenso com que se calculam os erros de medida – para que o provedor de ensaio de proficiência possa calcular os dados estatísticos por grupo, ele solicita ao laboratório para informar corretamente o equipamento, o método e o *kit* utilizado e, em alguns casos, o lote em uso. Se o laboratório não informar corretamente, os resultados enviados pelo laboratório poderão, inadvertidamente, ser utilizados para o cálculo estatístico do grupo referente ao sistema analítico informado, o que pode prejudicar os cálculos de média, desvio padrão e coeficiente de variação informados, ou seja, o valor médio obtido será diferente do valor verdadeiro. Mesmo que não ocorra interferência estatisticamente significante, os resultados do laboratório, que foram realizados no equipamento da rotina, serão comparados com os resultados de outro grupo, que não lhe corresponde.

Tipo de erro sistemático – o programa de avaliação externa da qualidade não permite distinguir entre erros sistemáticos de tipos proporcional e constante, ainda que se possa obter uma orientação calculando as médias de erros para distintas concentrações.

Número de amostras do ensaio de proficiência – observamos que, se recebemos uma única amostra para análise, estatisticamente este resultado pode ser considerado adequado, dentro do *range* de resultados esperados. No entanto, se temos a oportunidade de trabalhar com um número maior de amostras, podemos verificar que, em concentrrações diferentes, pode estar ocorrendo alguma inexatidão e nos permite também verificar tendências, análise que, trabalhando somente com uma amostra, não conseguimos realizar em busca de melhorias do sistema analítico, seja por ações corretivas, seja preventivas. Ver na figura 1 que o laboratório apresentou na primeira rodada do programa de proficiência uma amostra inadequada com *bias* negativo. Na próxima rodada, todos os resultados foram considerados, pois tinham índice de desvio maior que -1, porém já demonstravam tendência. Nas rodadas seguintes o erro sistemático (*bias*) ficou bem claro, ou seja, os dados demonstram que o laboratório já poderia ter feito uma análise crítica e ter implementado uma ação corretiva, desde as primeiras rodadas de amostras, o que, com apenas uma amostra, não conseguiríamos observar.

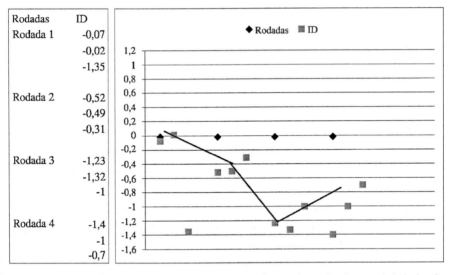

Figura 1 - Exemplo de erro sistemático evidenciado pela disponibilidade de mais de uma amostra de controle do Programa de Avaliação Externa da Qualidade. Fonte: Claudia Meira.

Não equivalência da matriz de amostras do ensaio de proficiência – ainda que os dados estatísticos com as amostras dos provedores estejam corretos, pode ocorrer uma interpretação incorreta dos dados pela diferença entre a matriz do controle externo, dos controles internos e das amostras dos pacientes, devido à falta de comutabilidade entre as matrizes, fazendo com que se detecte um erro sistemático significativo que ocorre com o material de controle, porém não se reproduz ao medir as amostras humanas, ou vice-versa.

Atualmente, os provedores de ensaio buscam cada vez mais trabalhar com amostras com matriz o mais próximo possível da matriz humana, de forma a minimizar possíveis interferentes.

Prazo de entrega dos relatórios ao laboratório pelo provedor de ensaio de proficiência – apesar dos esforços dos provedores, instituindo informações eletrônicas para recebimento e envio de dados, os relatórios ainda não chegam em tempo hábil para uma análise e tomada de decisão, pois muitas vezes até a chegada do relatório já ocorreu mudança de lote de *kit*, calibração etc. Nesse caso, pode dificultar a identificação das causas e o processo deve ser estudado cuidadosamente, caso o sistema analítico já possa ter sido submetido a tais alterações. Isto pode ser conseguido realizando estudos com amostras de pacientes ou formas alternativas, ou mesmo repetindo as amostras do ensaio de proficiência se a estabilidade permitir.

Custo – um ensaio de proficiência gera um custo real ao laboratório. Os custos geralmente variam com o provedor de ensaio de proficiência e o que ele oferece ao laboratório, como, por exemplo, quantidade de ensaios cobertos, modelo do programa, complexidade dos ensaios, produção e obtenção dos materiais, quantidade de materiais diferentes remetidos na rodada e ao ano, robustez dos dados estatísticos e credibilidade, por meio de um selo de acreditação. Portanto, ao selecionar um programa de ensaio de proficiência, o laboratório deve levar em consideração os custos, mas também a qualidade e a "não qualidade", a eficiência do programa e quanto ele irá efetivamente auxiliar o laboratório na melhoria dos processos, com base nas melhores práticas.

Bibliografia Consultada

ÁLVAREZ I; GELLA JF; REVERTER FC et al. Recomendaciones para el estudio de la veracidad de lós procedimientos de medida en el laboratorio clínico mediante la participación en programas de evaluación externa de la calidad. Sociedad Española de Bioquímica Clínica y Patología Molecular, Comité Científico – Comisión de Metrología, Documento J, Fase 2, Versión 2.

Clinical and Laboratory Standards Institute – CLSI. Using Proficience Testing to Improve de Clinical Laboratory; Approved Guideline-Second. CLSI GP27-A2. Pennsylvania: Clinical and Laboratory Standards Institute, 2007, v. 27, nº 8.

GELLA JF. Controle de La Calidad en El Laboratorio Clínico. 2ª ed., 2005.

OLIVEIRA CA; MENDES E.Gestão da Fase Analítica do Laboratório – como assegurar a qualidade na prática. Vol. II. Rio de Janeiro: ControlLab, 2011.

XVI

TESTES LABORATORIAIS REMOTOS

143 Quais erros mais comuns podem ocorrer com testes rápidos e quais os impactos na segurança dos pacientes?

Álvaro Pulchinelli

Erros em testes rápidos podem ocorrer em qualquer ponto do processo, tanto na fase pré-analítica, quanto na analítica ou pós-analítica. Vamos analisá-los separadamente.

Na fase pré-analítica podemos ter:

- Falhas de solicitação: testes mal indicados, ou indicados sem necessidade.
- Erros na identificação do paciente ou da amostra.
- Amostra: coleta inadequada, amostra inadequada, amostra insuficiente ou contaminada.

A aparente facilidade na solicitação e execução desse tipo de testes pode gerar solicitações excessivas ou sem a devida indicação clínica. A entrada de dados no sistema de identificação também é diferente daquela usada rotineiramente pelo laboratório, isto sem contar que muitos desses dispositivos não são ou não estão interfaceados, tornando esta entrada de dados frágil e sujeita a erros.

A amostra é colhida por pessoal que, embora seja da área da saúde, por vezes não tem treinamento específico em rotinas laboratoriais. O discernimento sobre os critérios de aceitação da amostra pode assim não ser o ideal.

A fase analítica, por sua vez, pode apresentar:

- Erros de calibração, falta de controles adequados.
- Presença de interferentes, reações cruzadas, efeito de matriz.
- Resultados fora do intervalo de análise do dispositivo.

Muitos sistemas de testes rápidos não possuem material de calibração e controles disponíveis, o que dificulta sobremaneira sua padronização dentro dos sistemas de qualidade.

Também é difícil a análise de possíveis interferentes. O efeito da matriz deve ser ponto de atenção, visto que a maioria dos dispositivos usa amostras complexas (sangue total, secreções etc.) e que não passam por processos de clareamento ou separação.

Em geral, esses dispositivos não permitem diluições. Assim, resultados fora da faixa de análise têm sua liberação prejudicada.

Por fim, na fase pós-analítica observamos:

- Erros de transcrição, unidades inapropriadas, resultados fora da faixa de análise.
- Falha na comunicação de resultados: atraso, não reconhecimento de valores críticos.
- Resultado sem correlação clinicolaboratorial.

Os resultados eventualmente discordantes, ou que necessitem de conversão de unidades, geram desconforto e insegurança na tomada de decisões clínicas rápidas e precisas. Atrasos na liberação levam a questionar talvez a principal virtude desses dispositivos: economia de tempo, expondo somente seu lado frágil.

As medidas para que os riscos à segurança do paciente sejam minimizados incluem:

- Gerenciamento dos dispositivos de testes rápidos pelo laboratório central da instituição onde estão sendo utilizados. Com isso, garantimos que os critérios de seleção, avaliação e controle desses aparelhos sejam os mesmos adotados pelo laboratório.
- Esses dispositivos devem ser submetidos a sistemas de controle da qualidade idênticos aos equipamentos convencionais.
- Esses dispositivos devem ser interfaceáveis com o sistema de informática usado pelo laboratório/instituição em que estão situados.
- A alocação desses dispositivos deve ser criteriosa, sendo disponibilizados sob critérios de ganho clínico, criticidade quanto ao tempo de liberação de resultados, ou dificuldade de acesso ao laboratório central.

Os usuários finais devem estar cientes das limitações do método, bem como aqueles profissionais fora do laboratório que porventura operarem esses sistemas devem ser adequadamente treinados.

Bibliografia Consultada

GEORGE S; BRAITHWAITE RA. Use of on-site testing for drugs of abuse. Clin Chem 2002;48(10):1639-46.

JONES BA; MEIER FA. Patient safety in point-of-care testing. Clin Lab Med 2004;24(4):997-1102.

MEIER FA; JONES BA. Point-of-care testing error: sources and amplifiers, taxonomy, prevention strategies, and detection monitors. Arch Pathol Lab Med 2005;129(10):1262-7.

PRICE C; ST JOHN A; HICKS JM. Point of Care Testing. 2nd ed. Washington: AACCPress, 2005. Cap.1 Point of care testing: what, why, when and where? p.1-9.

144 Qual a variação aceitável quando comparamos o resultado de um teste laboratorial remoto com um teste convencional?

Claudia Meira

A RDC/ANVISA 305, assim como as Diretrizes da SBPC/ML para TLR, recomendam que seja feita uma validação dos equipamentos quando colocados em uso, assim como um estudo de comparabilidade entre equipamentos que realizam o mesmo teste (exame).

Portanto, é recomendável que se avalie a precisão e exatidão do sistema analítico e, no caso de um TLR, o ideal é ter como referência, se possível, um equipamento analítico que realiza o teste por uma metodologia mais "robusta".

A definição da especificação da qualidade desejada é do laboratório, porém há referências científicas que podem ser seguidas, como por exemplo a CLSI C30-A2 – POCT (*Point of Care Blood Glicose*). A CLSI ressalta os cuidados que se deve ter com alguns fatores que podem interferir nos resultados da validação, como por exemplo:

- avaliar a equivalência entre sangue total e plasma: verificar nos manuais dos fabricantes;
- interferentes da coleta, como, por exemplo, avaliar se a pele está limpa e seca antes de realizar a punção capilar para minimizar a interferência do álcool, evitar coletar de áreas edematosas, cuidado em coletar no mesmo membro no qual o paciente está recebendo infusão;
- metabolismo da glicose: a separação do soro ou plasma (fluoreto) deve ocorrer para evitar glicólise, diminuindo a glicose em 5 a 7%, por hora, em sangue total;
- tipos de amostras: a concentração de glicose pode diferir em um mesmo indivíduo (capilar e plasma ou soro). A concentração ca-

pilar pode ser 20 a 30mg/dL maior que a concentração venosa em um indivíduo que tenha feito ingestão de comida ou bebida, segundo a CLSI;

- interferentes por hematócrito muito baixo ou muito alto, como ocorre, por exemplo, em recém-nascidos.

O protocolo sugerido pela CLSI é estudar 40 amostras com glicemias normais e alteradas (com concentrações distribuídas dentro do *range* de medida do equipamento). O controle de qualidade dos equipamentos deve estar estável.

Cada amostra deve ser testada em duplicata pelo teste laboratorial remoto e pelo equipamento analítico, respeitando um intervalo entre as dosagens de até 5 minutos (ou centrifugar a amostra em 5 minutos após a realização da dosagem da glicemia capilar. Neste caso, o soro ou plasma deve ser testado em até 60 minutos).

No caso de glicosímetros, a CLSI refere que 95% dos resultados do TLR podem variar em até 15mg/dL comparados com o resultado do equipamento analítico, para as concentrações de glicose < 75mg/dL e até 20% de variação para glicemias > 75mg/dL. Entretanto, ressalta que estes critérios são influenciados pelo número de amostras testadas, a distribuição da concentração das amostras dentro do *range* analítico e o *bias* do equipamento analítico do laboratório.

Bibliografia Consultada

Clinical and Laboratory Standards Institute – CLSI. Point-of-Care Blood Glucose Testing in Acude and Chronic Care Facilities: Approved Guideline. CLSI C30-A2. 2nd ed. Pennsylvania: Clinical and Laboratory Standards Institute, 2002, vol. 14, nº 12.

RESOLUÇÃO DA DIRETORIA COLEGIADA – RDC Nº 302, de 13 de outubro de 2005. Dispõe sobre Regulamento Técnico para funcionamento de Laboratórios Clínicos.

SBPC/ML. Diretrizes para gestão e garantia da qualidade de Testes Laboratoriais Remotos (TLR), posicionamento oficial 2004.

145 Podemos utilizar testes rápidos como testes diagnósticos ou só como testes de triagem?

Gustavo Aguiar Campana

A triagem laboratorial possui como principal objetivo a seleção em uma determinada população de pessoas com a ausência de determinada condição definida, isto é, tem como foco observar um número maior de resultados laboratoriais falso-positivos, enquanto os falso-negativos são extremamente raros ou ausentes.

Os testes rápidos são geralmente métodos imunocromatográficos com fixação dos antígenos ou anticorpos em fase sólida. Possuem como maiores benefícios o TAT (*Turn Around Time*) reduzido, volume de amostra diminuído, diferentes tipos de amostra na mesma plataforma (sangue total, soro e plasma, por exemplo), possibilidade de realização de forma descentralizada; e, como desvantagens, a dificuldade de gestão dos processos de controle de qualidade e o custo unitário maior.

A definição diagnóstica de um teste laboratorial depende de variáveis comuns a distintas metodologias, como sensibilidade e especificidade diagnósticas. Por exemplo, podemos utilizar um ensaio de última geração com um valor de corte (*cut-off*) para termos maior número de falso-positivos (triagem). Esses valores são influenciados também pela prevalência da doença em questão na população estudada.

Para o uso no diagnóstico da infecção por HIV, por exemplo, o teste rápido pode substituir o primeiro ensaio, necessitando de confirmação por métodos diretos como Western blot ou imunofluorescência indireta. Os testes rápidos de HIV aprovados atualmente pelo FDA possuem sensibilidade e especificidade entre 99 e 100%, comparáveis aos ensaios imunoenzimáticos de referência.

Em artigo avaliando a introdução de um teste rápido quantitativo para D-dímero em pronto-socorro, foram demonstradas sensibilidade de 100% e especificidade de 73,3%, maior que o método de referência.

Dessa forma, podemos afirmar que os testes rápidos são, em sua maioria, utilizados como testes de triagem por possuírem maior sensibilidade, isto é, definem os pacientes ausentes de doenças. Porém, devem-se considerar os estudos específicos na população em questão para defini-los como método diagnóstico, além da avaliação de todo o processo pré-analítico, analítico e pós-analítico.

Bibliografia Consultada

LEE-LEWANDROWSKI E; NICHOLS J; Van COTT E et al. Implementation of a rapid whole blood D-Dimer test in the emergency department of an urban academic medical center. Am J Clin Pathol 2009;132:326-31.

PESCE MA et al. Rapid HIV antibody test. Am J Clin Pathol 2006;126:S61-70.

Testes Rápidos: Considerações gerais para seu uso com ênfase na indicação de terapia anti-retroviral em situações de emergência. Unidade de Laboratório e Rede de Direitos Humanos da Coordenação Nacional de DST/Aids – Ministério da Saúde.

146 Como realizar controle da qualidade de testes rápidos?

Fernando de Almeida Berlitz

Testes rápidos e testes laboratoriais remotos estão a cada dia mais disponíveis e utilizados. Engoblam desde testes realizados em consultórios médicos, clínicas, hospitais, até exames à beira do leito. Embora, ao menos em teoria, sujeitos aos mesmos padrões e controles aplicáveis aos ensaios realizados pelos laboratórios clínicos, os testes rápidos e remotos frequentemente são monitorados por práticas de controle da qualidade menos robustas. Isso é efetivamente uma verdade no caso de testes de menor complexidade (por exemplo, testes classificados pelo CLIA como *waived*), frequentemente entendidos como menos exigentes em termos de controle da qualidade.

Nestes casos de ensaios com menor complexidade, a orientação mais aceita é a de seguir as instruções do fabricante. Entretanto, nos casos de testes rápidos e/ou remotos com maior complexidade, as exigências em termos de controle da qualidade devem ser similares às exigências dos demais testes realizados na área técnica do próprio laboratório clínico. Essa exigência similar contempla a realização de controle interno, ensaios de proficiência ou alternativos, comparação interequipamento (quando pertinente), validação analítica etc.

De forma complementar, conforme exige até mesmo a RDC 302 e a Norma PALC, a realização dos testes rápidos e/ou remotos deve contemplar procedimentos padronizados e registros correspondentes à realização dos ensaios (orientações para as fases pré-analítica, analítica e pós-analítica), liberação de resultados provisórios, comunicação de resultados críticos, controle da qualidade e educação continuada dos usuários dos equipamentos de ensaios remotos/rápidos.

No exemplo norte-americano, o CLIA refere "padrões mínimos de qualidade" para os testes rápidos e/ou remotos de moderada complexidade, exigindo, entre outros requisitos, a participação em ensaios de proficiência e, no controle interno, o processamento de dois níveis de amostras de controle diariamente; no caso de análises de gases sanguíneos, testes hematológicos e de coagulação automatizados, essa exigência é para a realização a cada 8 horas de operação.

Uma importante questão também a ser levantada é que programas de controle da qualidade avaliam a desempenho de "sistemas analíticos", o que inclui o impacto gerado pela atuação do operador. Mesmo que alguns equipamentos utilizados para testes remotos/rápidos sejam entendidos como menos complexos que sistemas automatizados das áreas técnicas dos laboratórios, muitas vezes estes são operados por profissionais sem todas as qualificações necessárias, o que, aliado ao fato de que estes sistemas são em geral menos precisos do que os tradicionalmente utilizados pelos laboratórios clínicos, sinalizam para a necessidade de implementar um programa efetivo de controle da qualidade para esses testes rápidos e/ou remotos visando à segurança do paciente.

Outro ponto de atenção importante é a questão pré-analítica relacionada à realização dos testes rápidos e/ou remotos. Em razão de suas condições características de uso, por vezes a fase pré-analítica para estes testes não é adequadamente padronizada e pode prejudicar a qualidade da informação gerada por estes instrumentos.

Concluindo, ao contrário do que poderíamos inicialmente pensar, testes rápidos e/ou remotos não dispensam programas de controle estatísticos da qualidade e esses, em geral, não são substituíveis pelos denominados "controles da qualidade eletrônicos" ou estratégias de controle da qualidade menos robustas do que as do controle estatístico da qualidade realizado habitualmente para os ensaios feitos nas áreas técnicas centrais dos laboratórios clínicos.

Bibliografia Consultada

Brasil. Ministério da Saúde. Agência Nacional de Vigilância Sanitária. Resolução RDC nº 302, de 13 de outubro de 2005. Dispõe sobre Regulamento Técnico para funcionamento de Laboratórios Clínicos. Diário Oficial da União da República Federativa do Brasil, Brasília, 14 outubro 2005.

CLIA – Clinical Laboratory Improvement Amendments – Currently Waived Analytes. Disponível em: http://www.accessdata.fda.gov/scripts/cdrh/cfdocs/cfClia/analyteswaived.cfm. Acessado em 10 de junho de 2012.

NG VL. QC for the Future: Laboratory Issues – POCT and POL concerns. Lab Medicine. 2005, Vol. 36 (10), 621-625. Disponível em: http://labmed.ascpjournals.org/content/36/10/621.full.pdf. Acessado em 11 de junho de 2012.

Norma PALC – Versão 2010. Programa de Acreditação de Laboratórios Clínicos. SBPC/ML. AMB. Disponível em: http://www.sbpc.org.br/upload/conteudo/320110223102945.pdf. Acessado em 10 de junho de 2012.

WESTGARD JO. Basic QC Practices. 3rd ed. Madison: Westgard QC, 2010.

147 Quais os principais passos a serem observados antes, durante e após a realização dos testes rápidos para garantir a qualidade dos resultados?

Gustavo Aguiar Campana

O teste laboratorial remoto (TLR) ou *point of care test* (POCT) é, segundo a Sociedade Brasileira de Patologia Clínica/Medicina Laboratorial (SBPC/ML), o "teste laboratorial passível de realização em sistemas analíticos especificamente desenvolvidos de forma a permitir sua execução em locais que podem ou não pertencer à área física licenciada pela Vigilância Sanitária como parte integrante de um laboratório clínico. Os equipamentos e insumos são em geral portáteis e de utilização simples e rápida, e os testes podem ser realizados por equipe devidamente treinada e capacitada, em qualquer local próximo ao paciente".

As principais vantagens de seu uso estão na redução do tempo de liberação dos resultados (*turn around time* – TAT), baixo volume de amostra biológica (geralmente sangue) utilizada, facilidade de uso, otimização de fluxos operacionais, entre outros.

Existem certos cuidados que devem ser prioridades no manuseio do TLR, como, inicialmente, a validação dos ensaios no momento de sua introdução, comparando-os com as metodologias de referência, a calibração periódica dos equipamentos, a utilização de controles da qualidade internos com análise crítica para a liberação do equipamento para rotina, o uso de testes de proficiência, a necessidade de conectividade com o sistema laboratorial controlando de forma segura a informação gerada, a priorização na utilização de códigos de barras no paciente e no operador, garantindo a rastreabilidade e a análise crítica do resultado gerado por profissional habilitado.

A Agência Nacional de Vigilância Sanitária (ANVISA) determina que a execução dos testes laboratoriais remotos deva estar vinculada a um laboratório clínico, tendo o responsável técnico deste laboratório a responsabilidade sobre os ensaios e os resultados obtidos.

Bibliografia Consultada

Posicionamento oficial 2004 – Diretrizes para gestão e garantia da qualidade de Testes Laboratoriais Remotos (POCT) – da Sociedade Brasileira de Patologia Clínica/Medicina Laboratorial

RESOLUÇÃO DA DIRETORIA COLEGIADA – RDC Nº 302, de 13 de outubro de 2005. Dispõe sobre Regulamento Técnico para funcionamento de Laboratórios Clínicos.

148 Como liberar laudos de testes rápidos?

Álvaro Pulchinelli

Na liberação de laudos pelos testes rápidos, alguns cuidados devem ser observados. Podemos citar: cuidados na transcrição de resultados, atrasos na comunicação de resultados, dificuldades de armazenamento dos resultados ou na sua interpretação.

A transcrição de resultados é ponto bastante sensível, pois muitos dispositivos não se comunicam com os sistemas de informática. Algumas alternativas podem ser tentadas, que vão desde dupla checagem de resultados, até captura da imagem do resultado mostrado pelo dispositivo. Como a questão do interfaceamento dos dispositivos também prejudica o armazenamento dos resultados, devemos então, se possível, dar preferência aos dispositivos que disponham deste recurso.

Importante deixar claro alguns pontos na liberação:

- Informar que o resultado foi realizado por teste rápido.
- Trazer no laudo informações a respeito das limitações intrínsecas ao método, como alterações de sensibilidade e/ou especificidade em relação aos métodos tradicionais.
- Nesse mesmo sentido, alertar sobre diferenças dos valores de referência em relação aos métodos usados pelo laboratório central.
- Deixar claro que, por vezes, os resultados mostrados prestam-se somente à triagem, devendo ser confirmados por outros métodos. Isto é particularmente importante quando se trata de triagem de drogas de abuso, porém também é válido quando se usa esse tipo de dispositivo em campanhas de triagem populacional (diabetes, hipercolesterolemia etc.).

Em resumo, o laudo deve ter maior conteúdo de informação, deixando claras as limitações do teste.

Bibliografia Consultada

JONES BA; MEIER FA. Patient safety in point-of-care testing. Clin Lab Med 2004;24(4):997-102.

MEIER FA; JONES BA. Point-of-care testing error: sources and amplifiers, taxonomy, prevention strategies, and detection monitors. Arch Pathol Lab Med 2005;129(10):1262-7.

149 Como proceder dentro de uma instituição quando os testes laboratoriais remotos não estão sob responsabilidade do laboratório clínico?

Claudia Meira

A RDC 302 define como teste laboratorial remoto (TLR) aquele realizado por meio de um equipamento laboratorial situado fisicamente fora da área de um laboratório clínico. Também chamado teste laboratorial portátil (TLP), do inglês *point of care testing* (POCT).

Também faz referência que "a execução dos TLR e de testes rápidos deve estar vinculada a um laboratório clínico, posto de coleta ou serviço de saúde pública ambulatorial ou hospitalar" e "responsável técnico pelo laboratório clínico é responsável por todos os TLR realizados dentro da instituição, ou em qualquer local, incluindo, entre outros, atendimento em hospital-dia, domicílios e unidade móvel".

Este é um dos grandes desafios de um laboratório, o qual, muitas vezes, encontra-se dentro de uma instituição que ainda não tem um sistema de gestão da qualidade nem controle sobre a logística de entrada e saída dos equipamentos; muitas vezes, o equipamento é da equipe médica contratada e o hospital não se sente responsável por estes equipamentos, apesar de terem um impacto direto sobre a segurança do paciente. Algumas instituições têm o controle dos equipamentos disponíveis, porém não há um monitoramento se os equipamentos são calibrados e monitorados através de um controle interno e externo da qualidade. Em instituições acreditadas, as informações e a receptividade das equipes costumam ser um pouco melhores.

Portanto, o caminho a trilhar é árduo, porém não impossível.

Além da legislação, a maioria das normas de acreditação também reforça o cumprimento dos requisitos regulamentares, o que reforça o primeiro passo:

- Sensibilizar a equipe do hospital sobre a responsabilidade do laboratório perante a lei e a corresponsabilidade do hospital. Quais equipes integrar nesta primeira etapa dependerá muito da estrutura do hospital, podendo ser a direção técnica, que seria o ideal, devido a hierarquia e autoridade do cargo, engenharia clínica e/ou gestão da enfermagem.
- Com a direção técnico-administrativa, vale a pena ressaltar sobre a importância de cumprir a legislação e garantir a segurança do paciente auxiliando na garantia da qualidade destes equipamentos, além, é claro, de solicitar o apoio para iniciar este processo.
- Com a engenharia clínica é importante conhecer ou auxiliar no processo de gestão de equipamentos de TLR, ajudando na definição do processo de levantamento dos equipamentos, se necessário, e como é feito o controle de sua entrada e saída, pois não adianta controlar a qualidade dos equipamentos vigentes se não tiver uma política definida e implementada de sua gestão.
- A enfermagem é uma grande aliada do laboratório, pois mantém um elo central com todas as áreas da instituição, assim como com o laboratório, com a engenharia clínica e com o corpo clínico, o que ajuda a divulgar e implementar a política de gestão de TLR.
- A equipe de gestão da qualidade da instituição pode ser a primeira entrada, atuando como facilitador do processo e interação do laboratório com as equipes da instituição.
- Definição da política de gestão de TLR, documentá-la e solicitar aprovação do responsável técnico pelo laboratório e direção técnico-administrativa da instituição.
- Definir procedimentos técnicos (POP) para cada tipo de equipamento de TLR, seguindo, no mínimo, as orientações do fabricante, incluindo o passo a passo, periodicidade, registros e responsabilidades pela calibração, controle interno e externo da qualidade.
- Definir e documentar como será o processo de disponibilização de laudos definitivos, mesmo que já tenha sido disponibilizado um resultado parcial.
- Solicitar apoio às equipes sensibilizadas para divulgação da política.
- Treinar as equipes para cumprimento da política e procedimentos (POP).

- Monitorar cumprimento da política e procedimentos (POP), o que pode ser feito por indicadores de controle interno e externo da qualidade e de não conformidades.
- Nas auditorias internas do laboratório incluir este processo para avaliação.

Em todas as etapas faça ata das reuniões com as equipes, defina planos de ação e mantenha as direções do laboratório e da instituição cientes do seu andamento, até que a política e procedimentos tenham sido implementados. As atas devem ser elaboradas também quando não há sucesso nas discussões, pois estas servirão como evidência objetiva do esforço do laboratório, embora legalmente não sabemos como será interpretado pelos órgãos fiscalizadores ou acreditadores, mas, com certeza, será evidente o cuidado do laboratório com a segurança do paciente.

Bibliografia Consultada

Programa de Acreditação em Laboratórios Clínicos (PALC) da Sociedade Brasileira de Patologia Clínica/Medicina Laboratorial, 2010.

RESOLUÇÃO DA DIRETORIA COLEGIADA – RDC Nº 302, de 13 de outubro de 2005 – Dispõe sobre Regulamento Técnico para funcionamento de Laboratórios Clínicos.

SBPC/ML, Diretrizes para gestão e garantia da qualidade de Testes Laboratoriais Remotos (TLR), posicionamento oficial, 2004.

XVII

Água Reagente

150 Qual a classificação atual recomendada para água reagente e quais os principais impactos na qualidade das análises realizadas no laboratório de análises clínicas?

Luisane Maria Falci Vieira

Tradicionalmente, os laboratórios clínicos vêm utilizando as especificações dos tipos de água reagente segundo o CLSI (antigo NCCLS), o qual classificava a água reagente em tipos I, II e III, mas sofreu críticas. A edição C3-A4 da diretriz do CLSI (*Preparation and Testing of Reagent Water in the Clinical Laboratory*) representa uma guinada dramática em relação às diretrizes anteriores do mesmo órgão e mesmo de outras fontes. Essa diretriz estabelece que a purificação da água e o controle efetivo da sua pureza requerem um programa de monitoração e manutenção minucioso, contínuo e efetivo, baseado em conhecimento profundo das tecnologias de purificação e de monitoração. A versão anterior do documento do NCCLS (CLSI) era mais prescritiva e, apesar de suas deficiências, menos complexa de ser implantada. A versão atual é mais coerente com os princípios gerais da garantia da qualidade, mas é um documento que exige mais conhecimentos sobre as tecnologias de obtenção e teste da água reagente. Por esse motivo, os laboratórios encontram mais dificuldades na sua implementação, e na prática parece estar havendo um período de transição entre a antiga e a nova versões. A tabela de limites para as especificações dos parâmetros mensuráveis, a qual constava das versões anteriores, foi eliminada e passa a ser necessário que o laboratório defina:

- Quais são os parâmetros a serem medidos.
- Qual sistema analítico será usado para esta medição.

- Em qual ponto do processo de purificação os parâmetros serão medidos.
- Qual a periodicidade desta medição.

As novas especificações recomendadas baseiam-se em parâmetros mensuráveis que indicam os níveis de contaminação com íons, compostos orgânicos e microrganismos.

A versão atual da norma do CLSI define seis tipos de água purificada:

- Água reagente de laboratório clínico (ARLC).
- Água reagente especial (ARE).
- Água de alimentação de equipamento.
- Água componente de um conjunto reagente (*kit*).
- Água purificada de origem comercial, embalada.
- Água para autoclavação e limpeza.

Os principais contaminantes que podem estar presentes são as iônicas, microbiológicas (especialmente organismos heterotróficos), orgânicas e as partículas.

Para alguns tipos de aplicações, o tipo de água reagente a ser especificado pode ser bastante especial, como por exemplo:

- Análise de traços orgânicos, a qual pode requerer limites inferiores de carbono orgânico total (TOC) ou uma especificação com o uso de espectrofotometria por absorbância de ultravioleta (UV).
- Testes para DNA e RNA, os quais podem requerer especificações para níveis de ácidos nucleicos e atividade de proteases e nucleases.
- Análises de traços de metais, as quais requerem, em geral, uma leitura do branco aceitável para cada metal a ser dosado.
- Culturas de células/tecidos/órgãos e detecção de microrganismos com o uso de anticorpos fluorescentes, as quais podem necessitar de especificações relativas a endotoxinas.
- Água para o preparo de tampões, a qual pode necessitar de baixo conteúdo de CO_2.

O laboratório deve estabelecer os requisitos químicos, microbianos e de partículas para a água purificada antes de seu uso para cada uma das aplicações analíticas e deve definir as especificações ou tipos de água que os atendem. Uma vez que a pureza necessária tenha sido definida, o sistema de purificação a ser empregado para obter água do tipo especificado deve ser validado. A validação é a confirmação, por meio de evidências objetivas, de que os requisitos especificados são atendidos. A escolha do procedimento de validação de cada tipo de água purificada obtido deve considerar a técnica de obtenção e as potenciais interferências que podem prejudicar cada análise. Algumas abordagens possíveis são:

- A água purificada pode ser usada como "branco de amostra" e deve ser demonstrado que a resposta obtida é "nenhum sinal", "zero resultado", ou ausência de efeito negativo na resposta do método.
- A água purificada pode ser usada para o preparo de reagentes e meios. A obtenção de resultados esperados em controle e calibradores pode servir como evidência de adequação da água.
- Obtenção de resultados aceitáveis em amostras de pacientes ou de materiais de controle previamente ensaiados. Esta estratégia pode ser usada para validar um novo lote de água de origem comercial, na validação do sistema de purificação de água após uma manutenção ou na validação de um novo sistema de purificação.
- Um sistema de purificação em uso pode ser validado por meio de uma análise histórica do desempenho do sistema analítico (validação, controles interno e externo, resultados de pacientes).

Após a validação de que um tipo especificado de água reagente está adequado aos seus propósitos, é crítico garantir que a água obtida continue a atender às especificações. A verificação das especificações deve ser feita por meio de medições periódicas, a intervalos definidos. Os dados devem ser, idealmente, monitorados por meio de gráficos de tendências como o de Levey-Jennings. São dois os objetivos da monitorização:

- Documentar que a água apresenta uma determinada qualidade em algum ponto do tempo (rastreabilidade).
- Detectar tendências de deterioração da qualidade da água antes que haja impacto sobre a qualidade das análises.

Os resultados das monitorações devem ser avaliados a intervalos regulares, de forma que forneça evidências de que o cronograma de manutenção preventiva está adequado à produção de água com a pureza especificada. O laboratório deve também ter um procedimento para as situações em que haja desvios da qualidade especificada. Este procedimento deve incluir:

- Revisão dos testes anteriores da qualidade da água.
- Avaliação do impacto do desvio sobre os resultados dos testes.
- Documentação das ações corretivas.

Ao ocorrerem estes desvios deve também ser realizada um análise crítica da adequação da manutenção preventiva e da frequência dos testes.

Bibliografia Consultada

Clinical and Laboratory Standards Institute – CLSI. Preparation and testing of reagent grade water in the clinical laboratory; Proposed Guideline. 4th ed. CLSI C3-A4. Pennsylvania: Clinical and Laboratory Standards Institute, 2006.

VIEIRA LMF. Água Reagente: definição, usos e controles. www.wikilab.com.br

151 Quais parâmetros são necessários avaliar para garantir a qualidade da água utilizada no laboratório?

Claudia Meira

Os principais contaminantes da água reagente são sais, solutos orgânicos e inorgânicos, partículas/coloides, microrganismos e gases dissolvidos, por isso o laboratório clínico necessita de um sistema de água purificada na tentativa de eliminar ou minimizar estes interferentes.

A garantia da qualidade da água para laboratórios clínicos tem como objetivos:

- Garantir o uso da água dentro dos parâmetros dos limites especificados para uso.
- Controlar os níveis de contaminantes que possam interferir nos testes laboratoriais.
- Monitorar a estabilidade do sistema de purificação da água.
- Detectar mudanças e necessidades de manutenção.
- Garantir a implementação de ações corretivas e preventivas.

A garantia da qualidade consiste em:

Monitoramento
- Detectar deterioração da purificação antes que tenha impacto na aceitabilidade da água.
- Estabelecer procedimentos que definam a água reagente utilizada em cada processo, as especificações da qualidade esperada para os métodos adotados pelo laboratório e a periodicidade definida, sendo, no mínimo, de acordo com a orientação do fabricante.
- Garantir a manutenção das especificações.
- Registrar que a água está adequada ao uso, garantindo os registros.
- Avaliar a água próximo ao sistema de saída de água.

- Registrar e realizar análise de causas e tomar ações corretivas diante de não conformidades, procurando analisar o impacto que a inadequação da água possa ter tido sobre os testes realizados anteriormente e sobre os resultados liberados.

Manutenção

- Procedimentos estabelecidos que definam a periodicidade para manutenção, respeitando, no mínimo, a orientação do fabricante.
- Monitorar após manutenção e registrar.
- Realizar a desinfecção do equipamento purificador de água com a frequência definida no sistema usado, nos dados de controle da qualidade e nas recomendações do fabricante.

Controle da qualidade

A CLSI recomenda controlar os seguintes parâmetros e periodicidades, os quais devem ser definidos em procedimento da qualidade e devidamente registrados.

Quadro 1 - Parâmetros para monitoramento do controle da qualidade da água reagente para laboratórios.

Objetivo	Controle	Periodicidade	Critérios
Controle de contaminação iônica	Resistividade ou condutividade	Diária	$\geq 10M\Omega.cm$ a 25°C $\leq 0,1\mu S/cm$ a 25°C
Controle de contaminação microbiológica	Controle bacteriológico	Semanal	Contagem total de colônias em placas < 10CFU/mL
Controle de contaminação por substâncias orgânicas oxidáveis	TOC – dosagem de carbono orgânico total	Quando o equipamento é instalado e, posteriormente, quando todos os outros parâmetros de controle da qualidade se encontram não conformes	TOC < 500ng/g (ppb)

Adaptado das informações da CLSI documento C3-A4, volume 26, número 22, 2006.

Os critérios de controle acima são recomendados para água reagente para laboratórios clínicos. Caso o laboratório trabalhe com água reagente especial, deve pesquisar contaminantes específicos.

Bibliografia Consultada

Clinical and Laboratory Standards Institute – CLSI. Preparation and testing of reagent grade water in the clinical laboratory; Proposed Guideline. 4th ed. CLSI C3-A4. Pennsylvania: Clinical and Laboratory Standards Institute, 2006.

MEIRA C. Conferência ministrada no 40º Congresso de Patologia Clínica/Medicina laboratorial, 2006, Tema: Preparation and Testing of Reagent Water in the Clinical Laboratory – Approved Guideline – C3-A4 – CLSI.

152 Quais as práticas recomendadas para a estocagem e distribuição da água reagente?

Derliane de Oliveira

A água de alta pureza pode ser contaminada quando é estocada ou durante sua distribuição. Os contaminantes podem ser provenientes do próprio sistema de água e as bactérias, devido à capacidade de se adaptarem a ambientes pobres em nutrientes, são consideradas o maior problema de contaminação.

Elas se estabelecem e fornecem nutrientes para outros microrganismos crescerem no biofilme. As características físicas do sistema de água *design* podem impactar na contaminação, sendo necessário um programa de manutenção para diminuir este impacto.

É recomendado que os materiais componentes do sistema sejam de baixa permeabilidade, não contribuam com contaminação significante e sejam resistentes aos produtos de limpeza e desinfecção. Além disso, é importante que o sistema tenha o mínimo possível de espaço morto, para evitar a contaminação.

Materiais neutros, em sua forma pura, podem contaminar a água com substâncias solúveis, tais como catalisadores de polimerização, monômeros, cadeia curta de polímeros, plastificantes, contaminantes de reciclagem, entre outros. Em geral, materiais puros, com histórico de uso, são recomendados para água de alta pureza.

Vidro – os quimicamente resistentes (boro silicatos) podem ser úteis para o sistema de estocagem de pequena escala, pois contêm somente traços de íons, enquanto os vidros moles podem adicionar quantidade significativa de íons, portanto não são recomendáveis devido ao risco de contaminação.

Metal – o aço inoxidável é muito utilizado. Os demais são pouco utilizados devido ao seu poder de contaminação. O aço inoxidável é ideal para os casos em que a sanitização utiliza altas temperaturas e pressão.

Plástico – vários tipos de plástico são amplamente utilizados para a construção de sistemas de produção de água. É recomendado assegurar que os materiais utilizados são de pureza aceitável e não contêm aditivos que podem contaminar a água.

Com relação ao recipiente utilizado para transferência e uso, preferivelmente coletar a água no momento em que se vai utilizar, em pequena quantidade, pois depois que se forma o biofilme é muito difícil sua remoção. Alguns agentes demonstraram ter um efeito limitado no biofilme, como o ozônio, hidróxido de sódio e hipoclorito de sódio.

É recomendado que o laboratório estabeleça um programa de limpeza e desinfecção do sistema de água e dos recipientes, definindo a periodicidade, os produtos de sanitização utilizados, os responsáveis pelo trabalho e as medidas em caso de não conformidades detectadas.

Bibliografia Consultada

Clinical and Laboratory Standards Institute – CLSI. Preparation and testing of reagent grade water in the clinical laboratory; Proposed Guideline. 4th ed. CLSI C3-A4. Pennsylvania: Clinical and Laboratory Standards Institute, 2006.

MEIRA C. Conferência ministrada no 40º Congresso de Patologia Clínica/Medicina laboratorial, 2006, Tema: Preparation and Testing of Reagent Water in the Clinical Laboratory – Approved Guideline – C3-A4 – CLSI.

XVIII

Gestão da Qualidade Pós-Analítica

153 O que é resultado crítico em laboratório de análises clínicas, como definir os resultados críticos que devem ser notificados e a quem notificá-los?

Álvaro Pulchinelli

O conceito de resultado crítico baseia-se na importância de determinado analito influir no estado de saúde do paciente de forma aguda, podendo inclusive levar ao risco de morte, se medidas clínicas de suporte e/ou terapêuticas não forem tomadas.

Os objetivos de estabelecermos estes valores seriam:

- Uniformizar condutas em pacientes de risco.
- Agilizar tomada de decisões.
- Pró-atividade diante do cliente.

O grupo de quais analitos devem ser considerados depende da faixa etária da população acompanhada (idosos, crianças) e das particularidades da doença de base (cardiopatias, nefropatias etc.) e do seu grau de complexidade (pacientes internados em UTI, ambulatoriais etc.).

Temos então a sugestão dos seguintes setores envolvidos, com os respectivos exames:

- Bioquímica – gasometria, eletrólitos (Na, K, Ca, Mg), glicose, bilirrubinas (em recém-nascidos), CK.
- Hematologia – hemograma.
- Coagulação – TP, TTPA.
- Urinálise – urina tipo I.
- Líquido cefalorraquidiano.

Tais exames são sugeridos pelo fato de serem os mais comuns em nosso meio, mas outros exames também poderiam ser incluídos, por exemplo, hemoculturas positivas. Mas tal exame tem sua importância calcada no paciente grave, internado, sendo aplicado principalmente no laboratório hospitalar.

No quadro 1 segue uma lista com sugestões de analitos e seus respectivos valores.

Quadro 1 – Sugestão de analitos e respectivos valores críticos para notificação.

Analito	Valor crítico	
	Abaixo	Acima
Gasometria		
pH	7,20	7,60
PCO_2	20	70
PO_2	45	–
Bicarbonato	10	40
Bilirrubinas (RN)	–	15
Cálcio total	6	14
Glicose	30	450
Potássio	2,8	6,2
Sódio	120	160
Magnésio	1,0	4,7
CK-MB	–	26
Hemograma		
Hb	6	20
Ht	18	60
Leucograma	1.500	30.000
Plaquetas	40.000	1.000.000
Bastões	–	23%
Mielócitos	–	6%
Blastos		
Coagulação		
Fibrinogênio	100	–
TP RNI	–	4
TP AP	20%	–
TTPA – relação	–	2,5
Urina/microscopia	Cilindros hemáticos	

Lembramos que cada Serviço em particular deve elaborar sua própria lista de acordo com suas necessidades (conforme sua população atendida, envolvendo outros atores do serviço de saúde, como o corpo clínico, a CCIH – Comissão e Controle de Infecção Hospitalar –, chefes de serviços de saúde, por exemplo).

Por fim, ressaltamos que outros exames podem constituir-se em oportunidade de contato do laboratório com seus clientes médicos/pacientes. Porém, os exames listados como "pânico" ou "crítico" devem ter prioridade sobre todos os outros.

Bibliografia Consultada

COFFIN CM; SPILKER K; LOWICHIK A et al. Critical values in pediatric surgical pathology: definition, implementation, and reporting in a children's hospital. Am J Clin Pathol 2007;128(6):1035-40.

GENZEN JR; TORMEY CA; Education Committee of the Academy of Clinical Laboratory Physicians and Scientists. Pathology consultation on reporting of critical values. Am J Clin Pathol 2011;135(4):505-13.

ROBERTS WL; MCMILLIN AG; BURTIS CA et al. Valores críticos. In: Burtis CA, Ashwood ER, Bruns DE. Tietz, Fundamento de Química Clínica. 6ª ed. Rio de Janeiro: Elsevier, 2008, p. 893-4.

VISSCHER DW. What values are critical? Am J Clin Pathol 2008;130(5):681-2.

154 Por que fazer a notificação de resultados críticos ao médico mesmo quando estes serão disponibilizados com urgência ao paciente ou ao médico?

Adagmar Andriolo

Resultados críticos são definidos como sendo aqueles de exames laboratoriais que indicam uma situação médica compatível com sério risco à saúde ou mesmo à vida do paciente. Com alguma frequência, estes exames são solicitados em caráter de urgência e são realizados prioritariamente, sendo seus resultados liberados em curto espaço de tempo. Alguns resultados críticos, no entanto, podem ser encontrados em exames solicitados sem que a urgência tenha sido referida, fazendo com que sejam realizados seguindo a rotina do laboratório.

Em qualquer destes cenários, o compromisso do laboratório não se limita a liberar o resultado crítico rapidamente, mas é fazer com que ele, com certeza, chegue ao conhecimento do profissional responsável pelo atendimento ao paciente, para que as medidas adequadas sejam tomadas.

O contato, nestas oportunidades, adicionalmente, contribui para uma aproximação maior do laboratório com os solicitantes, permitindo, inclusive, troca de ideias em relação à consistência do trabalho desenvolvido e elevando o nível de segurança do paciente.

Dessa forma, sempre deve haver um contato direto do pessoal do laboratório com o profissional solicitante, independentemente da liberação do resultado em curto período de tempo. Quando não há médico solicitante, ou este não pode ser contatado, a informação direta ao paciente ou ao seu familiar passa a ser mais importante ainda, pois nem sempre as pessoas leigas têm condições de avaliar o significado de um resultado crítico e desencadear as ações necessárias.

Bibliografia Consultada

BARENFANGER J; SAUTTER RL; LANG DL et al. Improving Patient Safety by Repeating (Read-Back) Telephone Reports of Critical Information. Am J Clin Pathol 2004;121:801.

HOWANITZ PJ; STEINDEL SJ; HEARD NV. Laboratory critical values policies and procedures: a College of American Pathologists Q-Probes study in 623 institutions. Arch Pathol Lab Med 2002;126:663-9.

LUNDBERG GD. Critical (panic) value notification: an established laboratory practice policy (parameter) [editorial]. JAMA 1990;263:709.

155 Quais os itens mínimos que devem constar em um laudo e qual sua importância?

Gustavo Aguiar Campana

Segundo a RDC 302 da Agência Nacional de Vigilância Sanitária (ANVISA), o laudo laboratorial é um documento que contém o resultado das análises laboratoriais, validados e autorizados pelo responsável técnico do laboratório ou seu substituto.

O laudo laboratorial deve ser legível, sem rasuras de transcrição, escrito em língua portuguesa, datado e assinado por profissional de nível superior legalmente habilitado.

Deve conter no mínimo as informações demonstradas no quadro 1.

Quando a amostra em que o exame foi realizado foi aceita com restrição, deverá ser colocada tal informação no laudo.

Quadro 1 – Conteúdo mínimo de um laudo.

Dados referentes ao laboratório Identificação, endereço, telefone e número do registro do laborátorio no conselho profissional regional Identificação, número de registro do responsável técnico (RT) no conselho profissional regional
Dados referentes ao paciente Nome do paciente, registro (número de identificação, como RG ou CPF), data de coleta e data de emissão do laudo.
Dados referentes ao exame Nome do exame, tipo de amostra, metodologia, resultado, unidade de medida, valor de referência, limitações técnicas e dados de interpretação
Dados referentes ao resultado Identificação e número do registro do profissional que liberou o exame Observação se necessário

Bibliografia Consultada

FERREIRA CES; ANDRIOLO A. Intervalos de referência no laboratório clínico. J Bras Patol Med Lab 2008;44(1):11-6.

RDC 302 – ANVISA. Acessado em www.sbpc.org.br

156 Quais informações são recomendadas constar no laudo de TP (tempo de protrombina) e TTPA (tromboplastina parcial ativada)? No laudo do TP há necessidade de liberar o valor do controle do dia em percentual?

Marinês Farana Matos

Recomenda-se que o laboratório libere os resultados do tempo de protrombina do paciente em segundos e em INR. Como referência, deve-se incluir os valores de uma população normal para o método em segundos, em INR e um *range* terapêutico para pacientes em uso de anticoagulante oral.

Atualmente, não se recomenda a liberação da porcentagem de atividade do paciente e do controle do dia, pois estes dados não refletem as condições fisiológicas do paciente. Em nosso meio, a liberação deste parâmetro ainda é muito solicitada, ficando então a critério de cada instituição.

O laboratório deve, obrigatoriamente, reportar o resultado do TTPA do paciente em segundos. Como referência, devem-se incluir os valores de uma população normal para o método utilizado. A liberação da relação tempo do paciente/tempo do *pool* normal é opcional. O valor do *pool* normal reflete a média de valores obtidos a partir da determinação individual do TTPA de pelo menos 40 indivíduos normais, que não utilizaram medicamentos nem realizaram exercício físico extenuante pelo menos nas últimas 24 horas que antecederam a coleta da amostra.

Adicionalmente, o laboratório deverá estabelecer um valor crítico que será comunicado ao médico do paciente. Usualmente, adota-se como valor de pânico resultado de INR maior ou igual a 5,0 para o TP e o resultado de uma relação paciente/*pool* normal maior que 3,0 para o TTPA.

Resultados superiores ao limite de detecção estabelecido para a metodologia utilizada, porém mensuráveis, devem ser reportados como "superior a" (informar o valor máximo de detecção pela metodologia empregada) tanto para o TP como para o TTPA. Nessa condição, é importante avaliar a qualidade da amostra em conjunto com os dados clínicos do paciente.

Um resultado só deverá ser reportado como incoagulável se o valor obtido for superior ao limite máximo de detecção para a metodologia utilizada, porém, além da avaliação da qualidade da amostra e da análise conjunta dos dados clínicos do paciente, deve-se considerar a coleta de uma nova amostra para a confirmação do resultado.

Bibliografia Consultada

Clinical and Laboratory Standards Institute – CLSI. One-Stage Prothrombin Time (PT) Test and Activated Partial Thromboplastin Time (APTT) Test; Approved Guideline. CLSI H47-A2. 2nd ed. Pennsylvania: Clinical and Laboratory Standards Institute, 2008.

ÍNDICE REMISSIVO

A

Ação corretiva, 84, 91, 95
Ação preventiva, 84
Acidente, 185
Acidificação de urina, 237
Acreditação, 9, 17, 18, 45, 360
Água reagente, 390
 - de laboratório clínico, 390
 - de alimentação de equipamento, 390
 - embalada, 390
 - especial, 390
 - estocagem e distribuição, 396
 - para autoclavação e limpeza, 390
 - purificada de origem comercial, 390
 - qualidade da água, 393
Análises qualitativas, 249, 329
Antisséptico, 143
Armazenamento de amostras, 147
Armazenamento de reagentes, 147
Auditor interno, 77, 78
Auditoria, 69, 71, 73, 75, 77, 78
 - etapas, 75
 - plano de auditoria, 71
 - técnicas, 73

Avaliação de fornecedores, 124, 126
Avaliação externa da qualidade, 5, 7, 341, 344, 358, 362

B

Balança analítica, 133
Bias, 285, 348, 351
Brainstorming, 91
Brainwriting, 92

C

Calibração de equipamentos, 128, 131, 135, 137, 139
 - calibração interna, 135, 137
 - conceito, 128
 - periodicidade, 131
Calibrações dos sistemas analíticos, 299
Centrifugação de amostras, 213
Cepas ATCC, 334
Certificação, 9, 17, 18, 45, 360
Coloração, 324
Comparação de métodos, 261
Competência, 29, 35, 153, 155, 161

Comutatividade, 261
Contagem diferencial de células, 309
Controle
- alternativo, 327, 354
- da qualidade da água, 393
- da qualidade de coloração, 324
- de meios de cultura, 337
- externo da qualidade, 5, 7, 341, 344, 356, 360
- interno da qualidade, 5, 251, 288, 290, 292, 301, 305, 309, 314, 319, 321, 334, 337, 376
- de microscopia, 321
Corantes, 324
Cronômetro, 134
Cultura da qualidade, 27
Customização de estratégias de controle, 297
Cut-off, 329

D

Descontaminação, 143
Desempenho dos reagentes, 274
Desinfecção de bancadas, 143
Diagrama de causa-efeito, 92
Distribuição de água reagente, 396
Documentos, 101, 104, 107, 109, 111
- codificação, 101
- controle, 109
- elaboração, revisão e aprovação, 113
- implementação, 115, 117
- versão, 111

E

Educação continuada, 20, 160

Efetividade, 11
Eficácia, 11, 91, 95
Eficiência, 11
Ensaio de proficiência, 344
Equipe da qualidade
- formação, 29
- perfil, 35
Equipamentos
- comparação entre, 261
- gestão, 121
- inventário, 122
- manutenção, 122
- validação, 121
- verificação, 128, 131, 139
Equivalência entre dois equipamentos, 261
Erro
- aleatório, 292, 305
- não cognitivo, 78, 205
- cognitivo, 78, 205
- sistemático, 285, 306, 348, 351
- sistemático crítico, 285
- total, 294, 303, 317, 346, 348
Especificações da qualidade analítica, 281, 303, 312
Especificidade analítica, 254
Estatística
- média, 301, 319
- desvio padrão, 301, 320
- coeficiente de variação, 301, 319
Esterilizar, 143
Estocagem de água reagente, 396
Estratégia de controle da qualidade, 297
Eventos adversos, 95, 185, 186, 189
Exatidão, 253, 266

414

F

Falsa rejeição, 284, 297
FMEA, 200
Ferramentas da qualidade, 90, 95
- 5W3H, 96
- *Brainstorming*, 91
- *Brainwriting*, 92
- diagrama de causa e efeito, 92
- gráfico de Pareto, 94
- matriz GUT, 96
- técnicas dos 5 porquês, 92
Fontes de erros, 204, 369

G

Garantia da qualidade, 5, 321
Geladeiras *frost-free*, 142
Gestão da qualidade, 5
Gestão de pessoas
- competência, 29, 35, 153, 155, 156, 161
- comprometimento, 31
- contratação, 32
- integração, 158
Gestão de riscos, 3, 181, 186, 194, 197, 200
Glicosímetro, 373
Gráfico de Levey-Jennings, 294
Gráfico de Pareto, 94
Gram, 324

H

Hemograma, 276, 319,

I

Identificação do paciente, 209, 211, 369

Imprecisão, 252, 258, 288, 312
Imprecisão interensaio, 252, 258, 273
Imprecisão intraensaio, 252, 258, 273
Incidente, 185
Indicadores, 51, 53, 55, 58, 60, 62, 64, 65
- da qualidade, 53
- de desempenho, 53
- de eficácia, 53
- de eficiência, 53
Índice de desvio, 348
Inexatidão, 252, 266
Interface, 173
Intervalo de referência, 254, 270
Inventário de equipamentos, 122
Investigação de causa, 90, 305

L

Limites de controles, 297, 301, 362
Linearidade, 252, 256

M

Manual da qualidade, 101
Manutenção de equipamentos, 122
Manutenção do sistema de água, 393
Mapa de processo, 6
Matriz GUT, 96
Microscopia, 321
Missão, 25
Mudança de lote de reagentes, 274
Mudança de média do controle interno, 292

N

Não conformidade, 83, 86, 89, 90
Near miss, 189
Normas da qualidade, 17, 23, 45

O

Ocorrência, 83

P

Padrão-ouro, 100
pHmetro, 133
Pipetas automáticas, 133
Planejamento da qualidade, 38, 281
Política da qualidade, 25
POP, 101, 104, 107
Precisão, 251, 258, 272, 288, 312
Probabilidade de detecção de erros, 284, 297
Procedimento, 101, 104, 107, 113
Programa de proficiência, 342, 356, 358, 360

Q

Qualidade das amostras
  - análises bioquímicas, 226
  - biologia molecular, 233
  - coagulação, 228
  - cultura, 217
  - fezes, 222
  - imunologia, 231
  - urina, 215, 237
Queixa técnica, 189

R

Range clínico reportável, 253

Range de medida analítica, 252
Rastreabilidade, 109, 166, 168, 171, 173, 175, 209
Regras de controle, 284, 297
Responsabilidade da direção, 43, 45, 47
Responsabilidade dos testes laboratoriais remotos, 383
Resultados críticos, 203, 401, 404
Reunião de análise crítica, 43, 65
Riscos no laboratório, 181

S

Segurança
  - do paciente, 183, 209, 211, 369
  - do sistema de informação laboratorial, 167, 171, 173, 175
Sensibilidade analítica, 251
Servidores, 173
Sistema de gestão da qualidade, 3, 5, 19, 40
Sustentabilidade, 14, 40

T

Técnicas dos 5 "porquês", 92
Temperatura
  - de armazenamento, 147
  - de transporte de amostras, 215, 217, 222, 226, 228, 231, 233
Termômetro, 134
Teste de esterilidade, 337
Testes laboratoriais remotos, 381
Testes rápidos, 369, 374, 376, 381
TLR – testes laboratoriais remotos, 369, 372, 374, 376, 379, 381, 383
TP, 228
TTPA, 229, 276, 408

V

Validação
- de equipamentos, 121
- de métodos, 243, 245
- de métodos qualitativos, 249
Valores de referência, 270
Variabilidade, 288, 290
Verificação de equipamentos, 128, 131, 137, 139
Verificação de métodos, 243, 245, 251, 272
Visão, 25

W

Westgard, 284

Z

Ziehl-Neelsen, 324